AF402016

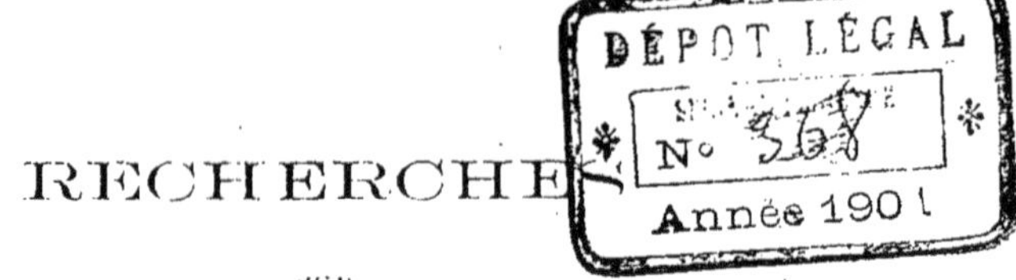

RECHERCHES

SUR

UN COCCUS POLYMORPHE

HOTE HABITUEL ET PARASITE DE LA PEAU HUMAINE

PAR

Axel CEDERCREUTZ

———

PARIS

G. STEINHEIL, ÉDITEUR

2, RUE CASIMIR-DELAVIGNE, 2

1901

RECHERCHES

SUR

UN COCCUS POLYMORPHE

Hôte habituel et parasite de la peau humaine

IMPRIMERIE A.-G. LEMALE. — HAVRE

Travail du Laboratoire de la Ville de Paris à l'Hôpital Saint-Louis

RECHERCHES

SUR

UN COCCUS POLYMORPHE

HÔTE HABITUEL ET PARASITE DE LA PEAU HUMAINE

PAR

Axel CEDERCREUTZ

PARIS

G. STEINHEIL, ÉDITEUR

2, RUE CASIMIR-DELAVIGNE, 2

—

1901

Je ne saurais exprimer la profonde reconnaissance que j'éprouve envers M. le Dr R. Sabouraud pour tous les encouragements amicaux, tout l'intérêt et tous les excellents conseils qu'il m'a prodigués pendant les huit mois qu'a duré mon travail dans son laboratoire. Bien sincèrement je lui présente ici mes remerciements les plus chaleureux.

C'est pour moi un devoir agréable d'exprimer à M. le D^r Ch. Tenneson ma gratitude pour la complaisance avec laquelle il m'a permis d'étudier les malades de son service.

Que M. le D^r II. Noiré reçoive également mes remerciements pour le bon service qu'il m'a rendu en faisant les deux microphotographies reproduites dans ce travail.

PARIS, le 1er juillet 1901.

L'AUTEUR

TABLE DES MATIÈRES

CHAPITRE 1.

Aperçu général de la question des cocci de la peau, telle qu'elle a été exposée par les auteurs qui s'en sont occupés.

Depuis une vingtaine d'années, l'étude des cocci de la peau a attiré sur elle l'attention des dermatologistes et des chirurgiens. Les premiers ont cherché à trouver par elle la cause de diverses dermatoses ; les seconds ont voulu connaître les ennemis à détruire par la désinfection de la peau avant les opérations. Il a été attaché beaucoup d'espérances à ces recherches. Certains dermatologistes, qui n'étaient pas spécialistes en bactériologie et qui ne connaissaient pas ou n'admettaient pas de variations culturales, morphologiques ou pathogènes chez une même espèce microbienne, croyaient, d'une manière préconçue, qu'on devait rencontrer des espèces spéciales de cocci dans certaines maladies cutanées.

Ils ont cherché à observer des particularités dans les caractères de cultures et dans l'aspect morphologique des individus microbiens pour trouver des points d'appui à leur hypothèse qu'on peut exprimer ainsi : A chaque maladie son microbe.

Le plus souvent les recherches n'ont pourtant abouti qu'à constater l'existence du staphylococcus aureus ou albus ou quelquefois citreus et du streptocoque.

Mais tel n'a pas toujours été le cas. Quelques auteurs sont parvenus à décrire — avec plus ou moins de détails — des cocci qui, selon leur avis, n'entreraient point dans ces espèces. Nous ne citerons que quelques-unes de ces observations. Elles suffiront à montrer que les prétendues espèces cocciques différentes trouvées sur la peau humaine sont en assez grand nombre.

1884. Balzer et Dubreuilh signalent des diplocoques dans un cas d'intertrigo périvulvaire.

1884. Bizzozero décrit sommairement un diplocoque trouvé sur la peau saine.

1885. Von Sehlen annonce un coccus spécifique de la pelade.

1886. Bordoni-Uffreduzzi décrit, sans les désigner par des noms spéciaux, cinq espèces de cocci, microphytes de la peau normale.

1886. Demme trouve dans une bulle de pemphigus un diplococcus spécial, à culture blanche.

1887. Dähnhardt constate dans des bulles de pemphigus chronique la présence du coccus de Demme.

1887. Guttmann décrit le staphylococcus viridis flavescens trouvé dans la sérosité des varicelles.

1889. Quinquaud mentionne à la Société de Dermatologie et de Syphiligraphie des cocci de la peau, compris dans les nombreuses variétés des cocci pyogènes, mais « tout à fait distincts de ceux que l'on a bien étudiés dans les suppurations chirurgicales ».

1889. Strelitz trouve dans la sérosité des bulles de pemphigus neonatorum deux cocci, l'un à culture blanche, l'autre à culture jaune doré, liquéfiant lentement la gélatine.

1889. Tommasoli fait la description des dix espèces de cocci suivantes trouvées sur la peau :

Micrococcus cereus flavus (Passet) ;

Micrococcus flavus tardigradus (Institut d'hygiène de Göttingen) ;

Micrococcus versicolor (Institut d'hygiène de Göttingen);

Micrococcus cereus albus (Passet) ;

Diplococcus albicans tardissimus (Bumm);

Diplococcus albicans tardus (Tommasoli) ;

> Micrococcus flavus liquefaciens (Institut d'hygiène de Göttingen);
> Diplococcus subflavus (Bumm);
> Diplococcus citreus liquefaciens (Tommasoli);
> Diplococcus liquefaciens tardus (Tommasoli).

1891. Almquist tire des bulles du pemphigus neonatorum un coccus particulier à culture jaune, se rapprochant du staphylocoque doré.

1891. De Michele décrit un coccus à culture blanc jaunâtre, dans le pemphigus chronique.

1891. Welch décrit sommairement le staphylococcus epidermidis albus.

1892. Damman fait la description du staphylococcus flavescens et du micrococcus flavescens subsidens, tous les deux recueillis sur la peau humaine.

1892. Unna décrit bactériologiquement le morocoque.

1893. Claëssen tire d'une bulle de pemphigus malin un coccus ressemblant à celui trouvé jadis par Demme.

1894. Bernheim retrouve le diplococcus albicans tardus (Tommasoli) dans le sang d'un enfant de quatre mois mort au cours d'une poussée d'eczéma.

1895. Bulloch retrouve dans un cas de pemphigus aigu le coccus décrit par Demme.

1896. Remlinger donne la description détaillée d'un diplocoque à culture blanche rencontré fréquemment sur la peau saine, et résistant à la décoloration par le procédé de Gram. — Il signale un petit et un gros coccus, celui-ci souvent en diplocoques et en tétrades, se décolorant tous deux par le procédé de Gram, trouvés également sur la peau saine.

1896. Sabouraud (1) décrit un micrococcus cutis communis.

1896. Whipham obtient de la sérosité d'une bulle de pemphigus aigu un diplococcus qui, selon lui, serait probablement identique à celui de Demme.

---

(1) p. 273.

1897. Klein signale le staphyloccus hæmorrhagicus trouvé
dans une dermatite bulleuse des mains.

1897. Merill décrit, d'une manière assez détaillée, six espèces
de diplocoques, recueillies dans des cas d'eczéma sébor-
rhéique. Il identifie une de ces espèces avec le diplococcus citreus liquefaciens de Tommasoli ; quant aux
autres, il ne les désigne pas par des noms particuliers.

1899. Class trouve un diplococcus polymorphe dans les des-
quamations scarlatineuses.

1899. Unna et Schwender-Trachsler décrivent un coccus,
pour eux spécifique de « l'impetigo vulgaris ».

1899. White trouve le micrococcus tetragenus dans trois cas
de pustulation de la peau.

1900. Bergholm trouve dans le contenu des bulles du pemphigus neonatorum, un coccus qu'il croit identique à
celui de Demme, Claëssen, Bulloch et Whipham, et
qu'il suppose jouer un rôle éminent dans la pathogénie
de cette maladie.

1900. Moberg et Unna décrivent *vingt-trois types* de cocci
trouvés dans les eczémas.

1900. Sabouraud donne une description détaillée de staphylococcus cutis communis ou coccus butyricus (morocoque de Unna).

1900. Török déclare avoir isolé dans les produits pathologiques de l'eczéma, entre autres microorganismes,
« un coccus très gros qui forme des groupes staphy-
loïdes et ne dissout pas la gélatine (1), » et dans une
dermite artificielle « un coccus se présentant très souvent sous la forme de diplocoque (2) ».

1900. Whitfield trouve dans des cas d'eczémas à plaques
nummulaires, rougeâtres et finement squameuses,
fréquentes sur la face des enfants, un coccus particulier, semblable au gonocoque, produisant des

------

(1) p. 136.
(2) p. 138.

cultures tantôt blanches, tantôt jaunes sur gélose, et
des cultures au début blanches et cireuses, plus tard
jaunissantes sur la gélatine, qu'il ne liquéfie pas. Selon
Whitfield, ce coccus ne se rencontrerait pas sur la
peau saine.

1901. Baudouin et Gastou signalent dans un sycosis pubien
des diplocoques — pseudo-gonocoques — que le
procédé de Gram ne réussit pas à décolorer.

Quoique ces descriptions de cocci remontent en partie à
dix ans et plus, elles ne se confirment que rarement les unes
les autres, et rarement aussi d'autres observateurs, que nous
n'avons pas mentionnés, sont venus les confirmer.

Les seuls de ces travaux qui aient été plus sérieusement
discutés sont ceux de Unna sur le morocoque, signalé par
lui pour la première fois au congrès de Birmingham 1890.
En 1892, il lui attribua les caractères de culture suivants (1) :
« Sur gélose nutritive le morococcus forme, par opposition avec
le staphylocoque blanc, de nombreuses bandes lisses, d'un gris
blanc, et des gouttelettes isolées nombreuses transparentes. La
gélatine n'est jamais liquéfiée rapidement et complètement au
niveau du trait d'ensemencement, et elle ne l'est que très
lentement et incomplètement à la surface. Sur pomme de
terre le morocoque forme un ruban plat, gris blanc, bien
limité, sans l'odeur de colle de pâte qui caractérise le staphylocoque. Sa coloration est facile. Presque toujours il est
disposé en diplocoques, et ses amas se différencient de ceux du
staphylocoque par ce fait que dans les cultures pures, artificielles
ou naturelles, les cocci sont séparés par un espace incolore
de largeur notable, qui donne à l'image microscopique des
surfaces microbiennes l'apparence d'une mosaïque assez régu-
lière (en opposition avec ce caractère, il y a des cultures qui
sont formées de cocci ayant une enveloppe claire, qui ne prend
pas les matières colorantes, et qui est très petite ou nulle, de

---

(1) p. 413

telle sorte que les parties colorées des microbes sont directement tangentes). Le morocoque se différencie plus encore du
staphylocoque par la grosseur très variable des individus isolés
dans toutes les cultures qui ne sont pas trop exubérantes: elle
varie de 0,5 μ à 1,5 μ. Parfois les deux moitiés d'un diplocoque
sont si différentes que l'une est à peu près deux fois plus
grossse que l'autre. Les cocci se distinguent d'autre part du
gonocoque par leur réaction à l'iode (Gram et Weigert). »

Après ce premier essai de différenciation spécifique du morocoque, trop souvent dans la suite ce fut le seul aspect des « amas
de morocoques » dans les coupes histologiques, qui guida
Unna, quand il s'agit de faire le diagnostic bactériologique d'une
lésion quelconque de la peau. Toujours des amas microbiens
mûriformes, pour lui signalaient le morocoque, et par ce fait il
le trouva dans plusieurs lésions de la peau où des dermatologistes, plus bactériologistes que lui, ne virent que le staphylocoque doré. Nous citerons par exemple le mémoire de Sabouraud
sur l'acné nécrotique.

C'est peut-être beaucoup à cause de cette trop facile généra-
ralisation, à cause de cette trop grande importance attachée par
Unna à l'aspect de son coccus dans les tissus, que le morocoque
ne fut point généralement reconnu comme espèce microbienne.
Et pour cette même raison la description qu'en avait jadis donnée
Unna échappa à l'attention d'un grand nombre de dermatologistes.

Le morocoque resta en somme longtemps le « Morocoque de
Unna » dans le sens le plus étroit du mot. Il était connu et
reconnu comme espèce microbienne uniquement par Unna et
par ses élèves, tandis que la plupart des dermatologistes, qui
n'étaient pas étroitement liés à l'école de Hambourg, ignoraient
son existence en tant que microbe cultivé et bactériologiquement
décrit. Ils n'y voyaient qu'une méprise bactériologique faite par
un histologiste célèbre. Et la discussion sur le morocoque resta
presque suspendue pendant plusieurs années, jusqu'à ce que le
Congrès de Dermatologie de 1900 la fit de nouveau reparaître,
en mettant à l'ordre du jour la question de l'eczéma.

Nombre de dermatologistes se mirent au travail afin d'élucider une bonne fois cette question, et en étudiant la flore microbienne des eczémas, la question de l'existence ou de la non existence du morocoque se dressait forcément devant eux. Il fallait y répondre.

Or Kreibich et Morgan-Dockrell dirent franchement que le morocoque décrit par Unna n'était autre chose qu'un staphylocoque ; Scholtz et Raab prétendirent que « les arguments invoqués par Unna en faveur de la spécificité de son microbe sont loin d'être concluants » (1) ; Galloway et Eyre déclaraient qu'il n'existe pas de raison suffisante pour séparer le morocoque des autres variétés que peut produire le staphylococcus pyogenes albus (2) ; Jadassohn (3) reconnut avoir seulement une fois rencontré un coccus présentant les caractères décrits par Unna pour son morocoque et ainsi de suite. Comme on le voit la plupart des investigateurs apportaient des résultats qui étaient peu en faveur du morocoque.

La phase la plus singulière de l'histoire si instructive du morocoque, commença quand Unna lui-même, en 1900, vint nier son existence, en présentant un nouveau système, qui différenciait et groupait les cocci de la peau en 23 « types ». Il dit alors de son morocoque (4) : « Après ces faits, le mot morocoque descend au rang d'une dénomination purement histobactériologique, pour désigner une conformation histologique des cocci, si l'on tient encore à se servir de cette expression. »

Ce fut alors, quand le plus grand nombre des dermatologistes ne reconnaissaient plus le morocoque, quand Unna lui-même reniait son enfant, que Sabouraud, qui jadis n'avait pas trouvé suffisantes les descriptions publiées par Unna (5), l'adopta sous certaines réserves. Il reconnut que le micrococcus cutis communis décrit par lui en 1896 était le même coccus que

---

(1) p. 411.

(2) p. 318.

(3) p. 965.

(4) p. 250.

(5) SABOURAUD. *Essai critique sur l'étiologie de l'eczéma.*

le morocoque décrit en 1892 par Unna, et il en fit en 1900
une description plus complète que les précédentes sous les
noms de staphylococcus cutis communis, coccus butyricus
(morocoque de Unna).

Sabouraud conclut en disant : « Ce microbe, si commun et
pourtant si intéressant, ne saurait être confondu avec nul
autre. Il est essentiellement distinct du staphylocoque blanc
des suppurations banales. Sa culture seule, si spéciale sur
gélose-peptone simple, avec sa strie mince entourée d'une
multitude de colonies fines est vraiment à elle seule particulière et différentielle (1). »

Nous allons voir que ce n'est cependant pas là le signalement
définitif et complet du coccus tant discuté.

Si le morocoque a joui d'une certaine réputation, s'il a été
discuté et étudié, il n'en est pas de même de tous les autres
cocci trouvés sur la peau humaine. Voici ce qu'en dit
Sabouraud (2) :

« Les cocci que l'on rencontre dans les lésions de la peau et
que l'on cultive sont légion. Et il y en a quatre ou cinq à peine
dont la culture soit par elle-même assez particulière pour les
rendre aisément différenciables. Toutes ou presque toutes les
suppurations tégumentaires ont des cocci pour cause microbienne : ainsi les intertrigos, les impétigos, la plupart des
suppurations de l'acné, les furoncles, les folliculites, l'acné
nécrotique varioliforme, l'acné kéloïdienne cicatricielle, etc. Et
pourtant je crois que pour le moment les seuls cocci dont on
puisse écrire l'histoire sont le streptocoque, un staphylocoque
à culture porcelainée très fréquent dans les lésions épidermiques,
le staphylocoque doré et le staphylocoque blanc. »

Comme on le voit, Sabouraud admettait, à côté de ces quatre
espèces bien déterminées, un grand nombre de cocci habitant
la peau. Voici encore ce qu'il dit au sujet de ces « autres

---

(1) p. 716.
(2) *La pratique dermatologique*, I, p. 703.

staphylocoques » : « Nous devrions étudier ici et mettre en regard de leur lésion propre toutes les espèces de cocci qu'on rencontre dans les lésions cutanées de divers ordres, non étudiées encore suffisamment, et que la bactériologie commence à classer à peine. Ces cocci des onychoses qui ne sont dues ni au staphylocoque doré, ni au morocoque d'Unna, ces cocci des différents eczémas marginés des plis naturels, entités cliniques si mal définies encore et si spéciales comme flore, beaucoup de ces lésions sont assurément dues à des symbioses, car on retrouve toujours dans la même forme clinique le mélange du coccus à culture porcelainée avec tel ou tel coccus particulier (1). »

Dans ces conditions, il est permis de conclure, croyons-nous, après le résumé qui précède, que la question des cocci de la peau est et demeure encore à l'heure actuelle dans une confusion très grande.

---

(1) *La pratique dermatologique*, I, p. 721.

CHAPITRE II.

Variations microbiennes, spécialement chez les cocci.

A notre avis, ce qui a fait tant discuter la question des cocci de la peau humaine, ce n'est pas tant leur multitude, que le fait *qu'on trouve habituellement sur la peau un coccus apte à prendre des formes très variables, et comme culture et comme morphologie de ses éléments microbiens.* C'est à l'étude de ce microbe que nous consacrons cet ouvrage.

Mais, puisque nous écrivons surtout pour des dermatologistes, il nous faudra d'abord récapituler brièvement quelques faits qui ont été mentionnés par les auteurs sur les variations microbiennes en général, faits trop peu connus même par un grand nombre de bactériologistes.

Ce n'est pas que nous voulions faire l'histoire, même incomplète, des variations bactériennes, sujet bien intéressant, mais trop vaste pour entrer dans le cadre de cet ouvrage.

Nous ne prétendons traiter que des variations d'un coccus de la peau.

Mais pour faciliter l'intelligence de celles-ci, il est utile de connaître quelques généralités ; ce qui fera excuser cette digression.

Déjà en 1877 Nægeli (1) supposait une variabilité chez les

---

(1) Dans ces notes sur l'évolution des connaissances touchant la variabilité des microbes, nous avons commencé par Nægeli, quoique Billroth déjà trois ans avant lui, en 1874, eût émis une hypothèse, amplement développée dans un volume considérable, sur l'existence d'une *coccobacteria septica* qui serait très apte à des variations et qui comprendrait en elle toutes les formes bactériennes rencontrées par Billroth dans les suppurations chirurgicales. Toutefois l'œuvre de Billroth prête trop facilement à la critique

microbes, et il la supposait même plus grande que nous ne l'admettons aujourd'hui, quand il écrivait :

« Autant il me paraît probable d'une part que les schizomycètes ne peuvent être classés en groupes spécifiques par leur pouvoir de fermentation ou par leur forme, et que beaucoup trop d'espèces ont été distinguées, autant il me semble d'autre part peu probable que tous les schizomycètes représentent en histoire naturelle une seule espèce. Je voudrais plutôt supposer qu'il existe quelques espèces peu nombreuses, qui cependant auraient peu de points communs avec les familles et les espèces décrites aujourd'hui, et que ces espèces pourraient parcourir un cycle morphologique déterminé mais assez large, dans lequel des espèces différentes apparaîtraient sous des formes analogues et avec les mêmes fonctions (1). »

« Je trouve qu'il est permis de supposer que les schizomycètes, grâce à ce fait, que pendant plusieurs générations ils absorbent les mêmes matières et produisent la même fermentation ou aussi ne trouvent pas les moyens d'en produire aucune, pourraient acquérir, par l'adaptation, un caractère plus ou moins prononcé. Ils pourraient prendre de préférence une forme déterminée quelconque (micrococcus, bactérium, etc.), et pourraient aussi physiologiquement devenir plus aptes à produire telle ou telle décomposition. »

« Il se produirait ainsi des formes ayant des caractères différemment prononcés et une constance différente, laquelle répondrait aux conditions ambiantes. Le même schizomycète pourrait vivre dans le lait et produire de l'acide lactique, puis vivre sur la viande et engendrer la pourriture, puis dans le vin et produire la gomme, puis dans le sol sans produire de fermentation, enfin dans le corps humain pour contribuer à une maladie quelconque (2). »

---

sur plusieurs points pour qu'on la puisse comparer à celle de Nægeli qui doit être regardé comme le premier représentant de l'idée des variations microbiennes.

(1) p. 22.
(2) p. 23.

On le voit, Nægeli supposait des variations bien larges, et ses hypothèses pour la plupart n'étaient point basées sur l'expérience. Nægeli s'excuse sur le peu de ressources que donnait à cette époque la technique bactériologique à l'observation morphologique et à l'expérience physiologique. Aussi fut-il beaucoup contredit et, à mesure que la technique bactériologique se perfectionna, plusieurs de ses hypothèses furent facilement réfutées.

Mais si Nægeli et peut-être même, quoique à un moindre degré, Zopf en 1883, dépassaient la vérité en un sens, il y avait un grand nombre de bactériologistes qui exagéraient dans l'autre, et spécialement Koch et plusieurs de ses élèves crurent longtemps — comme l'avait fait Cohn en 1881 — à une grande stabilité dans les espèces microbiennes tant comme morphologie des individus et comme aspect microscopique des cultures que comme caractères physiologiques et pathogènes.

Cependant Pasteur avait déjà en 1880 établi de la manière claire et précise qui lui était propre des variations dans la virulence de l'agent microbien du choléra des poules.

Des travaux ultérieurs de Pasteur datant de 1881 et 1883 et faits en collaboration avec Chamberland, Roux et Thuillier vinrent confirmer ce fait quant à d'autres virus, et à la séance de l'Académie des Sciences du 26 novembre 1883, Pasteur se prononça de la manière suivante sur ce sujet :

« Les travaux de mon laboratoire ont établi que les virus ne sont pas des entités morbides, qu'ils peuvent affecter des formes et surtout des propriétés physiologiques multiples, dépendant des milieux où ces virus vivent et se multiplient (1). »

Plus tard plusieurs auteurs ont donné des preuves irréfutables de la variabilité dans les caractères morphologiques de certaines espèces microbiennes ; Metschnikoff et Wasserzug en 1888, Winogradsky en 1889 et d'autres encore ; et en 1894, Rodet publia son remarquable ouvrage sur « *La variabilité dans les microbes*, ouvrage qui sera cité par nous en maints endroits.

---

(1) p. 1166.

L'année suivante Charrin se résuma ainsi dans un article très intéressant sur les variations bactériennes :

« Les microbes, on le voit, sont modifiés dans leur ensemble ou dans quelques unes de leurs fonctions. Ces modifications, le plus souvent descendantes, sont totales ou partielles. Elles portent sur la nutrition, sur les sécrétions, sur la fabrication des pigments, des produits aromatiques, fermentatifs, gazeux, volatiles, stables, alcoloïdiques, albumosiques, nucléiniques ; elles ont entre elles des rapports ou sont indépendantes. Elles ont trait aux fonctions physiques, à la résistance à la chaleur, à la mobilité, à la reproduction, à la façon de pousser, de former des colonies. Elles touchent à la fabrication des principes toxiques, à la fonction pathogène ; elles indiquent en général la souffrance de ces êtres. (1) »

A cette même époque parurent aussi en Allemagne quelques ouvrages remarquables admettant une variabilité plus grande chez les microbes que celle qui leur avait été généralement reconnue jusqu'alors. Ainsi Hueppe écrivit les lignes suivantes dans son *Traité de bactériologie* de 1896 :

« Si l'on continue à cultiver de telles cultures pures dans les mêmes conditions, elles correspondront toujours comme forme et comme action à un stade bien déterminé. Mais il ne s'agit point là d'une constance vraie, et cette similitude ne dépend point d'une constance des espèces bactériennes, mais des conditions restées les mêmes. Si ces conditions sont changées, les bactéries changent aussi de forme et d'action (2). »

Tout dernièrement encore, en 1900, Migula, qui cependant est un adepte de l'immutabilité relative des formes microbiennes, vint affirmer le rôle important que jouent en bactériologie les variations microbiennes. Migula s'était primitivement proposé pour but de rassembler, si possible, toutes les espèces microbiennes décrites et de les comparer entre elles dans des cultures pures, vivantes. Il dit dans la préface du second tome de son

---

(1) p. 303.
(2) p. 14.

livre : *System der Bacterien*, que ceci lui fut impossible ; d'abord parce que sa collection fut forcément incomplète et puis parce que la plupart des espèces étaient faussement décrites, ou avaient, grâce à une culture de plusieurs années, tant changé leurs caractères culturaux qu'ils ne correspondaient plus du tout à la description initiale qui en avait été faite.

Si les variations microbiennes sont connues déjà depuis un certain temps, leur connaissance n'est cependant aujourd'hui point parfaite. L'étude des phénomènes de ce genre est peu facile, parce que les lois qui les régissent paraissent fort complexes et n'agissent souvent que lentement au cours de plusieurs générations microbiennes. Pour cette dernière raison, des formes de pléomorphisme peuvent facilement être interprétées comme étant produites par des impuretés, portées dans les cultures par une technique insuffisante. Il y a encore aujourd'hui bien des bactériologistes qui, pour croire à un fait de pléomorphisme microbien, exigent de le voir s'accomplir sous leurs yeux dans un laps de temps défini et dans des conditions pouvant se reproduire à loisir. Ceux-là seront souvent déçus, car il n'est pas toujours possible d'activer les effets des lois de la nature.

L'étude des variations microbiennes est surtout peu approfondie en ce qui concerne les cocci. Rodet le disait en 1894 et cela est resté vrai.

Nous essayerons cependant de donner un court résumé des principaux faits de ce genre.

Disposons le sujet de la manière suivante :

I. — **Variations dans les caractères des cultures.**

1° VARIATIONS DANS LES CARACTÈRES PHYSIQUES DES CULTURES.

2° VARIATIONS DANS LES CARACTÈRES CHIMIQUES DES CULTURES.

> *a)* *Variations dans la faculté de liquéfier la gélatine.*
> *b)* *Variations dans la faculté de coaguler le lait stérile.*

II. — **Variations morphologiques des individus microbiens.**

III. — **Variations dans la manière dont se comportent les individus microbiens, quand on les traite par le procédé de Gram.**

IV. — **Variations dans la mobilité des individus observés en goutte suspendue.**

V. — **Variations dans les caractères pathogènes.**

I. — Variations dans les caractères des cultures.

1° Variations dans les caractères physiques des cultures.

L'aspect macroscopique des cultures n'est point aussi invariable que l'avait espéré Koch en 1881 en introduisant les milieux solides dans l'usage journalier de la bactériologie.

Rodet dit tout le contraire en 1894 : « L'aspect macroscopique des colonies ou les qualités physiques des cultures sont des caractères de dernier ordre qui méritent à peine une mention dans une définition d'espèce (1). » Si l'idée est hardie, elle contient cependant une grande part de vérité et elle forme un contrepoids nécessaire à la trop grande importance qu'ont attachée plusieurs observateurs aux caractères physiques des colonies.

On pourrait parler des variations que subit une même colonie en vieillissant ; et des faits intéressants de ce genre ont été mentionnés par exemple au sujet du micrococcus tetragenus par Chauffard et Ramond, Teissier, Bosc et Galavielle. Mais dans cet aperçu général nous suivrons l'exemple de Rodet et nous n'envisagerons que les variations au sens strict du mot, c'est-à-dire les variations qui ne sont pas produites par vétusté ou dégénérescence d'une même génération, observée à différentes époques.

---

(1) p. 208.

Voici quelques variations de ce genre chez différents cocci :

LE MENINGOCOCCUS (Weichselbaum, 1887) ; DIPLOCOCCUS INTRA-
CELLULARIS (Jæger, 1895). —

Mayer, en 1898 (1), a observé que le même méningocoque peut donner des cultures grises ou des cultures jaunâtres, et il a pu démontrer le fait en ensemençant simultanément avec une même culture des géloses glycérinées de différents âges ; sur les géloses anciennes se produisirent des colonies plates, grisâtres, transparentes, finement granulées ; sur les géloses fraîches des colonies riches, jaunâtres à bordure élevée.

Canu et écrit en 1900, à propos des colonies du méningocoque : « Leur contour, habituellement circulaire, peut être festonné (2). »

LE PNEUMOCOCCUS (Talàmon, 1883 ; Frænkel, 1884). —

Kruse et Pansini en 1892 (3) ont démontré que sous l'influence du même pneumocoque le bouillon tantôt se trouble, tantôt reste clair.

LE STAPHYLOCOCCUS. —

Dans l'étude de ce microbe, ce sont surtout les variations de couleur des colonies qui ont intéressé les bactériologistes.

Il s'agissait de savoir si les formes dorées et blanches étaient deux espèces microbiennes ou si ce n'étaient que deux variétés d'une seule espèce.

Voici quelques auteurs qui ont répondu par l'affirmative à cette seconde hypothèse.

Rodet et Courmont, en 1890 : « Nous étudions actuellement, entre autres staphylocoques pyogènes, un microbe provenant d'une endocardite infectieuse et produisant l'ostéomyélite juxta-épiphysaire du jeune lapin sans traumatisme de l'os.

---

(1) p. 113.
(2) p. 97.
(3) p. 314.

Les nombreuses colonies de ce staphylocoque qui nous ont passé sous les yeux depuis plusieurs mois, ont présenté toutes les colorations intermédiaires, depuis blanc absolu jusqu'à jaune foncé (1). »

Netter (1894), en faisant l'autopsie d'un malade mort d'une ostéomyélite aiguë, due au staphylococcus albus, se fit une blessure du médius gauche et une éraflure de l'annulaire de la même main. Il s'ensuivit au médius un furoncle donnant des cultures pures de staphylocoque doré, et à l'annulaire une vésicule superficielle donnant une culture pure de staphylocoque blanc. Voici les mots de Netter : « Le staphylococcus albus fourni par le nommé G... est resté albus dans la lésion de l'annulaire, s'est transformé en aureus dans la lésion du médius. »

« On pourrait objecter que la lésion du médius n'est pas nécessairement le fait d'une inoculation à l'autopsie, puisqu'il y a assez souvent des lésions en apparence spontanées, et que le staphylocoque doré a pu venir d'ailleurs que de l'abcès de G..., mais à partir de l'autopsie la plaie est restée couverte par un pansement occlusif. Il est cependant bien plus probable que la pustule de l'annulaire, le furoncle du médius ont la même origine. L'inoculation superficielle a produit la vésico-pustule, l'inoculation intradermique, le furoncle (2). »

Lomry, en 1896, trouva dans une pustule d'acné un coccus dont la culture ressemblait au premier abord à celle du staphylocoque blanc. A la suite de passages à travers l'organisme animal, il acquit un haut degré de virulence, devint jaune d'or, liquéfia abondamment la gélatine, en un mot dut être identifié avec le staphylocoque doré.

Bellei étudia en 1897 (3) bactériologiquement un cas de staphylococcémie mortelle. Jusqu'au jour de la mort, il avait retiré constamment des foyers purulents très nombreux le

______

(1) p. 187.
(2) p. 330.
(3) p. 459.

staphylocoque doré en culture pure. Or, à l'autopsie, on trouva dans la plèvre un épanchement séreux donnant des cultures pures du staphylocoque blanc.

L'auteur admet comme le plus probable que ce coccus à culture blanche n'était qu'une modification du staphylocoque doré qui fut la cause de la mort.

LE STAPHYLOCOQUE BLANC A PETITS GRAINS DE LA PEAU HUMAINE (Veillon). —

Veillon, en 1900 (1), constata que ce staphylocoque peut devenir jaune en cultures successives.

LE STAPHYLOCOCCUS QUADRIGEMINUS (Czaplewski). —

Vanselow et Czaplewski, en 1899 (2), firent remarquer que des variations dans la « formation de pigment » se rencontrent fréquemment chez le coccus isolé par eux de la lymphe.

LE STREPTOCOCCUS. —

On a longtemps discuté s'il existait un seul streptocoque capable de subir différentes modifications ou bien s'il en existait plusieurs espèces. Un nombre considérable de bactériologistes ont décrit des « espèces nouvelles » de streptocoques. Souvent ces déterminations d'espèces étaient basées uniquement sur la morphologie des individus microbiens ; quelquefois cependant, les aspects des cultures y jouaient aussi un rôle. Et sur ce dernier point, c'étaient surtout trois caractères qui entraient en ligne de compte, à savoir :

a) L'aspect des cultures sur gélose ;

b) La production ou non d'une culture sur pomme de terre ;

c) La production ou non d'un trouble dans le bouillon.

Envisageons ces différents points les uns après les autres, afin de nous rendre compte si ce sont là vraiment des caractères

----

(1) p. 691.
(2) p. 37.

constants d'espèces, ou seulement des caractères passagers.

a) *L'aspect des cultures sur gélose.*

Certains auteurs ont voulu faire une espèce spéciale d'un streptocoque qui formait des colonies blanches, opaques sur gélose.

Or, Widal, Bezançon et Lemoine ont, en 1896, réfuté définitivement cette manière de voir.

Widal et Bezançon : « Récemment encore nous isolions d'une plaque de lymphangite un streptocoque qui donnait à la surface de la gélose, de grosses colonies blanchâtres, crémeuses, ayant l'aspect des cultures du staphylocoque blanc. Ce n'était là qu'une propriété fugace ; après de nouveaux passages, ce microbe fournit des petites colonies ayant l'aspect habituel des colonies du streptocoque (1). »

Lemoine : « Nous avons remarqué de même que le streptocoque retiré, par exemple, du pus donnait presque toujours à la première culture sur agar des colonies blanchâtres, relativement larges, qui ne ressemblaient aucunement aux colonies typiques de l'érysipélocoque, mais si on en réensemençait ces colonies après un passage dans le bouillon, on obtenait sur agar les petites colonies fines, transparentes regardées comme caractéristiques des cultures du streptocoque (2). »

b) *La production ou non de culture sur pomme de terre.*

Le fait que le streptocoque de l'érysipèle ne formait pas de colonies sur pomme de terre était regardé par plusieurs bactériologistes comme assurant à ce streptocoque le rang d'espèce microbienne. Cependant, en 1896, Lemoine reconnut par des expériences consciencieuses, que « le streptocoque de l'érysipèle peut se développer sur pomme de terre, mais que ce développement est un caractère inconstant qui peut être dès le début ou disparaître à la suite d'un séjour prolongé dans un milieu de culture où il perd peu à peu sa vitalité (3). »

(1) p. 405.
(2) p. 166.
(3) p. 164.

c) La production ou non d'un trouble dans le bouillon.

Le troisième signe de différenciation qui avait paru suffisant à ‘certains bactériologistes en quête de nouvelles espèces streptococciques, était la manière différente dont se comportait ce microbe dans le bouillon, s'il le laissait clair ou s'il le troublait.

Il nous suffira de donner deux citations pour montrer que, dans ce cas aussi, il s'agissait de variations microbiennes.

M a r m o r e k, en 1895 : « Un de nos streptocoques, ayant passé par un grand nombre de lapins, est par conséquent très virulent : il laisse le bouillon parfaitement clair et se dispose en longues chaînettes. Après avoir été inoculé successivement à plusieurs souris, il trouble le bouillon, et se cultive en courtes chaînettes, sans cesser d'être très meurtrier (1). »

L e m o i n e, en 1896 : « Le streptocoque d'érysipèle n° 1, que j'ai conservé pendant près d'un an, m'a donné tous les aspects décrits, après avoir présenté le dépôt pulvérulent typique aux premiers ensemencements (2). »

LE MICROCOCCUS TETRAGENUS (Gaffky, 1883). —

Pour ce coccus, c'est la discussion faite à propos du staphylocoque qui se répète. Les formes tetragenus albus et aureus sont-elles deux espèces différentes ou seulement deux variétés d'une seule espèce microbienne ?

B e l l e i et B o s c h i (3) concluent que « les trois formes du tétragène : blanc, doré et septique, ne représentent que des variations d'une seule espèce modifiée dans ses caractères par les conditions variables du milieu ».

LE MICROCOCCUS TETRAGENUS CONCENTRICUS. —

S c h e n k, en 1892, décrivit un micrococcus tetragenus concentricus ainsi appelé à cause des cercles concentriques qui se for-

---

(1) p. 603.
(2) p. 168.
(3) p. 462.

maient à la surface de ses colonies, quand elles étaient soumises à l'influence de la lumière du jour alternant avec l'obscurité de la nuit (1). Schenk veut déduire ce fait de ce que la culture se développerait plus rapidement sous l'influence du jour que dans l'obscurité. Or ces cercles concentriques, qui pour Schenk étaient suffisants pour faire de son microcoque une espèce spéciale, ne se produisirent point, selon lui, sur les colonies élevées dans l'obscurité.

LE MICROCOCCUS TETRAGENUS VERSATILIS. —

Sternberg (1890) et Finlay (1895) (2) ont décrit un micrococcus tetragenus versatilis rencontré dans le sang de personnes atteintes de fièvre jaune et ont soutenu que la couleur des colonies de ce coccus peut varier entre le blanc pur et le jaune serin en passant par tous les tons intermédiaires.

2° VARIATIONS DANS LES CARACTÈRES CHIMIQUES DES CULTURES.

a) *Variations dans la faculté de liquéfier la gélatine.*

LE STAPHYLOCOCCUS. —

Galloway et Eyre (1900) (3) ont trouvé dans des cas d'eczéma deux groupes de staphylocoques blancs, l'un composé de cocci à petits éléments et liquéfiant la gélatine, l'autre de cocci à éléments plus volumineux, groupés en diplocoques et ne liquéfiant pas la gélatine. Selon ces auteurs, la première de ces formes pourrait cependant, dans certaines conditions — cultures anaérobes, par exemple, — se transformer en la seconde et perdre par conséquent la faculté de liquéfier la gélatine.

---

(1) p. 92.
(2) FINLAY, p. 515.
(3) p. 317.

Scholtz et Raab (1900): « Les staphylocoques de l'eczéma, comme ceux du pus, liquéfiaient rapidement la gélatine, déterminant en général la formation d'un entonnoir ou d'une coupe. Les diverses lignées présentaient à cet égard des différences notables ; mais les staphylocoques provenant de divers abcès ont montré les mêmes variations que les cocci de l'impétigo et de la peau normale (1). »

LE STAPHYLOCOCCUS QUADRIGEMINUS (Czaplewski). —

Vanselow et Czaplewski (1899) (2) indiquent que le pouvoir liquéfiant de ce coccus est en quelque sorte en rapport avec la rapidité de la croissance des cultures et peut tout à fait disparaître.

LE STREPTOCOCCUS. —

Tous les auteurs qui tiennent à l'unité de l'espèce streptocoque doivent admettre une variation chez ce microbe quant à la faculté de liquéfier la gélatine, puisque par exemple la forme streptococcique désignée par von Lingelsheim (3) sous le nom de streptococcus brevis, selon cet auteur, liquéfierait légèrement la gélatine, à l'inverse des autres formes qui ne la liquéfient point.

Lemoine (1896) (4) affirme très nettement cette variation.

LE MICROCOCCUS TETRAGENUS (Gaffky, 1883). —

Les cultures de ce coccus ne liquéfient pas en général la gélatine. — En 1896, Chauffard et Ramond (5) examinèrent des cultures de tétragènes montrant un pouvoir liquéfiant évident ; ils considérèrent cependant ce fait comme une simple réaction culturale due à une race tétragène virulente et non comme un

---

(1) p. 424.
(2) p. 158.
(3) p. 346.
(4) p. 158.
(5) p. 313.

argument suffisant pour faire de cette race une nouvelle espèce microbienne.

b) *Variations dans la faculté de coaguler le lait stérile :*

LE MENINGOCOCCUS (Weichselbaum, 1887); DIPLOCOCCUS INTRA-
CELLULARIS (Jæger, 1895). —
Bezançon et Griffon (1898) (1) constatèrent que ce microbe fait tantôt coaguler le lait et tantôt le laisse liquide.

LE MICROCOCCUS TETRAGENUS (Gaffky, 1883). —
Chauffard et Ramond (1896) (2) rencontrèrent un « tétra-gène blanc, typique, très virulent » qui, à l'inverse des tétra-gènes en général, coagulait nettement le lait dès le cinquième ou le sixième jour. Ils n'en font cependant point une espèce spéciale.

LE PNEUMOCOCCUS (Talamon, 1883, Frænkel, 1884). —
Kruse et Pansini (3) trouvèrent en 1892 parmi 84 races de pneumocoque qu'ils étudièrent, 11 races qui coagulaient le lait, les autres le laissant liquide.

LE STREPTOCOCCUS. —
Deux citations suffiront :
Lemoine en 1896 résume les résultats de ses expériences sur ce sujet de la manière suivante :
« Ou bien le lait restait alcalin, ou bien il se neutralisait et reprenait sa couleur blanche, ou bien il s'acidifiait, prenant une teinte rose, ou il se coagulait. » .....
« C'est-à-dire que pour un type donné la réaction vis-à-vis du lait a toujours été la même (4). »

---

(1) p. 889.
(2) p. 314.
(3) p. 317.
(4) p. 165.

Widal et Bezançon (1896) écrivirent sur la même question ce qui suit :

« Un streptocoque de même provenance tantôt ne coagule pas le lait, tantôt le coagule rapidement en vingt-quatre heures en donnant un gros caillot rétractile au-dessus duquel surnage le sérum ; la coagulation peut être plus lente, le caillot moins rétractile, la masse peut devenir seulement grumeleuse, mais sans qu'il y ait apparition de caillot véritable ; souvent nous avons vu que tel échantillon, qui ne coagulait pas le lait, déterminait la formation d'un caillot lorsqu'il était réensemencé après séjour en pipettes closes (1). »

II. — Variations morphologiques des individus microbiens.

Rodet (2) a distingué parmi les variations de cet ordre quelques catégories très générales.

Comme ces catégories s'appliquent aussi bien aux cocci spécialement, qu'aux microbes en général, nous ne pouvons mieux faire que de les relater ici.

Disons cependant tout d'abord que les formes anormales qui apparaissent dans les cultures d'un certain âge — formes d'involution — n'entreront point dans ce cadre comme n'étant pas dues à des variations microbiennes dans le sens le plus strict du mot.

Ceci posé, les variations morphologiques peuvent se grouper sous les catégories suivantes, très mal distinguées les unes des autres :

1° Changements de formes causés par les conditions physico-chimiques actuelles du milieu : composition du milieu, température.

Ces changements ne sont que momentanés et disparaissent

---

(1) p. 404.
(2) p. 34.

dans une génération suivante, les conditions modificatrices étant écartées : Variations acquises;

2° Changements de formes dus à l'influence du milieu, mais survivant à cette influence. Les caractères morphologiques dépendent ici de conditions ayant cessé d'agir : Variations héréditairement transmises;

3° Coexistence dans la même culture de formes élémentaires variées.

Des variations morphologiques remarquables ont été mentionnées surtout pour les cocci suivants :

L'ENTÉROCOCCUS : Thiercelin, 1899 (1);

LE MENINGOCOCCUS (Weichselbaum, 1887) ; DIPLOCOCCUS INTRACELLULARIS (Jæger, 1895) :

> Fürbringer, 1896;
> Kamen, 1898;
> Mayer, 1898.

LE PNEUMOCOCCUS (Talamon, 1883; Frænkel, 1884) :
> Kruse et Pansini, 1892.

LE STREPTOCOCCUS :

> Arloing, 1894;
> Marmorek, 1895;
> Lemoine, 1896;
> Widal et Bezançon, 1896 :
> Zenoni, 1897;
> Sabouraud, 1900.

LE TETRACOCCUS BUCCALIS :
> Roger, 1897.

LE MICROCOCCUS TETRAGENUS (Gaffky, 1883) :
> Teissier, 1896;
> Bosc et Galavielle, 1899.

---

(1) Nous n'avons point la prétention de donner ici, plus que dans les énumérations suivantes, la liste complète des observateurs, nous n'en nommerons que quelques-uns pour chaque espèce microbienne.

Un MICROCOQUE A CULTURE BLANCHE, trouvé sur la peau saine :

Remlinger, 1876.

Un COCCUS TROUVÉ DANS LE SANG ET SUR LA PEAU DE SCARLATINEUX :

Class, 1899.

III. — Variations dans la manière dont se comportent les individus microbiens quand on les traite par le procédé de Gram.

La faculté de se décolorer ou non par le procédé de Gram est souvent regardée comme un moyen de diagnostic différentiel certain en bactériologie, et c'est à l'appui de ce caractère que l'on fait couramment dans la pratique le diagnostic du gonocoque.

Certains auteurs n'ont pourtant pas voulu donner à cette méthode l'importance que d'autres lui attribuent, et nous nous permettons à ce sujet de reproduire ici les termes de Hogge dans un travail datant de 1893 :

« Bumm n'écrivait-il pas en 1887, en opposition avec Roux, que parmi les diplocoques qu'il connaissait, un seul restait coloré après la méthode de Gram, le diplocoque blanc jaunâtre » . . . . .

« Chaque observateur applique en effet la méthode de Gram d'une façon spéciale qui varie notablement de l'un à l'autre (1). »

Dans les chapitres concernant les variations des cultures et les variations morphologiques des individus microbiens, nous n'avons point mentionné les changements qui se produisen^t dans une même génération microbienne à mesure qu'elle vieillit. Ici nous préférons citer quelques observations touchant les caractères particuliers que présentent certaines vieilles

---

(1) p. 285.

cultures vis-à-vis de la méthode de décoloration de Gram, ces observations ayant une importance considérable.

Braem (1) a, en 1890, signalé pour le staphylocoque un affaiblissement de la faculté de retenir les matières colorantes dans le procédé de Gram, si les éléments cocciques appartiennent à une vieille culture ou s'ils ont été soumis à des conditions de culture peu favorables, par exemple s'ils ont été cultivés dans de l'eau distillée.

Une des conditions les moins favorables aux cocci est souvent celle qui leur est offerte dans un tissu vivant, réagissant énergiquement contre leurs attaques. Aussi a-t-on observé que certains cocci — ne se décolorant pas en général par le procédé de Gram — se colorent mal ou ne se colorent point par ce procédé, lorsqu'ils ont été tués et englobés par les leucocytes.

Nous nous contenterons de deux citations à ce sujet.

Laehr (2) (1887) qui a injecté des cultures de staphylocoque dans les poumons d'un certain nombre de lapins, qu'il a ensuite examinés à des époques différemment distantes de l'injection, a constaté que pour la démonstration de l'existence des cocci dans le tissu pulmonaire conservé vingt-quatre heures après l'injection, la méthode de Gram était encore suffisante, mais que plus tard les cocci ne se coloraient plus aussi bien et se décoloraient beaucoup plus vite.

Kruse et Pansini (1892) se prononcent de la manière suivante sur la différente façon dont se comporte le pneumocoque quand on le traite par le procédé de Gram :

« Dans les cultures, la faculté de retenir les matières colorantes n'est point grandement altérée chez les individus ayant une moindre vitalité, il en est autrement dans le tissu vivant. Ici le manque de cette faculté paraît en quelque sorte correspondre à la mort du diplocoque (3). »

____

(1) p. 42.
(2) p. 91.
(3) p. 308.

LE MENINGOCOCCUS (Weichselbaum, 1887); DIPLOCOCCUS INTRA-
CELLULARIS (Jæger, 1895). —

Ce coccus, sur lequel les bactériologistes ne sont pas tous
d'accord, a été très différemment décrit par différents auteurs,
et les différences portent aussi sur la faculté d'être décoloré ou
non par le procédé de Gram.

Auteurs qui le décrivent comme se décolorant par ce procédé :

> Goldschmidt, 1887 ;
> Weichselbaum, 1887 ;
> Fürbringer, 1896 ;
> Kischensky, 1896.

Auteurs qui le décrivent comme retenant les matières colorantes quand on procède par la méthode de Gram :
> Urban, 1897 ;
> Mayer, 1898.

Des résultats irréguliers ont été obtenus entre autres par :
> Finkelstein, 1895 ;
> Jæger, 1895 ;
> Heubner, 1896 ;
> Holdheim, 1896 ;
> Johne, 1896.

Jæger (1) a constaté que les cocci conservaient la matière colorante dans les préparations faites des cultures, mais qu'ils se
décoloraient dans les tissus.

LE STREPTOCOCCUS. —

Le streptocoque ne se décolore pas en général par la
méthode de Gram. Or un certain nombre d'auteurs ont décrit
des « espèces » de ce coccus qui se décoloreraient par ce procédé. Nommons :

____

(1) p. 358.

Nocard et Mollereau, 1887;
Doléris et Bourges, 1893;
Étienne, 1895 ;
Lemoine, 1896;
Widal et Bezançon, 1896.

Ces trois derniers auteurs concluent en citant des faits de ce genre, que la faculté de se décolorer par le procédé de Gram n'est pas suffisante pour différencier une espèce microbienne.

En faveur de la variabilité du streptocoque dans ce cas, Lemoine apporte les faits suivants :

« Un streptocoque retiré d'une angine pseudo-membraneuse s'est décoloré après le Gram lors de l'examen direct de l'exsudat. En culture sur bouillon, il résistait à la décoloration. Un autre, provenant également d'une angine pseudo-membraneuse et se colorant bien par le Gram dans l'exsudat, a vu disparaître sa propriété de retenir la matière colorante après un passage dans le bouillon et un séjour de huit jours dans ce milieu. Récnsemencé sur agar, il avait récupéré ses propriétés primitives, et cela, en faisant usage des mêmes matières colorantes, du même liquide de Gram et opérant d'une façon absolument identique (1). »

IV. — Variations dans la mobilité des individus microbiens observés en goutte suspendue.

Certains cocci ont été décrits comme mobiles : micrococcus tetragenus mobilis (Mendozza, 1889), micrococcus agilis (Ali-Cohen, 1889), micrococcus agilis citreus (Menge, 1892) et d'autres.

Cette propriété serait-elle assez constante pour assurer à un microbe le rang d'espèce distincte. Pour les cocci, des varia-

____

(1) p. 165.

tions dans la mobilité ne sont point mentionnées, mais pour
d'autres formes microbiennes, des variations de ce genre sont
bien connues ; citons comme exemple le bacterium coli communis, qui, selon plusieurs auteurs, Krogius (1) entre autres,
peut être mobile ou non.

V. — **Variations dans les caractéres pathogènes.**

En ce point tous les bactériologistes sont d'accord. Ces
variations existent et sont même très étendues.

Cela nous dispense d'apporter ici tout l'appareil des preuves
innombrables qui, dans la littérature scientifique, confirment ce
fait.

Puisqu'il y a cependant encore en 1900 des dermatologistes
qui r.e veulent point admettre qu'un même coccus, par exemple,
puisse produire tantôt un impétigo de Bockhardt, tantôt un
furoncle ou un abcès, tantôt encore amener la mort en causant
une pyémie, il nous faudra leur présenter quelques documents,
pris au hasard, qui pourront les renseigner sur ce point. Avons-
nous besoin d'insister sur la grande valeur scientifique des
noms des observateurs que nous citons ?

Charrin (1895) :

« Cette fonction pathogène peut subir des atténuations d'intensité, de quantité, de modalité, de qualité, principalement
pour les bactéries non spécifiques. Ces atténuations peuvent
avoir tous les degrés possibles, toucher au saprophytisme au
moins théoriquement, sinon l'atteindre, causer, au cours des
maladies, de grandes mobilités dans les symptômes, dans les
lésions, dans le pronostic.

A une limite donnée, ces atténuations transforment les germes
en vaccins figurés (2). »

---

(1) p. 1008.
(2) p. 303.

Widal et Bezançon (1896) :

« En résumé, sans vouloir conclure que tous les microcoques
en chaînettes sont des microbes d'une seule et même espèce, et
tout en admettant qu'à côté de l'espèce streptocoque, il puisse
exister d'autres microorganismes ayant des caractères semblables et cependant d'espèce différente, nous estimons, que de
même que l'on a identifié le streptocoque de l'érysipèle à celui
de la suppuration, de même on doit admettre l'identification du
streptocoque de la bouche normale et des divers streptocoques
pathogènes. Ce ne sont pas là des espèces distinctes, mais seulement des races transformables d'une seule et même espèce.
Pour le streptocoque, comme pour le staphylocoque, le pneumocoque et le colibacille, c'est la même espèce microbienne qui,
saprophyte ordinaire de nos téguments et de nos cavités naturelles, la cavité bucco-pharyngée en particulier, est capable de
récupérer sa virulence et de devenir l'agent d'infections locales
ou générales, primitives ou secondaires (1). »

Nicolle (1901) :

« Peut-on transformer les saprophytes stricts en pathogènes ?
Peut-on créer des maladies nouvelles ? Pasteur, qui a posé le
premier la question, l'a résolue par l'affirmative. Il a montré,
qu'en partant d'une bactéridie charbonneuse rendue quasi-avi-
rulente, on arrive à infecter successivement la souris nouveau-
née (animal aussi peu résistant que possible), la souris adulte,
le jeune cobaye, le cobaye adulte, le lapin et le mouton. Ainsi
apparurent, dit Pasteur, les maladies infectieuses au cours des
âges. De simples saprophytes, trouvant un terrain favorable
chez les individus affaiblis, se sont multipliés aux dépens de
ceux-ci. Puis des passages successifs (contagion) ont adapté
ces microbes à la vie parasitaire ; tellement que certains d'entre
eux sont devenus des pathogènes stricts (bacille de la lèpre, par
exemple). Ces vues lumineuses de Pasteur ont été confirmées
par les expériences de M. Vincent (2). »...

---

(1) p. 408.
(2) p. 153.

« Peut-on transformer les pathogènes stricts en saprophytes ?
Peut-on concevoir l'espérance de cultiver les microbes étroitement spécialisés à l'existence in vivo ? Sans doute, mais
beaucoup d'entre eux, connus ou inconnus, ont résisté jusqu'à
présent (1). »

*
* *

Dans les pages précédentes ont été exposées les différentes
variations qui peuvent se produire chez les cocci. On a vu
qu'elles sont capables de porter sur tous les caractères qui ont
servi jusqu'ici à différencier les espèces microbiennes, à savoir :
les caractères physiques et chimiques des cultures, la morphologie et les propriétés des individus microbiens, le pouvoir
pathogène.

Et après cela, que deviendra le diagnostic différentiel en
microbie ? Faudra-t-il revenir à l'opinion de Nægeli, pour qui
presque toutes les bactéries — cocci, bacilles, spirilles —
n'étaient que des modifications d'une même espèce ; faudra-t-il
revenir à la théorie de la transformation microbienne ?

Rodet s'est déjà posé la question, et il a répondu par la
négative. Nous ne pouvons mieux faire que de citer ses propres
termes :

« Les variations expérimentales ne sont pas assez étendues
pour faire nier les espèces dans le monde des microbes. Mais
puisque ces espèces, sous l'influence des conditions de milieu,
complétée par l'hérédité, sont susceptibles de variations fréquentes, faciles et souvent remarquables, il en résulte qu'elles
exigent une définition large, reconnaissant pour chacune d'entre
elles des variétés et des races (2). »

---

(1) p. 155.
(2) p. 190.

———

3

CHAPITRE III.

Rapports des staphylocoques et des tétragènes tels qu'ils ont été établis par certains auteurs.
Rapports du morocoque de Unna — staphylococcus cutis communis de Sabouraud — avec les deux genres précédents.

Ce qui rendra la question que nous traitons très difficile, c'est ce fait qu'à notre avis du moins, l'espèce microbienne qui nous occupe est un tétragène très mal différencié des staphylocoques. Ce microbe se présente certainement parfois sous des formes qui ne tromperont jamais ; mais il peut présenter d'autres fois des formes irrégulières sur lesquelles on reste incertain et qu'on ne sait sous quel nom ranger.

Chauffard et Ramond ont fait une même observation en étudiant le micrococcus tetragenus (Gaffky) :

« Les caractères culturaux différentiels du tétragène et des staphylocoques n'ont donc rien d'absolu, et il semble qu'entre certaines variétés des deux germes, il puisse y avoir sinon des formes de passage, au moins des points de contact par réactions communes ; et en particulier, que le fait de la liquéfaction de la gélatine ou de la coagulation du lait ne soit pas, à lui seul, suffisant pour faire exclure le diagnostic bactériologique d'un tétragène. »

« Il semble très possible que les staphylocoques et les tétragènes ne constituent pas, en microbie, deux espèces distinctes mais ne soient que des variétés plus ou moins complètement différenciées d'une race commune (1). »

---

(1) p. 314.

Achard et Gaillard croient que seules les propriétés biochimiques sont aptes à distinguer les uns des autres les staphylocoques et les tétragènes. Cependant, pour eux, les tétragènes paraissent être représentés uniquement par le type en tétrades, et voilà un point contestable, car on a bien le droit de supposer que si le tétragène pouvait produire des formes morphologiques simulant le staphylocoque, il pourrait en même temps acquérir de nouvelles propriétés biochimiques, et qu'en somme si l'on voulait comparer les uns aux autres les staphylocoques et les tétragènes, il serait insuffisant de n'envisager ces derniers que dans leur forme typique en tétrades.

Achard et Gaillard attachent une grande importance à l'étude chimique des produits de fermentation formés aux dépens de diverses substances hydrocarbonées, comme se prêtant particulièrement bien à la différenciation des types microbiens. Ils étudient à ce point de vue spécialement un tétragène blanc, un tétragène doré et un staphylocoque doré. Or les résultats de leurs recherches ne portent point toujours à rapprocher l'un de l'autre le tétragène blanc et le tétragène doré, en leur donnant des caractères différents de ceux du staphylocoque doré; au contraire les réactions biochimiques tendent souvent à rapprocher le tétragène doré du staphylocoque doré, tout en le séparant du tétragène blanc (1).

Il s'ensuit que si l'on réussit à prouver — ce qui pour plusieurs bactériologistes paraît d'ailleurs déjà certain — que les tétragènes blanc et doré ne sont que deux formes, deux modifications de la même espèce microbienne, on pourrait encore prendre les expériences citées pour appui en faveur d'une hypothèse qui tendrait à faire, comme le proposent Chauffard et Ramond, une seule espèce microbienne des staphylocoques et des tétragènes.

Mais ceci n'est pour le moment qu'une hypothèse ; voyons où en sont les faits.

Il existe certaines formes de tétragène qui peuvent arriver à ressembler au staphylocoque, et comme culture et comme mor-

______

(1) p. 105.

phlogie microbienne ; mais il paraît impossible de faire subir des transformations au staphylocoque, au point de faire que ses individus microbiens se groupent par quatre et forment des tétrades. Voilà pour déconcerter les partisans d'une doctrine unitaire.

Cependant il y aurait un fait qu'ils pourraient invoquer en faveur de l'unité des deux espèces et c'est précisément l'existence de ce coccus qui, en 1892, pour Unna représentait le morocoque, ce même coccus pour lequel Sabouraud, en 1896, proposa le nom de micrococcus cutis communis ou, en 1900, staphylococcus cutis communis ou coccus butyricus et que Hallé décrivit en 1899 en le nommant, d'après Welch, staphylococcus épidermidis albus. Ce coccus pourrait peut être former un trait d'union entre les tétragènes et les staphylocoques. Ce qui suit va essayer de le montrer.

Nous ne nous arrêterons point à l'aspect macroscopique de la culture ; c'est là un point tout à fait accessoire, comme il sera démontré plus loin dans ce travail. Ne parlons pas non plus de l'odeur butyrique qu'exhalent les cultures sur gélose glycérinée ou glucosée ; le staphylocoque doré peut produire la même odeur. Occupons-nous uniquement des formes morphologiques que présentent les individus microbiens colorés par le bleu polychrome de Unna et décolorés par le tannin en solution saturée aqueuse (voir p. 43).

Une préparation du coccus cultivé vingt-quatre heures sur gélose ordinaire présente le tableau que voici : éléments microbiens de grandeurs très différentes, les plus gros mesurant 1-1,5 μ, les plus petits n'en mesurant que 0,2-0,3. La plupart sont groupés en diplocoques ; cependant il y a aussi un certain nombre de monocoques et parmi les plus grosses formes on peut trouver des éléments groupés par trois.

Portée sur gélose glucosée à 5 p. 100 (1), la culture aux

---

(1) Comme nous le démontrerons ailleurs, cette gélose fait prendre aux éléments microbiens des formes plus volumineuses qui facilitent l'étude morphologique.

éléments ci-dessus décrits donne naissance à une nouvelle

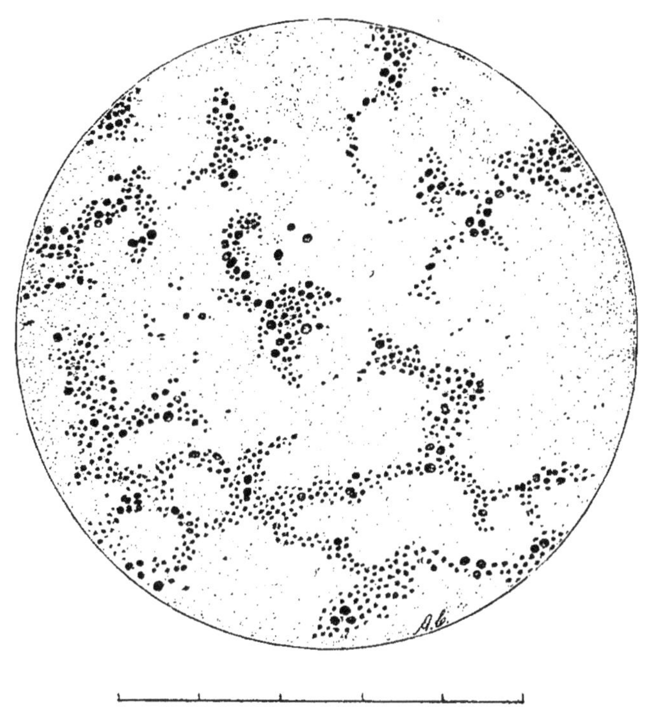

Échelle au centième de millim.

FIG. 1. — Préparation du morocoque, staphylococcus cutis communis faits
avec une culture de vingt-quatre heures sur gélose ordinaire (1).

culture qui, après vingt-quatre heures, est composée d'individus
microbiens de grandeurs inégales, mais en général plus grands

(1) Toutes les figures, représentant des cocci, reproduites dans ce travail,
ont été dessinées à la chambre claire d'après des préparations colorées par le
procédé décrit p. 43 et observées avec objectif à immersion homogène
1 p. 12 de Leitz, oculaire compensateur n° 4 et une longueur de tube de
170 millim. Pour faciliter leur reproduction, elles ont été agrandies d'un
tiers.

que ceux de la culture-mère, et souvent les grosses formes trancheront ici sur les petites plus nettement que dans la préparation précédente. Parmi les premières, on remarquera beaucoup de groupes ternaires (triades) et des tétrades.

Si l'on ensemence une partie d'une colonie ainsi constituée dans de la gélose glucosée liquéfiée et ensuite rendue solide par refroidissement, on obtient des colonies impossibles à différencier macroscopiquement les unes des autres ; elles se montreront cependant souvent composées d'individus microbiens morphologiquement différents. Certaines d'entre elles montreront les mêmes formes qui ont été décrites dans la culture mère ; mais la quantité respective des grosses et des petites formes sera sujette à des variations. D'autres colonies seront composées presque uniquement de grosses tétrades et d'autres encore montreront des individus microbiens petits, de dimensions égales, souvent groupés en diplocoques et présentant un aspect se rapprochant beaucoup de celui que donne une préparation de staphylocoque doré cultivé sur le même milieu et coloré de la même manière.

Les grosses formes qui s'observent souvent par tétrades ressemblent beaucoup aux formes typiques du micrococcus tetragenus.

Mais les petites formes que sont-elles ? Sont-ce des staphylocoques blancs qui, dans la culture mère, étaient étroitement mariés aux formes tétragènes ? Représentent-elles seulement une forme dérivée des premières ? Ou encore sont-ce des cocci n'appartenant ni aux staphylocoques ni aux cocci à formes tétragènes ? Question difficile et que nous n'essayerons pas de résoudre dans ce travail. Nous nous contenterons d'émettre quelques vues sur ce sujet.

Le mariage intime des grosses et des petites formes entre elles — se répétant dans certaines colonies encore après ensemencements par dilution répétés — pourrait militer en faveur de l'opinion qui ferait dériver ces deux formes l'une de l'autre. Cette même opinion pourrait être confirmée par l'existence des formes de transition que l'on observe dans plusieures préparations.

L'examen attentif de l'aspect morphologique des petits éléments ne donne pas de renseignements exacts. Ces éléments semblent peut-être de contours moins nettement tranchés que ceux des staphylocoques dorés, tirés d'un panaris ou d'une pustule d'impétigo de Bockhardt, cultivés vingt-quatre heures sur le même milieu et soumises à la même coloration. Mais hâtons-nous d'ajouter que la morphologie des éléments du staphylocoque doré paraît, elle aussi, sujette à des variations, et que deux préparations de staphylocoques dorés peuvent être dissemblables.

La comparaison directe des petites formes avec le staphylocoque blanc n'a pu être faite ; les caractères de ce dernier coccus étant encore trop mal déterminés pour que l'on puisse le reconnaître à coup sûr parmi les nombreuses formes cocciques à cultures blanches, qui ont été appelées de ce nom.

Quelques-unes des réactions chimiques, que produisent les cultures des petites formes, pourraient les faire considérer comme une espèce intermédiaire entre les formes tétragène et staphylocoque doré.

De ces trois formes, ensemencées dans la gélatine et cultivées à 20° environ, les staphylocoques dorés seuls liquéfient le milieu après un laps de temps quelque peu variable, dépendant de la quantité de culture ensemencée et des propriétés biochimiques de cette culture.

Si la culture se fait dans la gélatine maintenue liquide à la température de 37°, la gélatine où se cultivent les staphylocoques dorés ne se solidifiera plus après vingt-quatre ou tout au plus quarante-huit heures, quand elle sera ramenée à la température du laboratoire, tandis que la gélatine où l'on cultive les petites formes et les formes tétragènes du « morocoque » se solidifiera parfaitement. Reportée à 37° et examinée chaque jour au point de vue de la solidification, on remarquera que la gélatine dans laquelle se cultivent les petites formes ne se solidifiera plus après cinq, dix, vingt jours de culture à 37°, tandis que la gélatine où se cultivent les formes tétragènes se solidifiera souvent complètement, encore après deux mois, passés à

37°, et cela bien que les cocci soient demeurés bien vivants, qu'ils se développent en troublant la gélatine, qu'ils forment une nappe plus ou moins épaisse à sa surface et qu'ils se prêtent facilement à des réensemencements sur un nouveau milieu.

Une observation analogue peut être faite à propos des manières différentes dont se comportent ces trois formes microbiennes (le staphylocoque doré, les petits éléments du « morocoque », les gros éléments du « morocoque ») quand elles sont ensemencées dans le lait stérile et maintenues à 37°.

Les staphylocoques dorés que nous avons étudiés mettent, pour coaguler le lait, de trois à six jours, les petits éléments du morocoque sont plus lents à produire ce phénomène ; il leur faut d'ordinaire cinq à dix jours et les formes tétragènes ne coagulent pas le lait, quoiqu'elles y vivent encore après plus d'un mois de culture à 37°, ou si elles le coagulent, elles ne le font qu'après un long délai (quarante à soixante jours). Nous avons répété ces expériences à plusieurs reprises avec les mêmes résultats. Chaque fois un certain nombre de tubes de lait stérile, non ensemencé, a été soumis aux mêmes conditions que les cultures, et le lait dans ces tubes est toujours resté liquide même après deux mois passés à l'étuve.

De tout ce qui précède, quelles conclusions faudra-t-il tirer sur les relations que peuvent avoir entre elles les trois formes mentionnées.

Nous l'avons déjà dit. A notre avis, de nouvelles recherches s'imposent à celui qui voudra trancher la question dans un sens ou dans l'autre.

Les trois formes morphologiques que nous venons d'envisager, c'est-à-dire le morocoque, ses grosses formes et ses petites formes, n'apparaissent pas avec une même fréquence dans les cultures faites en partant de diverses peaux. Nos expériences ne sont pas encore assez nombreuses pour que nous puissions donner ici des notions absolues et détaillées sur ce point ; nous présenterons cependant rapidement quelques faits tels qu'ils ressortent de nos recherches.

Les grosses formes apparaissent presque exclusivement, si la semence dont on s'est servi appartient à une peau sèche: peau d'enfant, peau ichtyosique; placard de psoriasis sec, pityriasis rosé de Gibert et ajoutons, d'après Class, squames de scarlatineux.

Les petites formes se rencontrent seules, surtout si la semence appartient à une peau à surface huileuse. La plupart des pustules d'acné et certains sycosis de la barbe donnent aussi ces mêmes formes.

La forme « morocoque » existe dans les cultures issues de peaux qui ne sont ni sèches ni grasses ; mais cette forme se retrouve aussi dans certaines cultures faites avec du pus d'acné suppuré et avec des squames ichtyosiques et psoriasiques. Elle se rencontre souvent dans le pityriasis capitis.

Ce travail ne traitera que des éléments issus de formes primaires à aspect tétragène sur gélose glucosée à 5 p. 100.

CHAPITRE IV.

Notes concernant différents procédés de technique employés dans nos recherches.

Dans ce chapitre nous exposerons une partie de ce qui a trait à la technique employée dans les différentes recherches qui seront mentionnées plus tard, ainsi : les méthodes de coloration et la composition des milieux artificiels. En résumant ces notions dans un chapitre spécial, nous n'aurons plus à y revenir plus tard à chaque instant.

Pour la clarté de l'exposé nous avons cru préférable d'exclure de ce chapitre certaines manipulations techniques, et de ne les mentionner que plus tard. Ainsi par exemple le procédé suivi pour obtenir les cultures premières ne sera décrit qu'à la page 55 où l'on s'occupera de la description des cultures en général. De même les techniques expérimentales employées dans nos inoculations aux animaux et à l'homme seront réservées aux chapitres traitant de ces faits.

I. **Cocci**. — La méthode que nous avons employée pour la coloration des cocci est la suivante :

La préparation fixée par la chaleur est couverte de bleu polychrome de Unna (Grübler) et chauffée à la flamme jusqu'à ce que des vapeurs commencent à être visibles. Quand la lame est refroidie, on lave à l'eau et on la couvre d'une solution aqueuse saturée de tannin à l'éther. Une décoloration suffisante se produit alors en 2, 5, 10 minutes ; les petites formes se décolorent plus vite que les grandes. Après lavage à l'eau, la préparation est mise à sécher et peut ensuite être examinée soit directement, soit après inclusion par le baume de Canada.

Dans une préparation ainsi faite les cocci sont teintés en bleu plus ou moins foncé; quelquefois en bleu violet tirant sur le rouge et, ce qui est essentiel, leurs formes et leurs contours sont plus nettement tranchés qu'ils ne le seraient si les cocci avaient été colorés par la plupart des méthodes généralement usitées.

On pourrait objecter que la méthode, étant basée sur une hypercoloration avec décoloration subséquente, donnera forcément des résultats variables suivant le degré de décoloration. Et cette objection est très juste; à force de décolorer certains diplocoques, par exemple, on peut leur faire prendre un aspect simulant deux bacilles aux bouts arrondis et placés côte à côte. Mais après une décoloration qui n'est pas excessive, les différences ne sont point si grandes que l'on pourrait le craindre, et quand on s'est un peu accoutumé à la méthode, on reconnaît facilement — surtout en s'aidant du microscope — le moment où la coloration est poussée à point.

Cette méthode de coloration est presque la même qu'a indiquée Unna en 1900, sous le nom de « Methylenblau — Tannin + Orange — Methode (1) ». Nous préférons la décoloration simple sans coloration secondaire à l'orange, parce qu'elle donne des images plus simples, plus facilement comparables entre elles et plus constantes pour un nombre de préparations faites en même temps avec une même culture.

Avec cette méthode, ce qui manquera, en général, ce sera la coloration spéciale de l' « enveloppe » microbienne. Cette « enveloppe » se colore cependant parfois, dans des vieilles cultures et si la décoloration n'est pas trop intense, en bleu très clair. Unna attache une grande importance à l'aspect de l' « enveloppe » colorée par divers procédés, mais ces procédés nous ont tous paru incertains et capricieux, et nous ne pouvons aucunement leur attribuer la valeur que leur

---

(1) p. 41.

donne Unna. Cette remarque s'applique non seulement à la méthode que nous venons de mentionner, mais surtout à la « Säurefuchsin-Picrin-Methode » (1) dont Unna se sert pour obtenir des « enveloppes » rouges, tranchant sur un protoplasma jaune.

Dans des préparations faites dans le but de nous créer une opinion sur la valeur de cette méthode, nous avons observé que la largeur de la zone rouge varie entre des limites très étendues, suivant le degré où a été poussée la décoloration. Dans les différentes parties d'une même préparation, on peut observer des « enveloppes » d'aspect très différent. Dans les parties où la décoloration n'a que faiblement agi, l'image est grossièrement comparable à du frai de grenouille où le blanc serait rouge et les points noirs seraient jaunes. En d'autres endroits, on peut suivre la marche de la décoloration et l'on voit comment elle débute par la circonférence la plus extérieure de l' « enveloppe » et se poursuit en se rapprochant de plus en plus du bord du protoplasma coccique, pour former, à un moment donné, un cercle rouge joliment dessiné autour de lui. En d'autres parties encore, où la décoloration a été poussée plus loin, on voit les cocci jaunes dépourvus de toute trace d' « enveloppe » rouge. Voilà les faits tels qu'ils se sont montrés à nous dans un grand nombre d'expériences de contrôle.

Naturellement, nous n'avons point omis d'essayer la plupart des colorants habituellement usités en bactériologie ; mais les résultats obtenus avec eux ont toujours été inférieurs comme netteté à ceux que donne la méthode du bleu polychrome — tannin.

La méthode de Gram a été employée dans sa forme la plus usitée, décrite par Günther (p. 148). Mais, suivant un usage courant dans le laboratoire de M. Sabouraud, les préparations n'ont pas été lavées à l'eau après le traitement à l'alcool absolu qui a été très prolongé. Le lavage à l'eau peut parfois, comme

---

(1) 1900, p. 39.

nous avons eu l'occasion de le constater pour des staphylocoques dorés, produire une décoloration même chez des microbes devant être regardés comme prenant le Gram. Un court passage à l'huile d'aniline (Weigert), intercalé dans le dernier lavage à l'alcool, n'a rien changé aux résultats obtenus.

II. **Pièces.** — Les pièces histologiques ont été fixées par la composition suivante :

> Eau distillée...................... 100
> Sublimé........................... 4
> Acide acétique cristallisable.......... IV gouttes

Elles ont été incluses dans la paraffine.

La coloration des coupes a été faite selon diverses méthodes :

Bleu polychrome, alcool absolu ; bleu polychrome, tannin orange (Grübler) ; hématéine ; méthode pour la coloration des fibres élastiques décrite par Taenzer et Unna, et surtout par une excellente méthode encore inédite qui nous a été communiquée par M. Dominici : éosine-orange, bleu de toluidine.

La coloration des cocci dans les tissus a été faite par le procédé Gram-Weigert. Une coloration contrastante des tissus avec de la picrocochenille ou de l'éosine-orange, a souvent été faite. Nous avons obtenu de belles préparations en superposant au procédé de Gram, la coloration de Dominici et en combinant ces deux colorations avec une coloration préalable des fibres élastiques par l'orcéine acide, selon la méthode de Taenzer-Unna, telle que la pratique Unna aujourd'hui, c'est-à-dire avec décoloration à l'alcool absolu simplement sans addition d'acide chlorhydrique.

III. **Milieux de culture.** — Voici les descriptions des milieux de culture que nous avons employés avantageusement. Sauf pour la pomme de terre, la gélatine et les milieux contenant du lait, la stérilisation des milieux a été faite pendant dix minutes à 120° à l'autoclave.

1º Milieux solides

Gélose ordinaire :

Eau distillée....	1000 gr.
Agar-agar........................	15 —
Peptone granulée (Chassaing, de Paris)...........	20 —

Cette formule représente le noyau qui pourra être modifié à loisir en changeant les doses d'agar et de peptone, en ajoutant des acides ou des alcalis, des sucres ou de la glycérine, en remplaçant l'eau par de l'urine ou du lait et ainsi de suite.

Voici des formules de géloses obtenues de cette manière :

Gélose à 4 p. 100 de peptone :

Eau distillée..............................	1000 gr.
Agar-agar.....	15 —
Peptone granulée (Chassaing, de Paris)..........	40 —

Gélose à 6 p. 100 d'agar-agar :

Eau distillée..............................	1000 gr.
Agar-agar.................................	60 —
Peptone granulée (Chassaing, de Paris)......	20 —

(Cette gélose ne peut pas être filtrée.)

Gélose glucosée :

Eau distillée..............................	1000 gr.
Agar-agar.................................	15 —
Peptone granulée (Chassaing, de Paris)..........	20 —
Glucose pure anhydre (Poulenc frères, de Paris)..	50 —

Gélose maltosée :

Eau distillée..............................	1000 gr.
Agar-agar.................................	15 —
Peptone granulée (Chassaing, de Paris)..........	20 —
Maltose pure anhydre (Poulenc frères, de Paris)..	50 —

Gélose lactosée :

Eau distillée	1000 gr.
Agar-agar	15 —
Peptone granulée (Chassaing, de Paris)	20 —
Lactose pure anhydre (Poulenc frères, de Paris)	50 —

Gélose glycérinée :

Eau distillée	1000 gr.
Agar-agar	15 —
Peptone granulée (Chassaing, de Paris)	20 —
Glycérine neutre redistillée (Poulenc frères, de Paris).	40 —

Géloses acides (1) :

Eau distillée	1000 gr.
Agar-agar	15 —
Peptone granulée (Chassaing, de Paris)	20 —
[Glucose pure anhydre (Poulenc frères, de Paris)	50 —]

Acide acétique *cristallisable* (quantité dépendant
de la réaction désirée).

Un procédé commode est de mesurer dans chaque tube exactement 10 centim. cubes de gélose, et d'ajouter ultérieurement à chaque tube la quantité d'acide que l'on juge utile.

Géloses neutres :

Eau distillée	1000 gr.
Agar-agar	15 —
Peptone granulée (Chassaing, de Paris)	20 —
[Glucose pure anhydre (Poulenc frères, de Paris)	50 —]

Solution de bicarbonate de soude à 5 p. 100 (jusqu'à réaction neutre).

La gélose glucosée ne doit pas être portée à l'ébullition après l'addition de l'alcali ; autrement il se produit du caramel et la

---

(1) La gélose ordinaire est déjà légèrement acide grâce à l'agar-agar.

gélose obtenue donne les mêmes résultats de culture que la gélose ordinaire.

Géloses alcalines :

Mêmes principes de fabrication que pour les géloses neutres.

Gélose urine :

Urine...	10 00 gr.
Agar-agar...	15 —
Peptone granulée (Chassaing, de Paris)...........	20 —
Acide acétique *cristallisable* (jusqu'à réaction acide).	

Gélose lait :

Lait écrémé (préalablement stérilisé).............	1000 gr.
Agar-agar...	15 —

Porter à l'autoclave et faire monter très lentement la température à 115° ; maintenir cette température pendant dix minutes ; verser la gélose — sans filtration préalable — dans des tubes et stériliser une dernière fois en faisant monter lentement la température à 115° et maintenir cette température pendant dix minutes.

Cette gélose est très difficile à fabr'   ' à cause de l'acidité de l'agar-agar qui fait facilement coaguler la caséine en gros flocons. Cependant on peut réussir — en ayant soin de faire monter la température de l'autoclave très lentement — à obtenir un produit qui, versé dans les tubes et refroidi, aura un aspect blanc et lisse, presque homogène. Des essais de neutralisation de l'acidité de l'agar-agar ne nous ont pas réussi. Les géloses ainsi obtenues ne possédaient pas les propriétés que nous allons décrire plus loin et qui donnent sa valeur à la gélose lait.

Sérum de bœuf solidifié :

Préparé selon son usage habituel.

Gélatine :

Eau distillée.................................... 1000 gr.
Gélatine (Coignet, de Paris, marque dorée)........ 100 —
Peptone granulée (Chassaing, de Paris)........... 20 —

Porter à l'autoclave à 115° pendant dix minutes ; faire refroidir à 65° ; ajouter un blanc d'œuf bien battu dans de l'eau ; porter à l'autoclave à 115° pendant cinq minutes ; filtrer ; verser en tubes ; porter à l'autoclave à 115° pendant dix minutes.

En dehors de ces géloses, nous avons encore essayé plusieurs espèces de milieux différemment composés ; mais ceux-ci ne nous ont pas donné mieux que les géloses déjà mentionnées.

Nous nous arrêterons cependant quelques instants sur deux de ces expériences manquées, parce que leur connaissance pourrait avoir de l'intérêt pour celui qui voudrait faire des recherches dans le même sens que les nôtres.

Gélose betterave :

Eau distillée............................ .... 500 gr.
Jus de betterave............................... 500 —
Agar-agar.................................... 15 —
Peptone granulée (Chassaing, de Paris)........... 20 —

Nous avions espéré que quelques cultures prendraient sur cette gélose rouge foncé une couleur rougeâtre, par un procédé analogue à celui qui se produit pour le staphylocoque doré sur la gélose urine, chose qui ne s'est pas faite.

Géloses avec couche superficielle de jaune d'œuf :

Du jaune d'œuf frais est recueilli aseptiquement par une pipette à large effilure, et est versé dans des tubes de gélose ordinaire ou glucosée inclinés. On laisse les tubes inclinés vingt-quatre à quarante-huit heures. Après quoi ils sont prêts à être ensemencés.

Dans les cultures sur ces milieux gras, que M. Sabouraud nous avait proposé d'essayer, nous espérions rencontrer des formes microbiennes se rapprochant de celles que présentent les spores de Malassez, qui, pour M. Sabouraud, pourraient bien n'être que des formes d'involution d'un coccus (staphylococcus cutis communis).

Nous l'avons déjà dit, la couche de jaune d'œuf n'a point changé en ce sens les propriétés des géloses.

Les cultures sur milieux solides ont été faites par dilution, par stries et par piqûres. Cette dernière méthode ne nous semblant pas donner de renseignements nouveaux au sujet du coccus que nous étudions, nous ne mentionnerons à la suite en général que les résultats des deux premières méthodes.

2º MILIEUX LIQUIDES

Bouillon ordinaire :

Eau distillée.................................... 1000 gr.
Peptone granulée (Chassaing, de Paris).......... 20 —

Bouillon alcalin :

Eau distillée.................................... 1000 gr.
Peptone granulée (Chassaing, de Paris).......... 20 —
Solution de bicarbonate de soude à 5 p. 100 (jusqu'à réaction alcaline).

PROCÉDÉS POUR CULTURES ANAÉROBES :

Pour les cultures anaérobes, nous nous sommes principalement servi de la méthode indiquée par Miquel (1) dans une forme un peu modifiée que nous avons trouvée d'usage courant

______

(1) p. 514.

dans le laboratoire de M. Sabouraud. Elle consiste à cultiver les microbes dans du bouillon conservé dans des tubes de culture et couvert d'une couche d'un mélange de 98 parties de vaseline blanche et 2 parties de paraffine solide. La stérilisation des tubes ainsi préparés doit être faite très lentement à l'autoclave. Les ensemencements sont faits ou avec une pipette, ou — et nous l'avons préféré en général — avec un fil de platine que l'on passe à travers la couche graisseuse maintenue liquide à la température de 37° à 39°.

Des cultures par piqûre, faites dans de la gélose ordinaire ou glucosée, couverte d'une épaisse couche de gélose glucosée, sont venues confirmer les résultats obtenus par la première méthode, qui nous paraît préférable à plusieurs points de vue.

CHAPITRE V.

Recherches personnelles sur le coccus polymorphe, hôte habituel et parasite de la peau humaine.

§ 1. — Description des cultures.

L'origine des cocci, que nous avons suivis en détail pendant un grand nombre de générations, est la suivante :

Peau saine d'enfant :

C..., garçon, 4 ans : région du mollet.
L..., garçon, 5 ans : avant-bras.
H..., fillette, 9 ans : avant-bras.

Pityriasis rosé de Gibert :

B..., garçon, 6 ans : poitrine.

Ichthyose généralisée :

M..., homme, 43 ans : fesses et bras.

Psoriasis sec; vaste placard de la poitrine ; placards des coudes et des genoux :

M..., homme, 39 ans : poitrine.

A côté de ces cocci très longtemps suivis et étudiés en détail, nous avons examiné au point de vue bactériologique un grand nombre de peaux saines et malades; étude qui a confirmé les faits constatés pour les cocci mentionnés plus haut, et qui nous

a permis d'établir les généralités exposées antérieurement
(p. 42).

Étant donnée la connaissance que l'on a aujourd'hui des
variations microbiennes, on comprend facilement que, dans le
signalement d'une espèce, un schéma, tel que ceux qui ont été
généralement employés jusqu'ici, n'est point suffisant. Il faut
donner une place plus large aux notes sur les variations qui
peuvent se produire même sur un même milieu, et il faut dire
comment se comportent les cultures en vieillissant. Une assez
bonne description microbienne est celle qu'ont donnée Bosc et
Galavielle du micrococcus tetragenus; et encore ne peut-on
pas la considérer comme modèle, puisque ces auteurs ne nous
renseignent pas sur l'influence qu'ont, par exemple, les différentes formes mères sur leur progéniture. Les influences de
ce genre sont pourtant un facteur assez important des variations microbiennes; et ce sont souvent elles qui ont fait
regarder comme espèces spéciales deux formes différentes
d'un même microorganisme. C'est que — du moins en est-il
ainsi pour le coccus qui nous intéresse, et Nægeli l'avait déjà
affirmé comme règle générale probable en 1877, — certaines
formes, une fois acquises, et comme aspect de culture, et comme
morphologie des individus, persistent souvent pendant plusieurs générations, et il faut des conditions spéciales, passages
sur des milieux peu favorables, etc., pour arriver à faire prendre
de nouvelles formes à la même culture sur un même milieu.

En décrivant les formes morphologiques qui se produisent
sur différents milieux, nous devrons forcément être incomplet,
les milieux pouvant être composés d'après des formules
innombrables. Aussi nous contenterons-nous de suivre l'évolution que prennent les cocci sur quelques-uns de ces milieux,
et nous choisirons comme tels, en première ligne, la gélose
ordinaire et la gélose glucosée, et en second lieu la gélose lait
et la pomme de terre, quoique à notre avis ces deux derniers
milieux aient un grand défaut, celui de n'être pas constants.

Sur ces quatre milieux se rencontrent les diverses formes

que nous connaissons du coccus, et grâce à la consistance solide
des milieux, on peut facilement suivre l'évolution macroscopique
de la culture, en même temps qu'on étudie les changements
morphologiques qui se produisent chez les individus microbiens.
— On pourrait nous reprocher de n'avoir pas suivi minutieusement en première ligne le développement que prend la culture
sur un même milieu quand il est acide ou alcalin. Nous aurons
pour excuse le fait que les formes morphologiques des individus
microbiens ne paraissent varier que sous l'influence de fortes
doses d'acide (2 à 3 gouttes d'acide acétique cristallisable sur
10 centim. cubes de gélose) ou d'alcali, et qu'en même temps,
par la même influence, les cultures deviennent pauvres et ne se
cultivent plus que difficilement en plusieurs générations successives. Encore la gélose richement alcalisée se liquéfie-t-elle
facilement.

Les variations de température, tant qu'elles ne sont pas exces-
sives, n'exercent qu'une influence peu importante sur le coccus
que nous étudions ; elles ne nous arrêteront pas longuement.

Nous décrirons le coccus tel qu'il apparaît sur chacun des
quatre milieux mentionnés, et ensuite nous donnerons de
courtes notions sur les formes observées sur d'autres milieux.

Mais avant d'entamer ces questions, quelques lignes seront
nécessaires pour décrire le procédé technique employé, afin
d'avoir les cultures premières. Voici ce procédé :

La peau à examiner est raclée telle quelle avec une lame
stérile et les produits du raclage sont relevés dans une boîte
de Pétri contenant de la gélose ordinaire solide. Les cultures
produites à l'étuve après vingt-quatre ou quarante-huit heures
sont, pour la plupart, — du moins tant que la peau examinée
n'est pas atteinte de pustulation, — d'un aspect blanchâtre ou
gris sale qui les rend très semblables entre elles (1). Elles

---

(1) Dans nos expériences, qui cependant ont porté sur des peaux de caractères bien différents, — peaux d'enfants et d'adultes, peaux séborrhéiques,
psoriasiques et ichtyosiques, cuirs chevelus plus ou moins gras et plus ou
moins pityriasiques, — nous n'avons jamais eu des cultures de couleur
franchement dorée de ce premier ensemencement. Des cultures serin de la

sont examinées dans des préparations microscopiques, et de celles dont les individus microbiens ont alors l'aspect de diplo-

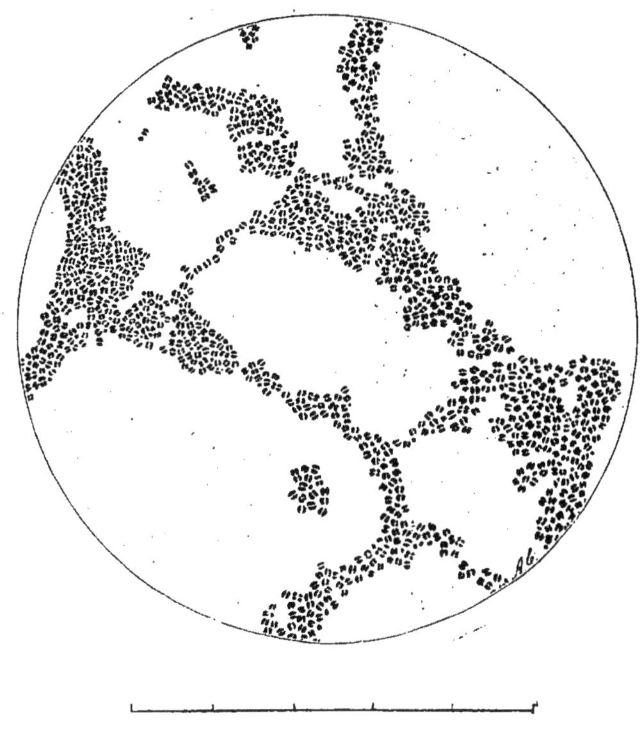

Échelle au centième de millim.

Fig. 2. — Préparation faite avec une culture de vingt-quatre heures sur gélose ordinaire.

coques représentés sur la figure 2, on fait un ensemencement par dilution dans de la gélose glucosée. Sur ce milieu il se

sarcina lutea sont apparues assez fréquemment, surtout quand l'ensemencement a été fait du cuir chevelu, mais en général d'une manière tardive seulement ; on ne peut les reconnaître qu'après quarante-huit heures au plus tôt. Des cultures de bacilles différents et de champignons sont apparues assez souvent.

produit, dans un délai de vingt-quatre à quarante-huit heures, des colonies qui sont examinées et reportées sur gélose ordinaire. La forme des cocci, sur gélose glucosée, doit être celle en tétrade (fig. 3), et dans la seconde culture sur gélose ordi-

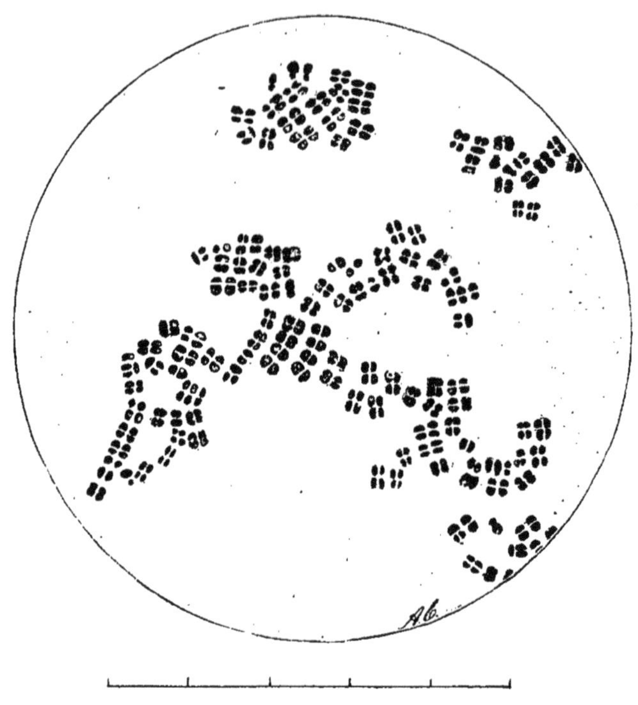

Échelle au centième de millim.

FIG. 3. — Préparation faite avec une culture de quarante-huit heures sur gélose glucosée.

naire, les cocci doivent avoir repris, après vingt-quatre heures, l'aspect qu'ils avaient dans la première culture. Une des colonies ainsi obtenue devant être considérée comme pure, est prise comme point de départ pour les cultures suivantes.

La température de l'étuve a varié entre 37° et 39°. La tempé-

rature optima du coccus est entre 30° et 40°. A la température
du laboratoire la culture se développe lentement, et reste en
général moins abondante ; de même à une température entre
50° et 55°. A 60°, il ne se produit plus de culture.

Dans la description des cultures, nous parlerons d'abord de
leur aspect macroscopique et de leurs propriétés chimiques sur
différents milieux, et ensuite des formes morphologiques que
présentent les cocci dans les cultures.

A. — Caractères macroscopiques et propriétés chimiques des cultures.

Gélose ordinaire. —
Les cultures ensemencées en stries et cultivées à l'étuve se
développent avec une rapidité variable dépendant de la culture
mère. Ainsi, si l'ensemencement a été fait avec une culture
encore jeune dans du bouillon ou sur de la gélose ordinaire,
on constate déjà, au bout de douze à seize heures, le long de
la strie, des petits points miliaires élevés, grisâtres, brillants,
qui sont la première étape de la culture. Si la culture mère est
vieille, et, plus encore, si elle s'est développée quelque temps
dans des conditions de milieu peu favorables, tels que les
produisent les géloses alcalines et glucosées (Hellström), la
culture subséquente apparaît plus tardivement et ne se
montre qu'après vingt-quatre ou quarante-huit ou même
soixante-douze heures. Un retard semblable dans le développement de la culture peut être provoqué par un chauffage préalable des microbes d'ensemencement à une température voisine
de leur température maxima.

L'expérience suivante, qui a été répétée pour un grand
nombre de cultures du coccus qui nous occupe, confirme ce
fait, d'ailleurs bien connu pour d'autres formes bactériennes.

Une culture de vingt-quatre heures sur gélose ordinaire est délayée dans du sérum d'Hayem (1) stérilisé, et avec cette dilution on remplit un certain nombre de tubes à vaccin préalablement stérilisés. Trois de ces tubes sont de suite mis à part ; les autres sont immergés dans un bain-marie maintenu à 55° (2). Après cinq minutes, on retire tous les tubes et on les laisse refroidir à la température du laboratoire pendant cinq minutes. Trois tubes sont étiquetés et mis à part ; les autres vont de nouveau faire un séjour de cinq minutes dans le bain-marie à 55°. On retire de nouveau les tubes ; on en met trois à part ; on laisse les autres refroidir pendant cinq minutes ; on les chauffe encore une fois pendant cinq minutes et ainsi de suite. Tous les tubes ayant été chauffés, on fait des ensemencements avec leur contenu, sur gélose ordinaire. Le contenu des trois tubes non chauffés, est aussi ensemencé en même temps, de façon que tous les germes aient passé un temps à peu près égal dans le sérum d'Hayem. Portés à l'étuve, les tubes ensemencés avec des germes non chauffés donneront des commencements de cultures, après un temps de douze à seize heures ; les germes qui auront passé cinq minutes à 55° se développeront un peu plus tard et ainsi de suite ; ceux qui auront passé cinq ou six fois cinq minutes à 55°, ne se reproduiront qu'après trois jours environ.

Les points miliaires grisâtres, brillants, qui sont le début de la culture — peu importe s'ils ont poussé vite ou lentement — se développent un peu différemment, suivant qu'ils sont tassés — ce qui arrive si l'ensemencement a été abondant et fait avec une culture encore jeune — ou qu'ils sont espacés — si l'ensemencement a été pauvre ou fait avec une culture vieille et surtout

---

(1) p. 34.

Eau distillée..	1000 gr.
Chlorure de sodium pur..............................	5 —
Sulfate de soude....................................	10 —

(2) Le coccus est tué si, dans la dilution, il est maintenu pendant cinq minutes à 60°.

vieillie dans des conditions peu favorables. Dans le premier cas, il se produit bientôt, par le contact des colonies, une ligne plus ou moins épaisse, blanche, blanc bleuâtre, blanc grisâtre ou jaunâtre qui, si elle est colorée, verra cette coloration s'accentuer les jours suivants et qui, après trois ou quatre jours, n'augmentera plus en largeur. Celle-ci varie alors entre 2 et 5 millim. Les différences de couleur ne sont que par exception franchement tranchées. Les nuances passent d'habitude les unes dans les autres, de manière à donner toute latitude à la fantaisie de l'observateur qui voudrait en tirer profit pour une classification quelconque. Nous parlerons ultérieurement de l'origine des cultures jaunes.

Les premiers jours, la surface des cultures est lisse et luisante; les bords en sont souvent légèrement sinueux, parfois flanqués de petites colonies en fines gouttelettes périphériques. La consistance des cultures varie; elle est habituellement molle, souvent visqueuse et parfois sèche déjà après quelques jours; ceci est surtout le cas pour les cultures jaunes.

Les cultures répandent après vingt-quatre heures, une odeur faible rappelant celle de l'aldéhyde formique. Plus tard, elles exhalent une odeur fade et mauvaise, difficile à comparer à quelque odeur connue, si ce n'est à celle de certaines sueurs fétides des pieds.

Suivons maintenant d'abord l'évolution macroscopique que prend une culture de coloration grise quand elle est maintenue à l'étuve. Après le quatrième jour environ, dans la majorité des cas, commencent à se produire sur la culture des petits points blancs élevés, qui s'accentuent et augmentent en nombre les jours suivants; ils croissent jusqu'à avoir la grandeur d'une tête d'épingle. Le nombre de ces points est très variable, même pour des cultures issues d'une même culture mère. Après vingt, trente ou quarante jours, lorsque la gélose commence à sécher, on voit quelques-uns de ces points se colorer petit à petit en jaune doré ou en jaune brunâtre. A ce moment, la culture est composée de trois éléments différemment colorés, à savoir : la culture primaire grise, les bourgeons blancs et les bourgeons jaunes.

Ensemencés séparément sur gélose ordinaire, ces trois éléments donnent habituellement des cultures qui, microscopiquement, se montrent composées d'individus microbiens identiques. Macroscopiquement, les cultures sont le plus souvent différentes.

L'ensemencement des parties grises de la culture donne une culture d'aspect identique à celui qu'avait présenté jadis la culture mère elle-même, et les bourgeons blancs et les bourgeons jaunâtres apparaissent dans la culture dérivée comme ils ont apparu dans la culture mère.

Les bourgeons blancs engendrent des cultures couleur blanc lait, sur lesquelles apparaissent des bourgeons blancs que nous n'avons jamais vus jaunir. Ces cultures deviennent légèrement grisâtres en vieillissant. En réensemençant la culture blanche sur gélose ordinaire, elle devient de plus en plus grise et parfois, dans une génération éloignée, elle produit même des bourgeons jaunâtres. Nous dirons ici que certaines cultures issues de colonies primitives blanc laiteux évoluent souvent sans jamais produire de granulations jaunes.

De l'ensemencement des bourgeons jaune doré ou jaune brunâtre résultent des cultures, souvent grises à leur premier début, mais prenant vite une couleur jaune brunâtre. Ces cultures pâlissent en vieillissant et sur elles apparaissent alors des bourgeons jaunes plus foncés. Réensemencée en plusieurs générations sur gélose ordinaire, une telle culture perd petit à petit, mais très lentement, sa couleur jaune et passe par le gris sale à la couleur grise qu'avait la première culture mère.

Les trois formes de cultures (grises, blanches et jaunes) portées sur gélose glucosée, engendrent des cultures gris brunâtre très difficiles, quelquefois impossibles à reconnaître les unes des autres.

Si les colonies peuvent se développer librement sans se toucher, ainsi que cela se fait dans les boîtes de Pétri et dans les tubes très pauvrement ensemencés, les colonies blanches, blanc bleuâtre, blanc grisâtre ou grises deviennent en général deux ou trois fois plus larges que les colonies jaunes. Ayant atteint leurs plus grandes dimensions, vers le quatrième jour, elles ont

un diamètre de 3 à 6 millim. environ. Leurs bords sont nets,
quelquefois un peu plus épais que le centre de la colonie,
arrondis, quoique ne dessinant pas toujours un cercle bien
formé. Leur surface est luisante, souvent d'un aspect nacré :
parfois la partie centrale des colonies est séparée de leurs parties périphériques par une rainure faiblement accentuée. Les
colonies jeunes sont humides et molles, ou visqueuses; les
colonies âgées de 3 jours et plus sont souvent sèches et glissent
en bloc sur la gélose, quand on les pousse avec le fil de platine.
Si l'on a soin de les tenir à l'abri de la dessiccation, les colonies
produisent en vieillissant les mêmes bourgeons blancs et jaunes
qui ont été décrits pour les cultures en strie.

Les colonies isolées jaunes sont rondes, bombées, luisantes
et mesurent un diamètre de 2 à 3 millim. environ. Elles
sont souvent plus sèches que les colonies blanches. Habituellement elles débutent par des colonies grises qui se chargent
peu à peu de pigment jaune. En vieillissant elles perdent de
nouveau ce pigment. La coloration débute d'ordinaire par les
parties centrales de la colonie; la décoloration commence à la
périphérie.

Les cultures sur gélose ordinaire se reproduisent encore
après quarante, cinquante, soixante jours passés à l'étuve.

Gélose glucosée. —
La coloration des cultures sur gélose glucosée varie moins
que celle des cultures sur gélose ordinaire: elle reste toujours
d'un gris plus ou moins sale, plus ou moins brunâtre. La
culture se fait en général un peu plus lentement que sur
gélose ordinaire; et de vieilles cultures, qui se reproduisent
péniblement sur gélose ordinaire ne sont plus fécondes sur
gélose glucosée.

Quand on ensemence en stries, il se produit, dans un laps de
temps de vingt-quatre, quarante-huit et rarement de soixante-
douze heures, une culture plus ou moins épaisse qui atteint très
vite sa largeur maxima, 2, 3, 4 millim. Souvent cette culture
présente une surface qui ressemble à une traînée de couleur

d'huile épaisse déposée au pinceau sur la gélose. Les premiers jours elle est presque toujours lisse et humide. Elle ne produit pas de bourgeons (1) ; mais elle peut se craqueler, ou se plisser transversalement de manière à devenir comparable à l'aspect d'un ténia. Dans ces cas, la culture reste souvent très sèche et prend quelquefois un aspect glacé, demi-transparent. Ce plissage et cet aspect glacé se rencontrent parfois en des cultures presque au début de leur croissance, en d'autres elles ne se produisent que vers le deuxième ou troisième jour. La forme lisse ou plissée, une fois produite, se reproduit assez régulièrement pendant plusieurs générations; mais l'une de ces formes peut, à un moment donné, se transformer en l'autre.

Les colonies séparées ne dépassent guère 3 à 4 millim. de diamètre. La formation d'une rainure circulaire est ici très fréquente et la ligne circulaire autour du centre, lequel est souvent plus épais que les parties périphériques de la colonie, est ici plus accentuée que dans les colonies sur gélose ordinaire. Parfois on rencontre des colonies à 2 ou à 3 rainures concentriques.

Les premiers jours, la culture a une odeur difficile à caractériser, se rapprochant de celle de la pâte de pain fraîche, mais les jours suivants elle commence à répandre une odeur acide (acide butyrique) très prononcée. Cette odeur se produit dans certaines cultures plus tôt, dans d'autres elle ne devient appréciable qu'après une dizaine de jours; mais il est difficile de dire quelque chose d'absolu et d'exact à ce sujet dans lequel l'observation est recueillie par un sens plus trompeur que tout autre.

Maintenues à l'étuve, les cultures cessent de se reproduire au bout d'un laps de temps de dix à quinze jours.

Pomme de terre. —

L'ensemencement doit être abondamment fait, et la culture

---

(1) Bosc et Galavielle (p. 73) ont décrit une formation de « piqueté » dans les cultures du micrococcus tetragenus sur gélose glucosée. Nous avons constaté le même fait pour le coccus qui nous occupe quand on se sert d'une gélose faiblement glucosée.

ne se produit pourtant que lentement, souvent très péniblement
même.

Après avoir tenu les cultures entre vingt-quatre et quarante-
huit heures à l'étuve, on voit se développer sur elles une strie
inégale, humide, large de 2 millim. au plus, gris brunâtre ou
jaune brunâtre ou jaune doré.

Les jours suivants la culture augmente de volume sans devenir jamais abondante; puis elle prend une couleur de plus en
plus brune et se dessèche en même temps que la pomme de terre,
sans avoir produit d'excroissances quelconques à sa surface.
La culture est presque inodore. Elle se reproduit encore après
trente à quarante jours d'étuve.

Gélose lait. —

La culture en strie se développe assez lentement même
à l'étuve. Après vingt-quatre heures se produit une strie
fine, blanche, difficilement différenciable de la gélose. Plus
tard la culture peut ou bien garder sa couleur blanche ou
prendre une coloration jaune doré. La culture n'atteint son
volume définitif qu'après cinq à huit jours et mesure alors environ de 3 à 5 millim. de largeur. Sa surface reste le plus souvent
lisse et luisante, quelquefois elle se plisse très légèrement,
ébauchant l'aspect des cultures en ténias sur gélose glucosée
(p. 63). En général, les cultures blanches sont plus humides
que les cultures jaunes.

Les cultures n'exhalent pas d'odeur ou ont une odeur de
graisse, faiblement acide, difficilement perceptible. Elles se
régénèrent encore après quarante à cinquante jours d'étuve.

Gélose urine. —

Le développement des cultures est le même que sur gélose
ordinaire ; la coloration seule peut varier. Les cultures blanc-
laiteux gardent leurs couleurs. Les cultures grises et jaunes
prennent une couleur brunâtre, dont les nuances varient entre
d'assez larges limites. Une culture de couleur quelconque
cultivée pendant quelques semaines sur gélose urine, et

reportée ensuite sur gélose ordinaire, reprend habituellement
la couleur qu'elle avait avant le passage sur la gélose urine. Le
séjour sur cette gélose lui aura tout au plus donné une nuance
un peu différente.

Quelquefois l'influence de la gélose urine paraît cependant
s'étendre au delà, comme le démontre l'observation suivante.

Une culture sur gélose ordinaire — culture provenant en
premier lieu de la peau d'un individu ichtyosique, mais cultivée
déjà pendant plusieurs générations — culture grise à bourgeons
blancs et jaunes, est ensemencée sur gélose urine. Il apparaît
une culture qui, après quarante-trois jours, a une coloration
uniformément brunâtre, une surface mate, légèrement granu-
leuse et une consistance sèche. A ce moment, elle est reportée
sur gélose ordinaire.

Après quarante-huit heures, apparaissent sur ce milieu des
colonies grises, brillantes, espacées, ne dépassant pas 1 millim.
de diamètre. Le jour suivant, un certain nombre de ces
colonies commencent à se colorer diffusément en jaune doré,
tout en gardant leur surface lisse. Le lendemain ces colonies
ont une couleur franchement dorée. Elles sont bombées,
luisantes et mesurent de 2 à 3 millim. de diamètre. Les autres
colonies sont restées grises et plates ; mais elles ont augmenté
d'étendue sur la gélose, de manière à mesurer le troisième jour
de leur existence, de 4 à 5 millim. de diamètre environ. Examinées
dans des préparations microscopiques, les deux formes de
colonies se montrent composées d'individus microbiens d'aspect
identique (tétrades). Portées sur gélose glucosée, les deux
formes de colonies produisent des cultures identiques, et
reportées sur gélose ordinaire, ces cultures donnent naissance
à deux cultures grises tout à fait semblables. Dans ce cas, la
coloration jaune des colonies sur gélose ordinaire n'était en
somme qu'un caractère tout à fait passager.

Les mêmes phénomènes se sont reproduits pour deux cultures
produites dans deux tubes de gélose ordinaire ensemencés en
même temps avec la culture sur gélose urine.

Trois jours après ce premier ensemencement, nous avons fait de nouveaux ensemencements avec la même culture, mais malheureusement ils sont restés stériles.

Gélose à 4 p. 100 de peptone. —
Cultures semblables à celles qui se développent sur gélose ordinaire, mais plus abondantes.

Gélose à 6 p. 100 d'agar-agar. —
Cultures ressemblant à celles que l'on rencontre sur gélose ordinaire, mais séchant plus vite — après deux à trois jours — et montrant alors un aspect crayeux.

Géloses lactosée, maltosée et glycérinée. —
Les cultures se rapprochent de celles qui apparaissent sur gélose glucosée.

Géloses acides. —
Plus on augmente l'acidité, moins la culture devient abondante. A une dose de deux gouttes d'acide acétique cristallisable sur 10 centim. cubes de gélose, on n'obtient plus qu'une strie voilée, fine, grisâtre.

Géloses neutres. —
Cultures ressemblant à celles qu'on obtient sur géloses non neutralisées; peut-être un peu moins riches.

Géloses alcalines. —
Les cultures se développent lentement et restent souvent fines et voilées, d'une consistance gélatineuse. Les réensemencements se font difficilement, surtout sur gélose alcaline.

Sérum de bœuf solidifié. —
Les cultures ressemblent à celles qu'on obtient sur gélose ordinaire; elles sont cependant moins riches, et les bourgeons s'y dessinent moins nettement.

Gélatine solide à 18°-20°. —

Les cultures se produisent très difficilement, et quand elles se développent, elles le font lentement et restent toujours peu volumineuses ; les colonies ne dépassent pas de 1 à 2 millim. de diamètre et ne liquéfient pas le milieu. L'aspect des cultures est variable surtout comme couleur ; l'observation suivante vient à l'appui de ce fait.

Un coccus du genre qui nous occupe, à cultures grises sur gélose ordinaire, recueilli sur les squames d'un vaste placard psoriasique de la poitrine, est cultivé pendant plusieurs générations sur différents milieux. D'une de ces cultures très éloignées de la première — culture grise sur gélose ordinaire — sont faits en même temps deux ensemencements, l'un sur gélose ordinaire, l'autre sur gélose glucosée. Après vingt-quatre heures, les cultures grisâtres produites sur ces deux milieux sont ensemencées, chacune en plusieurs stries sur gélatine solide. Ces cultures sont maintenues à la température de 18°-20° et observées pendant quelques jours. Mais comme elles ne paraissent point se développer, nous les négligeons, et elles ne sont examinées qu'après un mois. Alors, chose remarquable, dans le tube ensemencé avec la culture prise sur gélose ordinaire, se sont produites des stries très fines, voilées, grises, sur lesquelles se détachent çà et là des colonies rondes, bombées, brillantes, jaunes, presque jaune serin, grosses comme des têtes d'épingles et d'une consistance assez solide, tandis que dans le tube ensemencé avec la culture prise sur gélose glucosée se montre une culture semblable, mais avec des colonies purement blanches.

Portées sur gélose ordinaire, les deux espèces de colonies donnent naissance à des cultures grises, composées d'individus microbiens d'aspect identique. Sur gélose glucosée, les deux formes de colonies donnent des cultures gris brunâtre composées d'éléments microbiens en tétrades.

Gélatine maintenue liquide à l'étuve. —

Il se développe après vingt-quatre heures une culture troublant le milieu.

Les jours suivants ce trouble augmente; il se produit souvent
une pellicule ou une nappe plus ou moins épaisse à la surface
de la gélatine; quelquefois, surtout si la culture a été agitée,
un dépôt se forme au fond du tube. Reportée à la température
du laboratoire, la gélatine se solidifie en général de nouveau,
même après trente à quarante jours passés à l'étuve, mais plus
tard elle ne se solidifie pas toujours. Dans certains cas exceptionnels, à condition que l'ensemencement ait été fait avec des
formes cocciques de petites dimensions, la gélatine reste liquide
au bout de seulement dix ou vingt jours. La rapidité de la liquéfaction de la gélatine dépend certainement de la richesse de
l'ensemencement, et en essayant de procéder d'une manière
tout à fait identique, on voit, si l'on fait simultanément et partant
d'une même culture plusieurs ensemencements dans la gélatine
liquide, que le milieu dans certains tubes peut rester solide
quelques jours de plus que dans les autres.

Bouillon ordinaire. —

Le bouillon est habituellement troublé déjà après vingt-quatre
heures passées à l'étuve. Souvent il se produit un dépôt gris
au fond du tube; parfois il se forme à la surface du bouillon une
fine pellicule grise ou une culture plus ou moins abondante
grise ou blanc grisâtre, imitant l'aspect de la graisse refroidie
sur le bouillon.

La même colonie initiale peut donner naissance à toutes ces
formes de cultures; cependant les cultures faites en partant
d'une même colonie prendront presque toujours un même aspect.

La culture a une odeur mauvaise mais faiblement prononcée.

Les cocci conservent leur vitalité pendant plusieurs mois
dans ce milieu.

Les cultures ne donnent pas la réaction de Salkowski sur
l'indol.

Bouillon fortement alcalin. —

Développement faible des cultures, se dénonçant à peine à
l'œil par un trouble très léger du milieu. Le coccus se régénère

encore après un séjour de deux mois dans ce milieu maintenu à l'étuve ; mais même à cette époque le trouble n'est que faiblement prononcé.

Lait stérile. —

Le lait stérile, ensemencé, et conservé à l'étuve, produit bientôt une réaction légèrement acide, mais il reste longtemps liquide sans se coaguler. La coagulation se fait cependant en général ; mais l'époque où elle se réalise peut varier même pour des cultures faites avec un germe de même origine. La plus ou moins grande abondance de l'ensemencement est certainement pour quelque chose dans ces variations ; mais même en s'efforçant de procéder d'une manière tout à fait identique, à l'ensemencement on peut obtenir des résultats différents.

Le temps le plus court dans lequel nous avons vu se produire la coagulation du lait a été de vingt jours ; mais par contre, nous avons suivi des cultures pendant quarante jours à l'étuve, dans lesquelles le lait restait toujours liquide, quoique les cocci y fussent bien vivants, comme l'ont démontré des ensemencements faits à cette époque sur gélose ordinaire.

Bouillon anaérobe. —

Dans ce milieu il n'y a pas de développement de cultures visibles. Les germes ensemencés paraissent cependant rester vivants longtemps, et la culture se reproduit encore après deux mois d'étuve.

* *
*

Les conclusions essentielles qu'il semble permis de tirer des faits ci-dessus mentionnés, portent la plupart sur le polymorphisme et sur la variabilité des cultures, au double point de vue de l'aspect et des propriétés chimiques :

Variabilité dans la couleur des cultures, qui, dans différentes conditions, peuvent présenter toutes les teintes intermédiaires entre le blanc laiteux et le jaune doré ou le jaune brunâtre, et qui peut devenir franchement jaune, presque jaune serin.

Variabilité dans la structure des colonies et des cultures dont la surface peut être lisse ou plissée par exemple.

Variabilité dans la consistance des cultures qui peut être molle, visqueuse ou sèche.

Variabilité dans le laps de temps nécessaire aux cultures pour rendre insolidifiable la gélatine ou pour coaguler le lait maintenu à la température de l'étuve.

Ces notions essentielles posées, nous essaierons de donner un signalement aussi exact que possible des caractères culturaux du coccus qui nous occupe ; mais rappelons toutefois que les faits traités dans ce chapitre contiennent un grand nombre de détails qui ne manquent point d'importance, mais que nous ne pouvons faire entrer dans ce signalement, que nous ne voulons pas étendre au delà du strict nécessaire :

Cultures faciles et en général abondantes sur la plupart des milieux usités — de préférence à réaction faiblement acide ou neutre.

Cultures lentes et pauvres sur gélatine, qui n'est point liquéfiée par elles.

La gélatine ensemencée et maintenue liquide à l'étuve, se solidifie, reportée à la température du laboratoire, même après un laps de temps considérable.

Le lait stérile n'est point coagulé ou l'est après un laps de temps considérable.

Dans le bouillon anaérobe, il ne se produit pas de culture visible ; mais le coccus reste longtemps vivant dans ce milieu.

Sur la gélose ordinaire, la culture conserve sa vitalité longtemps même à l'étuve, et subit souvent des changements d'aspect en vieillissant.

Sur la gélose glucosée, la culture ne change plus d'aspect après les trois ou quatre premiers jours et ne se reproduit plus après dix à quinze jours d'étuve.

B. — MORPHOLOGIE DES INDIVIDUS MICROBIENS.

La description de la morphologie des individus microbiens
sera faite d'après des préparations colorées par le procédé
décrit page 43 — bleu polychrome — solution aqueuse de
tannin.

Habituellement on trouve les individus microbiens pourvus

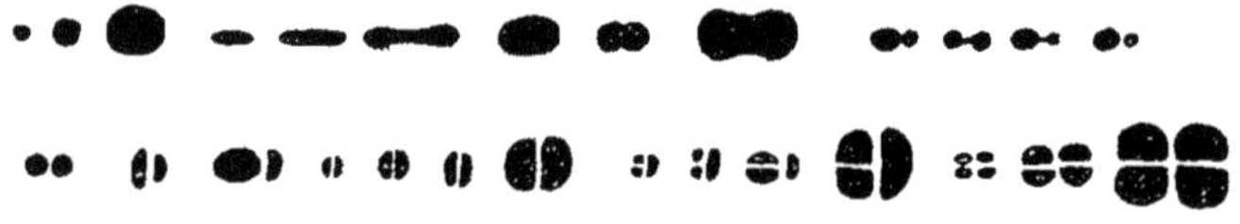

FIG. 4.

d'une capsule plus ou moins nettement visible, visible surtout
en diaphragmant étroitement ; mais cette capsule ne se colore
en général que difficilement et d'une manière inégale par les
méthodes usitées dans ce but. Aussi n'avons-nous pas approfondi son étude, et n'en parlerons-nous dans les descriptions qui
suivent, que par exception, dans les cas où elle apparaît d'une
manière exceptionnellement bien visible.

La figure présente d'une manière schématique les aspects
morphologiques différents que nous avons observés chez le
coccus polymorphe qui nous occupe.

Gélose ordinaire. —
La culture initiale est, après vingt-quatre heures, composée
d'éléments microbiens ayant l'aspect reproduit sur la figure 2.

Tous les éléments de la préparation sont bien colorés. Ce
sont principalement des diplocoques mesurant de 0,8 à 1,0,
sur 1,0 à 1,2 μ environ. Le diamètre perpendiculaire à la ligne
qui sépare les deux éléments du diplocoque est d'habitude le
plus long. Dans la suite, nous nommerons toujours ce diamètre
en second lieu, quand il s'agira de donner les dimensions de
diplocoques. Chacun des éléments qui constituent les diplo-

coques est légèrement aplati en sens perpendiculaire à la ligne de séparation, et souvent on remarque au milieu du bord longeant cette ligne, une petite échancrure très faiblement marquée, semblable à l'incisure bien connue du gonocoque.

Par places, les diplocoques sont groupés de manière à former de courtes chaînettes comprenant de 4 à 6 éléments.

La préparation donne à première vue l'impression d'être composée d'éléments tout à fait identiques ; cependant, en faisant un examen attentif, on rencontre des formes qui ne sont pas celles que nous venons de décrire. On trouve des diplocoques dont chaque élément est plus ou moins nettement divisé en deux éléments secondaires, de façon à donner à l'ensemble un aspect se rapprochant plus ou moins du tétragène, et on trouve aussi des formes, en éléments isolés ou groupés par deux, plus petites que les diplocoques décrits en premier lieu. La quantité respective de ces différentes formes élémentaires varie beaucoup dans différentes cultures.

Après quarante-huit heures, les cocci ont un aspect peu différent de celui qui vient d'être décrit. Leurs formes sont cependant peut-être un peu plus arrondies.

Le troisième ou le quatrième jour, les cocci ont en général un aspect plus rond et leurs bords sont moins nettement dessinés, ce qui tient à ce fait que la capsule du coccus reste, en ce moment, faiblement colorée en bleu clair après le passage à la solution de tannin, si l'on n'en prolonge pas trop longtemps l'action.

A ce moment, le plus grand nombre des individus microbiens ne résiste d'ailleurs que mal à la décoloration. En revanche, on voit apparaître des formes plus grandes qui ont une forte affinité pour les matières colorantes ; ces formes sont au début presque exclusivement des éléments isolés ou des diplocoques, souvent à éléments inégaux, et mesurant de 1,0 à 2,0 sur 1,5 à 2,5 μ environ.

Les jours suivants, ces grosses formes augmentent en nombre et on peut aussi voir apparaître des éléments en triades et même en tétrades. En même temps, les formes primaires perdent de plus en plus leur pouvoir de retenir des matières colorantes. Elles se décolorent tout à fait, ou bien ce ne sont que les parties centrales et médianes des éléments diplococciques qui ne se décolorent point.

Les diplocoques ainsi partiellement décolorés arrivent à avoir

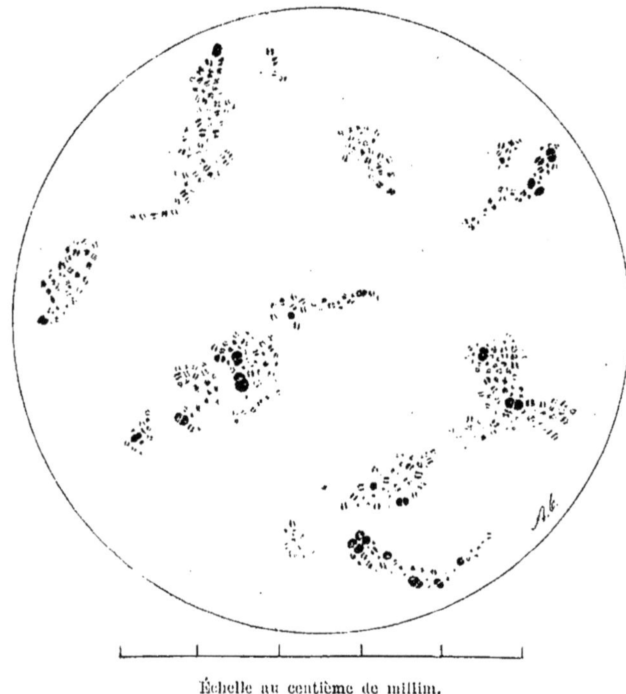

Échelle au centième de millim.

Fig. 5. — Préparation faite avec une culture de vingt jours sur gélose ordinaire.

quelque ressemblance avec deux courts bacilles aux bouts arrondis et placés côte à côte (fig. 5).

Quand les bourgeons blancs ou jaunes, décrits page 60, se sont développés dans les cultures, on remarque que les grosses formes microbiennes prédominent en eux, tandis que les petites formes qui se décolorent facilement sont plus fréquentes dans les endroits où la culture est restée lisse. Ensemencées sur gélose ordinaire les différentes parties de la culture donnent des cultures souvent macroscopiquement différentes, comme nous l'avons déjà dit page 61 ; mais où les formes morphologiques des individus microbiens sont les mêmes.

Nous venons de suivre l'évolution morphologique des éléments microbiens ayant débuté sur gélose ordinaire sous la forme de diplocoques aplatis de grandeur moyenne. Par la suite, dans les réensemencements, on obtient cependant souvent au début sur la gélose ordinaire des formes qui s'écartent du tableau donné.

Les variations peuvent se faire en ce qui concerne la dimension du microbe en plus ou en moins.

Les formes plus grandes se produisent surtout dans les cultures faites en partant de vieilles cultures sur gélose ordinaire, de cultures sur gélose glucosée ou de cultures sur pomme de terre.

Elles se produisent presque toujours dans les ensemencements ultérieurement faits avec une culture qui les a une fois donnés. L'aspect de ces formes plus grandes ressemble à celui des formes qui seront décrites comme les plus habituelles sur gélose glucosée et sur pomme de terre (fig. 3 et 7), mais les éléments microbiens y sont en général un peu plus petits que sur ces milieux. Une fois produites, ces grandes formes se reproduiront en général dans les cultures ultérieures. Leur évolution est habituellement pareille à celle des formes décrites plus haut, à savoir : certains éléments se décolorent, d'autres augmentent de volume et restent bien colorés et ainsi de suite.

Les petites formes par lesquelles peuvent débuter les cultures du coccus, sur gélose ordinaire, sont dues à l'influence de conditions difficiles à déterminer, quelquefois nous les avons vues se produire à la suite d'ensemencements de cultures développées sur gélose alcaline.

Encore certaines cultures sont-elles plus aptes à produire ces petites formes que d'autres ; ainsi, parmi nos cultures, surtout le coccus recueilli sur le placard psoriasique de la poitrine en donnait très souvent.

C'est une culture de ce genre âgée de vingt-quatre heures sur gélose ordinaire qui est reproduite sur la fig. 6.

Les éléments microbiens sont ici des monocoques ou des

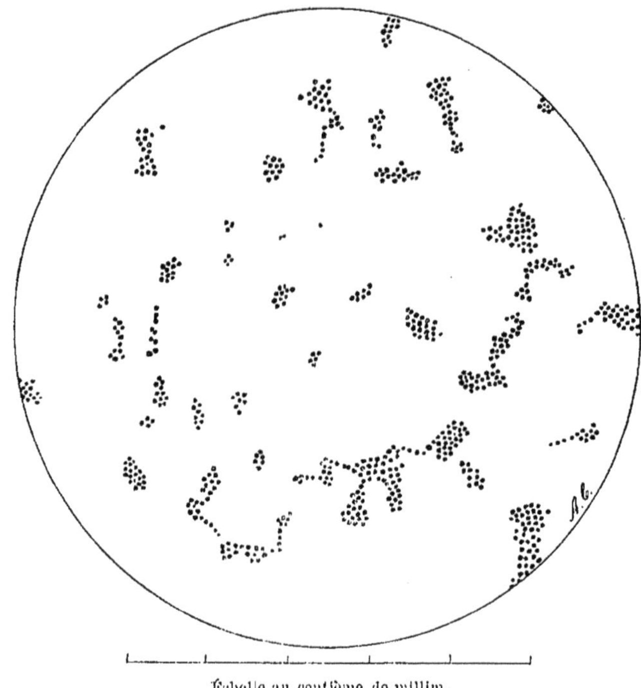

Échelle au centième de millim.

FIG. 6. — Préparation faite avec une culture âgée de vingt-quatre heures sur gélose ordinaire.

diplocoques, en général de dimensions assez égales. Elles peuvent n'être que de peu inférieures à celles des formes décrites en premier lieu sur la gélose ordinaire ; mais elles peuvent diminuer jusqu'à donner à ceux-ci un aspect très difficilement différenciable — si même on peut le différencier — de celui du staphylococcus aureus. Quand ces cultures vieillissent, on y voit apparaître des formes plus volumineuses, mais qui ne dépassent guère le stade de diplocoques.

Parfois les éléments microbiens des cultures éloignées peuvent être d'emblée de dimensions inégales.

Dans des cas tout à fait exceptionnels, nous avons pu voir se produire sur la gélose ordinaire des formes morphologiques se rapprochant de celles que nous décrirons à propos de la gélose lait (fig. 8).

Gélose glucosée. —

La culture initiale sur gélose glucosée se compose d'individus microbiens assez volumineux, groupés pour le plus grand nombre en tétrades mesurant de 1,5 à 2,0 sur 1,5 à 2,5 μ (voir fig. 3). La préparation a un aspect homogène; les éléments ne varient que fort peu entre eux, et quoique on rencontre parmi eux des diplocoques en assez grand nombre, ceux-ci ne se détachent point de l'ensemble, grâce à leur aspect qui est celui d'une demi-tétrade. Aussi trouve-t-on des formes de transition entre les diplocoques et les tétrades, à savoir : des diplocoques formés de deux éléments longs et aplatis, qui ont souvent une échancrure ou une fissure qui subdivise les deux éléments, ou seulement l'un d'entre eux, en deux nouveaux éléments. Une capsule, même assez large, entoure les éléments. Elle est visible en diaphragmant étroitement, et elle peut même, surtout dans les cultures vieilles, retenir les matières colorantes.

Cet ensemble morphologique du coccus est très stable dans la même culture. Les éléments microbiens restent les mêmes et sont susceptibles d'être facilement et bien colorés, même quand la culture, après dix à quinze jours, ne se reproduit plus, et ils restent pareils même dans de très vieilles cultures où la gélose est tout à fait sèche, mince et brune, et où la culture n'en peut être détachée qu'à l'aide d'eau stérilisée. Tant que la culture sur gélose glucosée se reproduit encore, elle donne habituellement, quand on la reporte sur gélose ordinaire, les formes d'ensemencement initiales (fig. 2). Mais après des passages

répétés sur gélose glucosée, les formes sur gélose ordinaire
deviennent de plus en plus grandes et prennent peu à peu un
aspect se rapprochant de très près de celui qu'elles ont sur la
gélose glucosée.

En décrivant les formes qui peuvent se produire sur gélose
ordinaire, nous avons parlé de formes plus petites que les
diplocoques représentés sur la figure 2. Ces petites formes
donnent sur gélose glucosée, ou bien des diplocoques arrondis
un peu plus grands que ceux de la culture correspondante
sur gélose ordinaire, ou bien des diplocoques ressemblant
aux diplocoques des cultures initiales sur gélose ordinaire, ou
encore des tétrades moins grosses que celles qui sont représentées sur la figure 3, et que l'on rencontre habituellement dans
les cultures sur gélose glucosée. Toutes ces formes, de grandeur inférieure à celles qui peuvent se produire sur gélose glucosée, peuvent augmenter de volume pendant les trois ou
quatre premiers jours de leur existence, et on voit même des
diplocoques se transformer en triades ou en tétrades ; mais, ou
bien on n'y observe aucun individu microbien décoloré, ou
bien on n'en observe qu'un très petit nombre.

Pomme de terre. —

Après vingt-quatre heures, les cultures sur pomme de terre
se montrent composées d'éléments volumineux, qui sont souvent
semblables à ceux qu'on observe sur gélose glucosée ; mais qui,
quelquefois aussi, en diffèrent légèrement. Ce sont alors ou des
tétrades d'un aspect renflé qui les fait paraître plus grandes que
les tétrades représentées sur la fig. 3, ou bien des formes représentées sur la figure 7.

Dans des préparations de ce genre, on voit un grand nombre
de cocci et de diplocoques de grand volume, mesurant de 1,5 à
2,0 sur 2,0 à 2,5 μ environ, et un nombre variable de triades et
même de tétrades aux éléments de même volume que ceux des
formes précédentes. Tous les individus microbiens sont fortement colorés, leurs bords sont nets et bien dessinés, les lignes

qui séparent les éléments des diplocoques, des triades et des tétrades sont droites et bien tranchées.

Ces formes sont très stables dans une même culture et restent habituellement les mêmes jusqu'à la dessiccation de la pomme de terre.

Portées sur gélose ordinaire, les formes en tétrade donnent

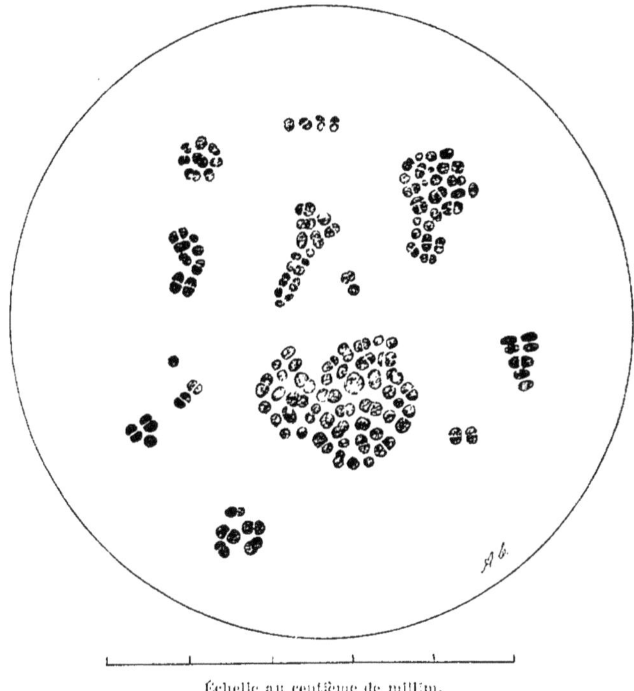

Échelle au centième de millim.

Fig. 7. — Préparation faite avec une culture de cinq jours sur pomme de terre.

habituellement des tétrades plus petites ou des formes se rapprochant plus ou moins de celles que la figure 2 représente.

Les cultures où les gros cocci et les diplocoques prédominent (fig. 7) donnent sur gélose ordinaire des diplocoques plus ou moins grands, qui, portés sur gélose glucosée, produisent des formes semblables à celles de la figure 7, mais moins renflées. Parfois cependant les formes produites sur pomme de terre persistent sur gélose glucosée.

Les petites formes observées sur gélose ordinaire donnent sur pomme de terre des formes ressemblant à celles qu'elles produisent sur gélose glucosée.

Gélose lait. —

Si l'ensemencement est fait sur gélose lait avec une culture

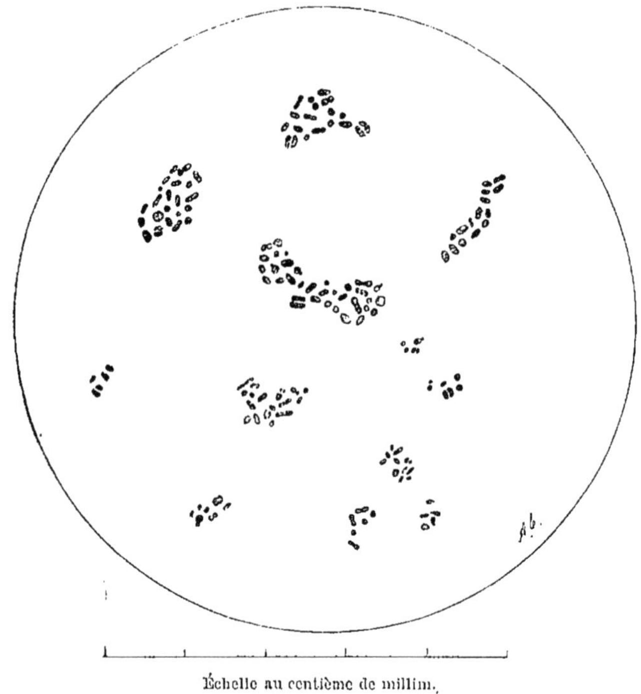

Échelle au centième de millim.

FIG. 8. — Préparation faite avec une culture de huit jours sur gélose lait.

développée sur gélose ordinaire, et présentant les éléments reproduits sur la figure 2, on rencontre, après vingt-quatre heures, des diplocoques dont les éléments n'ont pas le bord externe aussi convexe que d'habitude. Plus tard ces éléments changent peu à peu d'apparence et on obtient après six à huit jours l'aspect représenté sur la fig. 8.

On observe dans les préparations de ce genre des individus microbiens se colorant facilement et de formes très différentes. Ce sont des diplocoques de grandeur et de formes variables, aux éléments souvent inégaux, des cocci allongés de façon à former des éléments ressemblant à des bacilles aux bouts arrondis et souvent renflés, des éléments en haltères, des éléments reproduisant, en plus petit, l'aspect du spore de Malassez (Flaschenbacill de Unna), des petits cocci ovales ou ronds et toutes les formes intermédiaires entre ces différents types.

Si l'ensemencement a été fait avec une culture développée sur gélose glucosée et composée d'éléments reproduits sur la figure 3, les tétrades de l'ensemencement restent visibles les premiers jours, mais déjà après les premières vingt-quatre heures, on rencontre à côté d'elles des éléments en diplocoques aux bords externes aplatis. Ces formes augmentent en nombre et évoluent vers les formes reproduites par la figure 8. Les tétrades de l'ensemencement grossissent, se renflent, perdent petit à petit la faculté de retenir les matières colorantes et disparaissent au bout de six à huit jours. A partir de ce moment, les individus microbiens des cultures sur gélose lait ont le même aspect, que les germes qui les ont produits aient été recueillis sur gélose ordinaire ou sur gélose glucosée, et ils gardent cet aspect jusqu'à dessiccation complète de la gélose.

Reportée sur gélose ordinaire ou sur gélose glucosée, la culture donne les diplocoques ou les tétrades qui ont été décrits antérieurement (fig. 2 et 3).

Les petites formes sur gélose ordinaire (voir p. 74) donnent sur gélose lait des cocci et des diplocoques irréguliers, quoique moins déformés que les éléments reproduits par la figure 8.

Gélose à 4 p. 100 de peptone, gélose urine, gélose neutre, sérum de bœuf coagulé. —

Sur ces milieux, les formes morphologiques des individus

microbiens sont les mêmes que celles qui ont été décrites pour la gélose ordinaire ou en diffèrent peu.

Gélose à 6 p. 100 d'agar-agar. —
On observe d'abord des éléments microbiens formés de la même manière que dans la culture sur gélose ordinaire ; plus tard, ces éléments peuvent prendre un aspect se rapprochant de celui des éléments développés sur gélose lait.

Géloses alcalines. —
Sur ces géloses, il se développe des formes microbiennes qui se rapprochent de celles qu'on rencontre sur géloses sans alcali, mais les éléments microbiens y ont souvent les contours plus arrondis et plus flous.

Géloses acides. —
Les formes microbiennes sont le plus souvent celles des géloses sans acide ; quelquefois cependant, on rencontre sur gélose ordinaire fortement acide (2 gouttes d'acide acétique cristallisable sur 10 centim. cubes de gélose) les formes en tétrades de la figure 3, tandis qu'un ensemencement de contrôle fait en même temps sur gélose ordinaire ne produit que des diplocoques (fig. 2).

Gélose maltosée. —
Mêmes formes que sur gélose glucosée.

Gélose lactosée, gélose glycérinée. —
Les éléments microbiens des cultures, sur ces milieux, ressemblent à ceux de la figure 3, mais sont souvent au début plus petits et d'un volume moins égal.
Pendant les trois ou quatre premiers jours, ces éléments peuvent augmenter de volume.

Gélatine solide. —
Les cultures se développant lentement et en général mal sur

ce milieu, il est difficile d'y suivre l'évolution morphologique du coccus. Les formes qu'on y rencontre habituellement sont des diplocoques aux contours souvent très nettement dessinés. Portées sur gélose ordinaire ou glucosée, ces formes produisent des diplocoques ou des tétrades (fig. 2 et 3).

Milieux liquides. —

Dans les milieux liquides ensemencés, — bouillon, gélatine à 37°, lait stérile, — on rencontre des cocci, des diplocoques, des triades et des tétrades. Habituellement toutes ces formes existent en même temps. Il ne nous a pas été possible d'établir d'une manière exacte les lois suivant lesquelles ces différentes formes se répartissent dans les différentes parties des cultures. Nous avons cependant essayé de le faire à propos des cultures qui se sont développées dans le bouillon. Chez elles, la pellicule de la surface semble principalement composée d'individus du même aspect que ceux des cultures sur gélose ordinaire, tandis que les dépôts contiennent un nombre considérable de triades et de tétrades plus volumineuses. Ces faits sont en accord avec ceux que Bosc et Galavielle ont constatés pour les cultures que produit dans le bouillon le micrococcus tetragenus.

Observées dans une goutte suspendue, les différentes formes du coccus présentent uniquement les mouvements moléculaires de Brown.

Ajoutons ici deux mots concernant la manière dont se comportent les différentes formes du coccus, quand elles sont traitées par le procédé de Gram. Les formes qui se décolorent sous l'influence de la solution tannique, se décolorent aussi par le procédé de Gram ; les autres n'en subissent pas l'action.

***

Il est difficile d'établir des conclusions exactes sur les variations du coccus qui nous occupe, à cause de leur complexité. Et ce n'est qu'en faisant d'extrêmes réserves que nous essaierons de présenter ici quelques généralités.

Parmi les formes morphologiques du coccus, les formes en diplocoques, représentées par la figure 2, semblent relativement peu stables. Elles se transforment facilement, surtout sous l'influence de conditions ambiantes peu favorables, en des formes plus volumineuses (fig. 3 et 7) qui paraissent être douées d'une plus grande résistance.

Ces formes plus volumineuses se produisent dans certaines vieilles cultures par épuisement du terrain, sous l'influence nuisible des matières acides produites dans les milieux glucosés (Hellström, entre autres), dans les conditions peu favorables que paraît offrir comme milieu de culture la pomme de terre, dans le dépôt mal aéré du bouillon, et ainsi de suite.

Les formes irrégulières reproduites sur la figure 8, apparaissent principalement dans les cultures sur gélose lait.

Les formes volumineuses, et surtout celles qui se développent dans certaines vieilles cultures (fig. 5), sont bien ce que de Bary en 1884 (1) et Hueppe en 1886 (2) ont appelé des arthrospores — dénomination qui, depuis, a été abandonnée, comme le confirme en 1900 Migula (3), dans la troisième édition des leçons de de Bary sur les microbes — et ce que Prazmowski (4), en 1889, regarde comme de véritables spores, endospores, chez le merista ureæ.

Mais sont-ce là vraiment des formes douées d'une plus grande vitalité, sont-ce des spores dans le sens que l'on donne habituellement à ce mot, ou sont-ce seulement des formes d'involution, incapables de se reproduire ? Nos expériences n'ont point encore donné de réponse absolue et certaine à cette question.

---

(1) p. 72.
(2) p. 129.
(3) p. 21.
(4) p. 306.

§ 2. — Expériences sur les animaux.

Les inoculations aux animaux ont été faites par injections ;
et tout d'abord par injections de cultures en bouillon. Des expériences de contrôle nous ont bientôt montré que les animaux
injectés avec du bouillon stérile succombaient aussi vite,
intoxiqués par la peptone, que ceux qui avaient reçu des
injections de cultures.

Alors nous nous sommes servi pour les expériences suivantes,
non plus de bouillon ensemencé, mais de cultures produites
sur des milieux solides, délayées dans du sérum d'Hayem.
Voici, dans ses détails, le procédé suivi :

Des tubes de gélose ordinaire ou glucosée en couches in-
clinées sont ensemencés par stries — trois stries dans chaque
tube — et cultivés à l'étuve. Quand la culture a atteint le développement voulu, l'eau condensée est déversée de manière à ne
pas couler sur la culture et l'on ajoute aseptiquement à chaque
tube une quantité connue de sérum d'Hayem stérile. On dilue
bien la culture dans le sérum en se servant d'un fil de platine
stérilisé. La dilution ainsi obtenue est injectée en totalité ou
partiellement à l'animal.

On pourrait reprocher à ce procédé la difficulté d'évaluer
exactement la quantité de culture injectée. Nous croyons cependant qu'il permet cette évaluation mieux qu'une culture en
bouillon. Sur la gélose, on voit plus facilement combien abondamment la culture s'est développée, et l'expérimentateur peut
choisir ses cultures parmi celles qui paraissent également
abondantes.

D'ailleurs, — et c'est chose trop connue pour que nous ayons
besoin de citer des noms à l'appui de ce fait, — dans les inoculations, la quantité de culture inoculée joue un rôle moindre
que la virulence de la culture.

Les autopsies des animaux ont toujours été faites avec toutes
les précautions d'asepsie possibles ; la peau a été disséquée au

couteau rougi au feu, le péritoine ouvert à part de la même manière, et ainsi de suite.

Expériences sur les cobayes.

Série I. —

Injections intrapéritonéales de cultures dans du bouillon, âgées de dix jours. (Vingt-quatre heures avant l'inoculation, des ensemencements ont été faits sur gélose glucosée, et pour les expériences n'ont servi que les cultures en bouillon qui ensemencées sur cette gélose donnaient des cultures composées d'individus microbiens ayant l'aspect représenté sur la figure 3.)

Exp. 1. — *Provenance de la culture :* peau ichtyosique.
Poids du cobaye à l'inoculation : 185 grammes.
Mort après 18 jours. Poids : 140 grammes.
Autopsie. — Dans le mésentère, un abcès gros comme un haricot rouge et contenant du pus caséeux. L'examen microscopique direct de ce pus n'a pas décelé de microbes.
Cultures (1). — Stériles.

Exp. 2. — *Provenance de la culture:* peau saine de l'enfant C...
Poids du cobaye à l'inoculation : 147 grammes.
Mort après 10 jours. Poids : 116 grammes.
Autopsie. — Rien de remarquable.
Cultures. — Stériles.

Exp. 3. — *Provenance de la culture :* peau de l'enfant B...
Poids du cobaye à l'inoculation : 197 grammes.
Mort après 20 jours. Poids : 152 grammes.
Autopsie. — Rien de remarquable.
Cultures. — Stériles.

---

(1) Dans nos expériences, les cultures de retour ont été faites sur gélose ordinaire et quelquefois aussi sur gélose glucosée avec de la sérosité du péritoine, du sang du foie et du sang du cœur.

Série II. —

Expériences de contrôle ; injections intrapéritonéales de bouillon stérile.

Exp. 1. — *Dose de bouillon injectée :* 5 centim. cubes.
Poids du cobaye à l'injection : 237 grammes.
Mort après 20 jours. Poids : 180 grammes.
Autopsie. — Rien de remarquable.
Cultures. — Stériles.

Exp. 2. — *Dose de bouillon injectée :* 5 centim. cubes.
Poids du cobaye à l'injection : 127 grammes.
Mort après 10 jours. Poids : 109 grammes.
Autopsie. — Rien de remarquable.
Cultures. — Stériles.

Exp. 3. — *Dose de bouillon injectée :* 10 centim. cubes.
Poids du cobaye à l'injection : 120 grammes.
Mort après 8 jours. Poids : 107 grammes.
Autopsie. — Rien de remarquable.
Cultures. — Stériles.

Série III. —

Injections sous-cutanées dans la région dorsale de cultures développées sur milieux solides et délayées dans 2 centim. cubes de sérum d'Hayem stérile.

A. — Injection de toute la culture produite en quarante-huit heures sur gélose ordinaire, après ensemencement en trois stries. (Comme vérification, une parcelle de la culture produite après vingt-quatre heures a été portée sur gélose glucosée, et pour les expériences n'ont servi que les cultures produisant après vingt-quatre heures sur gélose glucosée des cultures composées d'individus microbiens ayant l'aspect représenté sur la figure 3.

Exp. 1. — *Provenance de la culture :* peau saine de l'enfant C... ; culture de retour de l'inoculation humaine n° 10 ; culture jaune doré.
Poids du cobaye à l'inoculation : 107 grammes.
Mort après 8 jours. Poids : 75 grammes.

Autopsie. — Rien de remarquable.

Cultures. — Stériles.

Exp. 2. — *Provenance de la culture :* peau saine de l'enfant C...;
culture grise.

Poids du cobaye à l'inoculation : 125 grammes.

Mort après 8 jours. Poids : 90 grammes.

Autopsie. — Rien de remarquable.

Cultures. — Stériles.

Exp. 3. — *Provenance de la culture :* peau ichtyosique; culture grise.

Poids du cobaye à l'inoculation : 110 grammes.

Mort après 8 jours. Poids : 88 grammes.

Autopsie. — Rien de remarquable.

Cultures. — Stériles.

B. — Injections comme les précédentes, mais avec des cultures de quarante-huit heures sur gélose glucosée. Des préparations faites avec ces cultures au moment de l'inoculation
montrent des individus microbiens ayant l'aspect reproduit
sur la figure 3.

Exp. 1. — *Provenance de la culture :* peau ichtyosique; culture
grise.

Poids du cobaye à l'inoculation : 125 grammes.

Mort après 7 jours. Poids : 95 grammes.

Autopsie. — Rien de remarquable.

Cultures. — Stériles.

Exp. 2. — *Provenance de la culture :* placard psoriasique de la
poitrine; culture gris brunâtre.

Poids du cobaye à l'inoculation : 123 grammes.

Poids du cobaye après 10 jours : 133 grammes.

Vit encore 3 mois après l'inoculation.

Exp. 3. — *Provenance de la culture :* peau ichtyosique; culture grise

Poids du cobaye à l'inoculation : 117 grammes.

Mort après 10 jours. Poids : 90 grammes.

Autopsie. — Rien de remarquable.

Cultures. — Stériles.

Série IV. —

Injections intrapleurales de 1 centim. cube d'un délayage fait comme dans la série III, avec des cultures sur gélose ordinaire.

Exp. 1. — *Provenance de la culture :* peau saine de l'enfant C...; culture grise.

Poids du cobaye à l'inoculation : 125 grammes.

Mort après 22 jours. Poids : 127 grammes.

Autopsie. — Rien de remarquable.

Cultures. — Stériles.

Exp. 2. — *Provenance de la culture :* peau saine de l'enfant H...; culture grise.

Poids du cobaye à l'inoculation : 118 grammes.

Mort après 39 jours. Poids : 113 grammes.

Autopsie. — Rien de remarquable.

Cultures. — Stériles.

Exp. 3. — *Provenance de la culture :* peau saine de l'enfant H...; culture grise.

Poids du cobaye à l'inoculation : 117 grammes.

Mort après 46 jours. Poids : 123 grammes.

Cultures. — Stériles.

Série V. —

Injections intrapéritonéales de 5 centim. cubes de cultures dans du bouillon âgées de dix jours. Les animaux sont tués après quarante-huit heures.

Exp. 1. — *Provenance de la culture :* peau de l'enfant B...

Ensemencements de vérification au moment de l'inoculation :

a) Sur gélose ordinaire.

Après vingt-quatre heures : culture grise; cocci petits, la plupart en diplocoques ; formes un peu indécises.

b) Sur gélose glucosée.

Après vingt-quatre heures : culture gris brunâtre ; forme diplococcique, pareille à celle qui se produit habituellement sur gélose ordinaire (fig. 2).

Poids du cobaye à l'inoculation : 205 grammes.

Tué après quarante-huit heures. Poids : 172 grammes.

Autopsie. — Rien de remarquable.

Cultures sur gélose ordinaire de la sérosité du péritoine, du sang du foie et du sang du cœur.

Tous les ensemencements donnent, après vingt-quatre heures, des cultures grises d'un diplocoque de dimensions moyennes et de formes un peu irrégulières. Dans quelques-unes des cultures, les éléments microbiens sont plus grands que dans d'autres où ils se rapprochent de l'aspect des individus microbiens du staphylocoque doré.

Portés sur gélose glucosée, tous ces éléments donnent des cultures gris brunâtre, composées de tétrades (fig. 3).

Exp. 2. — *Provenance de la culture :* peau saine de l'enfant C...

Ensemencements de vérification au moment de l'inoculation :

a) Sur gélose ordinaire.

Après vingt-quatre heures : culture grise ; cocci d'assez grandes dimensions ; la plupart groupés en tétrades.

b) Sur gélose glucosée.

Après vingt-quatre heures : culture gris brunâtre ; cocci d'aspect renflé, la plupart en tétrades.

Poids du cobaye à l'inoculation : 103 grammes.

Tué après quarante-huit heures. Poids : 92 grammes.

Autopsie. — Rien de remarquable.

Cultures sur gélose ordinaire de la sérosité du péritoine.

Après vingt-quatre heures : cultures en forme de colonies grises séparées, identiques comme aspect, mais composées d'éléments microbiens de deux formes, l'une de ces formes se rencontrant seule dans certaines colonies, l'autre seule dans d'autres. Ces formes sont :

a) Individus microbiens identiques à ceux de la culture de vérification sur gélose ordinaire.

Cultivées pendant 15 jours sur gélose ordinaire et transportées alors sur gélose glucosée, cette forme produit sur la dernière gélose une culture identique à la culture de vérification sur gélose glucosée.

b) Diplocoques de dimensions moyennes se rapprochant comme aspect des éléments du staphylocoque.

Cultivées pendant 15 jours sur gélose ordinaire et transportées alors sur gélose glucosée, cette forme donne sur cette dernière gélose une culture gris brunâtre composée d'individus microbiens en tétrades (fig. 3).

Cultures sur gélose ordinaire du sang du foie et du sang du cœur : stériles.

Expériences sur les souris blanches.

Série 1. —

Injections sous-cutanées à la racine de la queue de 0,5 centim. cube de cultures dans du bouillon. Des ensemencements sur gélose glucosée sont faits au moment de chaque inoculation. Les cultures produites sur ce milieu sont gris brunâtre et composées d'éléments microbiens en tétrades (fig. 3).

Exp. 1. — *Provenance de la culture:* peau saine de l'enfant C...
Age de la culture : vingt-quatre heures.
Mort après 18 jours.
Autopsie. — Rien de remarquable.
Cultures. — Stériles.

Exp. 2. — *Provenance de la culture :* peau saine de l'enfant C...
Age de la culture : trente-six heures.
Mort après 16 jours.
Autopsie. — Rien de remarquable.
Cultures. — Stériles.

Exp. 3. — *Provenance de la culture :* peau saine de l'enfant C...
Age de la culture : douze jours.
Mort après 25 jours.
Autopsie. — Rien de remarquable.
Cultures. — Stériles.

Exp. 4. — Expérience de contrôle.
Injection de bouillon stérile.
Mort après 18 jours.
Autopsie. — Rien de remarquable.
Cultures. — Stériles.

Série II. —

Injections sous-cutanées à la racine de la queue de cultures développées sur milieux solides et délayées dans 2 centim. cubes de sérum d'Hayem stérile.

A. — Injection de 0,5 centim. cube du délayage de toute la culture produite en quarante-huit heures sur gélose ordinaire après ensemencement en trois stries (culture de vérification sur gélose glucosée : tétrades) (fig. 3).

Exp. 1. — *Provenance de la culture* : peau saine de l'enfant C...
Vit encore 3 mois après l'inoculation.

Exp. 2. — *Provenance de la culture* : peau ichtyosique.
Vit encore 3 mois après l'inoculation.

Exp. 3. — *Provenance de la culture* : peau saine de l'enfant H...
Vit encore 3 mois après l'inoculation.

Exp. 4. — *Provenance de la culture:* peau ichtyosique.
Vit encore 3 mois après l'inoculation.

Exp. 5. — *Provenance de la culture:* peau saine de l'enfant H...
Vit encore 3 mois après l'inoculation.

B. — Injection comme les précédentes, mais avec des cultures de quarante-huit heures sur gélose glucosée. Des préparations faites avec ces cultures au moment de l'inoculation montrent des individus microbiens ayant l'aspect reproduit sur la fig. 3.

Exp. 1. — *Provenance de la culture:* peau saine de l'enfant H...
Vit encore 3 mois après l'inoculation.

Exp. 2. — *Provenance de la culture* : peau ichtyosique.
Vit encore 3 mois après l'inoculation.

Exp. 3. — *Provenance de la culture:* peau saine de l'enfant H...
Vit encore 3 mois après l'inoculation.

Exp. 5. — *Provenance de la culture:* peau ichtyosique.
Vit encore 3 mois après l'inoculation.

Exp. 6. — *Provenance de la culture:* peau saine de l'enfant C...
Mort après 16 jours.
Autopsie. — Rien de remarquable.
Cultures. — Stériles.

Expériences sur les lapins.

Injections dans la veine marginale de l'oreille de cultures sur milieu solide, dues à un ensemencement en trois stries, âgées de trois jours et délayées dans 2 centim. cubes de sérum d'Hayem stérile.

Deux lapins ont été inoculés :

Le premier, avec une culture grise sur gélose ordinaire (peau saine de l'enfant C...) donnant, sur gélose glucosée, une culture gris brunâtre composée d'éléments microbiens en tétrades (fig. 3).

Le *second* avec une culture développée sur gélose glucosée (peau saine de l'enfant II...); culture gris brunâtre, composée d'individus microbiens en tétrades (fig. 3).

Les deux lapins ont été affectés, dès le sixième jour, de diarrhée intense à odeur nauséabonde. Cette diarrhée dura trois semaines, après quoi les animaux parurent tout à fait rétablis.

D'autres lapins gardés dans le même local et nourris de même n'ont point été affectés de diarrhée.

Voici un tableau donnant les poids des deux lapins à différentes époques.

DATES	I	II
1ᵉʳ avril..	1,450	1,480
15 — ..	1,615 (inoculation)	1,650 (inoculation)
21 — ..	1,570 (diarrhée)	1,580 (diarrhée)
28 — ..	1,660	1,600
5 mai...	1,580	1,508
12 — ...	1,342	1,400
19 — ...	1,370 (plus de diarrhée)	1,625 (plus de diarrhée)
26 — ...	1,415	1,620
2 juin...	1,320	1,570
9 — ...	1,470	1,560
16 — ...	1,525	1,545

*
* *

Conclusions tirées des expériences sur les animaux.

Les faits montrent que le pouvoir pathogène du coccus polymorphe est peu prononcé pour les cobayes, les souris et les lapins. Ce n'est qu'en opérant avec des doses massives qu'on réussit parfois à provoquer la mort des animaux (1).

Par des injections de cultures délayées dans du sérum d'Hayem, il nous a été possible de constater que l'action pathogène des formes du coccus qui se produisent sur la gélose ordinaire et sur la gélose glucosée paraît être peu différente ; mais, nous en convenons, nos expériences sont trop peu nombreuses pour que l'on puisse tirer à ce sujet des conclusions définitives.

Dans l'organisme animal, les cocci sont vite détruits, et les cultures faites à l'autopsie des animaux morts sont toujours restées stériles.

Dans un cas — après injection d'une culture dans du bouillon dans le péritoine d'un cobaye — il s'est produit dans le mésentère un abcès à pus caséeux. Comme ce pus ne montrait d'éléments microbiens ni à l'examen direct ni à la culture, il a été impossible de vérifier s'il était provoqué par le coccus injecté ou dû à une faute de technique ayant produit une lésion de l'intestin. Dans toutes les autres expériences, l'autopsie n'a rien révélé de remarquable. Ce qui paraît montrer que ce sont principalement les agents toxiques produits par les cocci qui entraînent la mort des animaux. Les deux expériences dans lesquelles les cobayes ont été tués quarante-huit heures après l'inoculation, montrent qu'à cette époque existent encore dans les différents tissus des cocci capables de se reproduire.

----

(1) Nous vérifions ici un fait reconnu par Remlinger pour coccus de la peau à cultures blanches qui certes n'était pas autre chose qu'une des formes du coccus polymorphe que nous venons de décrire. Remlinger écrit (page 226) :

« Injecté à divers animaux (souris, rat, cobaye, lapin) et par diverses voies, jamais il ne s'est montré pathogène. C'est une espèce absolument banale et inoffensive. »

§ 3. — Expériences sur l'homme.

Inoculations.

Pour ce qui est des inoculations à l'homme, nous nous les sommes toutes faites à nous-même.

Voici la technique suivie :

Nettoyage à l'eau chaude et au savon de la place à inoculer. Parfois ce nettoyage a été précédé d'une épilation faite pour faciliter la coupe au microtome des biopsies éventuelles. La culture prise sur un milieu solide est introduite dans les follicules pileux avec une aiguille à préparations préalablement stérilisée à la flamme. Pas de pansement.

Des piqûres de contrôle sont faites exactement avec la même technique — mais bien entendu sans microbes. — D'autres expériences de contrôle encore ont été faites sans aucun nettoyage préalable de la peau.

L'examen bactériologique du contenu des pustulettes a toujours été précédé d'un lavage de la région inoculée, au chloroforme, après l'évaporation duquel les pustulettes ont été piquées avec le fil de platine stérile.

La première des observations sera minutieusement relatée pour donner au lecteur une idée juste de la marche de l'expérience. Dans les descriptions suivantes, nous serons moins riches de détails et nous supprimerons surtout les notions sur les sensations subjectives qui sont toujours en relations étroites avec l'intensité de l'inflammation folliculaire et périfolliculaire. Les pustulettes, toujours remplies d'une matière gris jaunâtre et ne différant les unes des autres que par leurs dimensions, ne seront en général décrites qu'à ce point de vue.

Dans chacune des expériences, il y a eu un certain nombre d'inoculations qui n'ont point produit de pustulettes. C'est à dessein que nous n'indiquons pas le nombre des inoculations réussies et manquées dans chaque expérience, leur nombre n'indiquant rien d'autre qu'une technique plus ou moins bonne.

Nous avons jugé préférable de réunir en un seul exposé ultérieur les résultats de l'examen histologique des biopsies.

Exp. 1. — Point d'inoculation : Avant-bras gauche.

Culture inoculée : Culture grise (1) développée sur gélose ordinaire et âgée de 48 heures (peau ichtyosique).

Morphologie des éléments microbiens inoculés: Diplocoques de grandeur égale et moyenne, donnant sur gélose glucosée les formes de la figure 7.

Évolution clinique. —

Après douze heures : Rougeur légère autour des orifices des follicules inoculés. Tuméfaction faisant saillir en petites papules les parties entourant les orifices. Faibles démangeaisons.

Après vingt-quatre heures : Dans un grand nombre de follicules inoculés se sont produites des petites pustulettes gris jaunâtre mesurant environ 1 millim. de diamètre. Leur surface est bombée, leur pourtour forme un cercle bien tracé. Elles sont entourées d'un halo rose ; elles sont centrées chacune par un poil et contiennent un pus grisâtre peu épais.

Ensemencements sur gélose ordinaire.

Après trois jours : Presque tous les follicules sont occupés par des pustulettes, semblables à celles que nous venons de décrire. Quelques-unes des pustulettes anciennes sont transformées en croûtes jaunâtres. La tuméfaction locale périfolliculaire a augmenté. La température de la place inoculée est sensiblement plus élevée que celle de la peau saine voisine. Une pression sur cette partie, et même un simple contact des poils qui passent à travers les pustulettes, causent des douleurs assez prononcées.

Ensemencements sur gélose ordinaire et sur gélose glucosée du contenu d'une même pustulette.

Après quatre jours : Toutes les pustulettes sont transformées en croûtes dont quelques-unes commencent à tomber. La rougeur autour des orifices folliculaires s'atténue.

Après sept jours : Toutes les croûtes sont tombées. Fine desquamation pityriasique autour des orifices folliculaires. La plupart des follicules ont conservé leurs poils.

---

(1) Par ce mot nous désignerons tous les tons du gris au blanc par opposition aux couleurs jaunes.

CULTURES DE RETOUR. —

Cultures dues à l'ensemencement sur gélose ordinaire du contenu des pustulettes, recueilli après vingt-quatre heures :

Il se produit après vingt-quatre heures des cultures grises composées de diplocoques de grandeur moyenne qui, portés sur gélose glucosée, donnent après vingt-quatre heures des diplocoques un peu plus gros. Après trois jours, quelques-uns de ces diplocoques sur gélose glucosée montrent une tendance à se transformer en diplocoques plus volumineux et en triades. La culture est alors ensemencée par dilution dans de la gélose glucosée. Sur ce milieu, il se produit après vingt-quatre heures des colonies d'aspect identique qui, dans les préparations microscopiques, se montrent cependant différentes. Elles sont composées d'individus microbiens, ou en tétrades (fig. 3), ou présentent l'aspect du morocoque (fig. 1) ou en petites tétrades se rapprochant des diplocoques de la figure 2.

Cultures dues à l'ensemencement sur gélose ordinaire du contenu d'une pustulette recueilli après trois jours :

Culture identique à la culture inoculée.

Cultures dues à l'ensemencement sur gélose glucosée du contenu d'une pustulette recueilli après trois jours :

Culture semblable à celle qui s'est produite sur gélose glucosée dans l'ensemencement après vingt-quatre heures.

EXP. 2. — POINT D'INOCULATION : Mollet droit (épilé).

CULTURE INOCULÉE : Culture grise, développée sur gélose ordinaire et âgée de 24 heures (placard psoriasique de la poitrine).

MORPHOLOGIE DES ÉLÉMENTS MICROBIENS INOCULÉS : Diplocoques de petite taille qui, portés sur gélose glucosée, donnent des tétrades un peu moins grandes que celles qu'on rencontre habituellement sur ce milieu.

ÉVOLUTION CLINIQUE. —

Après vingt-quatre heures : Pustulettes grises circumpilaires de la grosseur d'une tête d'épingle entourées d'une zone rose pâle.

Ensemencements sur gélose ordinaire.

Biopsie I.

Après quarante-huit heures : Quelques-unes des pustulettes ont augmenté de volume, d'autres sont transformées en croûtes. Rougeur intense autour des orifices folliculaires inoculés.

Ensemencements sur gélose ordinaire.

Après trois jours : Croûtes. Rougeur encore très accentuée.

Après cinq jours : Les croûtes commencent à tomber. La douleur persiste autour des orifices folliculaires.

Après sept jours : Rougeur presque disparue. Desquamation très fine de l'épiderme autour des orifices des follicules inoculés.

CULTURES DE RETOUR. —

Les deux ensemencements sur gélose ordinaire donnent après vingt-quatre heures, des cultures identiques à la culture inoculée. Ensemencées sur gélose glucosée, ces cultures donnent des cultures grisâtres composées de tétrades de grandeur moyenne.

EXP. 3. — POINT D'INOCULATION : Mollet droit.

CULTURE INOCULÉE : Culture grise, développée sur gélose ordinaire et âgée de 24 heures (peau saine de l'enfant C...).

MORPHOLOGIE DES ÉLÉMENTS MICROBIENS INOCULÉS : Diplocoques comme ceux de la figure 2, donnant sur gélose glucosée des tétrades (fig. 3).

ÉVOLUTION CLINIQUE. —

Après vingt-quatre heures : Petites pustulettes folliculaires, comme dans la première observation, entourées d'une zone rouge mal délimitée.

Biopsie II.

Après quarante-huit heures : Les pustulettes sont transformées en croûtes. Les parties voisines des orifices folliculaires sont rouges et légèrement tuméfiées.

Ensemencements sur gélose ordinaire.

Après trois jours : Les pourtours des orifices folliculaires couverts de croûtes, sont rouges et tuméfiés.

Après cinq jours : La plupart des croûtes sont tombées. Une faible rougeur persiste autour des orifices folliculaires. Fine desquamation de l'épiderme.

CULTURES DE RETOUR. —

Cultures identiques à la culture inoculée.

EXP. 4. — POINT D'INOCULATION : Mollet gauche.

CULTURE INOCULÉE : Culture jaune doré développée sur gélose ordinaire et âgée de 36 heures (peau ichtyosique).

MORPHOLOGIE DES ÉLÉMENTS MICROBIENS INOCULÉS : Tétrades de grandeur moyenne qui donnent sur gélose glucosée des tétrades plus grosses (fig. 3).

7

ÉVOLUTION CLINIQUE. —

Après vingt-quatre heures : Petites pustulettes circumpilaires mesurant environ 1 millim. de diamètre, entourées d'une zone rougeâtre aux limites indistinctes.

Ensemencements sur gélose ordinaire.

Après quarante-huit heures : La plupart des pustulettes sont réduites à l'état de croûtes. Faible rougeur autour d'elles.

Après trois jours : Croûtes. Rougeur autour des orifices folliculaires.

Après cinq jours : Presque toutes les croûtes sont tombées. Une faible rougeur persiste. Desquamation fine de l'épiderme.

CULTURES DE RETOUR. —

Dans trois tubes de gélose ordinaire ensemencée avec le contenu de trois pustulettes différentes se sont produites des cultures identiques, dont voici la description :

Après vingt-quatre heures les cultures ont l'aspect de gouttelettes grises mesurant de 1 à 2 millim. de diamètre et rangées en ligne suivant la strie d'ensemencement.

Après quarante-huit heures les cultures forment des stries jaune doré, larges de 3 à 4 millimètres.

Les préparations microscopiques montrent, après vingt-quatre heures, des diplocoques aux éléments peu volumineux, arrondis, se rapprochant comme aspect des éléments du staphylocoque doré. Portées sur gélose glucosée, les cultures donnent des cultures de couleur gris sale, composées de tétrades, de triades, de diplocoques et de cocci de grandeurs assez inégales.

Exp. 5. — POINT D'INOCULATION : Avant-bras gauche.

CULTURE INOCULÉE : Culture grise, développée sur gélose ordinaire et âgée de 4 jours (peau ichtyosique).

MORPHOLOGIE DES ÉLÉMENTS MICROBIENS INOCULÉS : Diplocoques de grandeur moyenne commençant à dégénérer, donnant sur gélose glucosée des formes où les tétrades dominent, mais où l'on rencontre aussi un grand nombre de triades et de diplocoques.

ÉVOLUTION CLINIQUE. —

Après douze heures : Tuméfaction et rougeur légère autour des orifices des follicules inoculés.

Après vingt-quatre heures : Pustulettes analogues à celles décrites dans la première observation.

Ensemencements sur gélose ordinaire et sur gélose glucosée ;

le contenu d'une même pustulette est ensemencé sur les deux milieux.

Après quarante-huit heures : Croûtes brun jaunâtre. Rougeur et tuméfaction peu prononcée autour des orifices folliculaires.

Après quatre jours : Les croûtes tombent. La rougeur disparaît.

Après six jours : Les croûtes sont tombées. La rougeur a disparu. Desquamation fine de l'épiderme autour des orifices folliculaires.

CULTURES DE RETOUR. —

Sur gélose ordinaire il apparaît après 24 heures une culture grise composée de diplocoques de grandeur moyenne qui, portés sur gélose glucosée, donnent les formes de la figure 7.

Sur gélose glucosée la culture ne se développe qu'après 48 heures. Elle est gris brunâtre et montre dans les préparations microscopiques des cocci assez volumineux, la plupart en tétrades.

EXP. 6. — POINT D'INOCULATION : Mollet droit.

CULTURE INOCULÉE : Culture grise avec bourgeons jaunâtres développée sur gélose ordinaire et âgée de 70 jours (peau saine de l'enfant C...) et des ensemencements faits avec cette culture sur gélose ordinaire restent stériles.

MORPHOLOGIE DES ÉLÉMENTS MICROBIENS INOCULÉS : Nombre considérable de cocci petits et plus ou moins décolorés. Bon nombre d'éléments plus grands (diplocoques, triades et tétrades), se colorant bien et ayant souvent une capsule faiblement teintée en bleu.

ÉVOLUTION CLINIQUE. —

Après vingt-quatre heures : Faible rougeur autour des orifices des follicules inoculés qui sont couverts de petites croûtes. Pas de pustules.

Ensemencements des croûtes sur gélose ordinaire.

Après trois jours : Guérison.

CULTURES DE RETOUR. —

Stériles.

EXP. 7. — POINT D'INOCULATION : Mollet gauche.

CULTURE INOCULÉE : Culture grise avec bourgeons blancs, développée sur gélose ordinaire et âgée de 75 jours (peau ichtyosique).

Des ensemencements faits avec cette culture sur gélose ordinaire restent stériles.

MORPHOLOGIE DES ÉLÉMENTS MICROBIENS INOCULÉS : Nombre considérable de cocci petits et plus ou moins décolorés. Bon nombre de diplocoque, de triades et de tétrades volumineuses, de coloration peu nette et ayant une capsule faiblement teintée en bleu.

ÉVOLUTION CLINIQUE. —

Après vingt-quatre heures : Pustulettes circumpilaires, miliaires, grises. Faible rougeur autour des orifices des follicules inoculés.

Ensemencements sur gélose ordinaire.

Après quarante-huit heures : Croûtes ; faible rougeur.

Après trois jours : Quelques croûtes commencent à tomber. La rougeur a presque disparu.

Après cinq jours : Guérison.

CULTURES DE RETOUR. —

Stériles.

EXP. 8. — POINT D'INOCULATION : mollet droit.

CULTURE INOCULÉE. —

Culture grise brunâtre, développée sur gélose glucosée et âgée de vingt-quatre heures (peau saine de l'enfant C...). La culture s'était produite à la température de 45° à 50° et provenait en dernier lieu d'une culture sur gélose ordinaire, présentant au moment de l'ensemencement sur gélose glucosée une culture grise avec de rares bourgeons blancs de la grandeur d'une tête d'épingle.

MORPHOLOGIE DES ÉLÉMENTS MICROBIENS INOCULÉS : Tétrades (fig. 3).

ÉVOLUTION CLINIQUE. —

Après vingt-quatre heures : Pustulettes circumpilaires, de la grandeur d'une tête d'épingle, entourées d'une zone rougeâtre.

Ensemencements sur gélose ordinaire.

Après quarante-huit heures : Pustulettes et rougeur persistent.

Après trois jours : Presque toutes les pustulettes sont transformées en croûtes.

Après quatre jours : Rougeur disparue.

Après six jours : Les croûtes sont presque toutes tombées. Fine desquamation pityriasique de l'épiderme.

CULTURES DE RETOUR. —

Deux cultures faites avec le contenu de deux pustulettes dans deux tubes de gélose ordinaire ont évolué presque semblablement. Nous les décrirons cependant à part.

1° Après vingt-quatre heures se sont produites sur la gélose une quinzaine de colonies rondes, grises, ayant un diamètre moyen de

2 à 3 millim. et composées d'individus microbiens en diplocoques
(fig. 2).

Après trois jours, le diamètre du plus grand nombre des colonies
s'est accru jusqu'à 5 à 6 millim.; ces colonies sont à présent plates,
grisâtres, à surface lisse, montrant sous un certain jour des reflets de
nacre. Quatre colonies n'ont pas augmenté d'étendue sur la gélose;
par contre, elles se sont bombées et ont pris une coloration franchement
dorée. Leur surface est restée lisse et luisante.

A l'examen microscopique, les colonies grises se montrent maintenant composées d'individus microbiens se colorant facilement et ayant
l'aspect de ceux d'une préparation faite avec une culture sur gélose
lait (fig. 8).

Les colonies dorées montrent en outre des tétrades et des triades
peu nombreuses.

Les deux espèces de colonies sont ensemencées séparément en stries
sur gélose ordinaire. Sur ce milieu, les colonies grises donnent, après
vingt-quatre heures, des cultures grises et les colonies jaunes, après le
même temps, des cultures jaunâtres.

A l'examen microscopique, ces cultures se montrent toutes deux
composées de diplocoques (fig. 2), et portées sur gélose glucosée, les
deux cultures donnent des cultures gris brunâtre composées de
tétrades (fig. 3).

2° Après vingt-quatre heures, il se produit sur la gélose une culture
lisse, gris sale, large de 2 à 3 millim. et composée de diplocoques
(fig. 2). Après cinq jours apparaissent sur la culture, qui s'est élargie
surtout dans sa partie inférieure, des bourgeons jaune doré. Les préparations et les cultures séparées des parties grises et des parties
jaunes de la culture montrent les mêmes formes et les mêmes variations qui ont été décrites dans la culture 1.

Exp. 9. — Point d'inoculation : Mollet gauche (épilé).

Culture inoculée : Culture grise brunâtre développée sur gélose
glucosée et âgée de vingt-quatre heures (placard psoriasique de la
poitrine).

Morphologie des éléments microbiens inoculés : Tétrades de grandeur
moyenne qui, portées sur gélose ordinaire, donnent des diplocoques
d'assez petites dimensions.

Évolution clinique. —

Après vingt-quatre heures : Pustulettes folliculaires grises de la grosseur d'une tête d'épingle, entourées d'une zone rougeâtre.

Ensemencement sur gélose ordinaire.

Biopsie III.

Après quarante-huit heures : Presque toutes les pustules sont réduites en croûtes. La rougeur persiste.

Après quatre jours : Les croûtes commencent à tomber. La rougeur s'atténue. Fine desquamation de l'épiderme.

Cultures de retour. —

Sur gélose ordinaire, se produisent, après vingt-quatre heures, des cultures grises, composées de diplocoques assez petits qui, portés sur gélose glucosée, donnent des cultures identiques à la culture inoculée.

Exp. 10. — Point d'inoculation : Mollet gauche.

Culture inoculée : Culture gris brunâtre, développée sur gélose glucosée et âgée de quarante-huit heures (peau saine de l'enfant C...)

Morphologie des éléments microbiens inoculés : Tétrades (fig. 3).

Évolution clinique. —

Après dix-huit heures : Pustulettes circumpilaires de la grosseur d'une tête d'épingle ; rougeur assez prononcée de la peau avoisinante.

Après vingt-quatre heures : Même aspect.

Ensemencement sur gélose ordinaire.

Biopsie IV.

Après quarante-huit heures : Les pustulettes sont transformées en croûtes. La rougeur persiste autour d'elles.

Après trois jours : Les croûtes commencent à tomber.

Après six jours : Les croûtes sont tombées. La rougeur a presque disparu. Fine desquamation de l'épiderme.

Cultures de retour. —

Après vingt-quatre heures se développent sur gélose ordinaire des cultures jaune doré composées de diplocoques (fig. 2) qui, portés sur gélose glucosée, donnent une culture identique à la culture inoculée.

Exp. 11. — Point d'inoculation : Avant-bras gauche.

Culture inoculée : Culture gris brunâtre, développée sur gélose glucosée et âgée de 15 jours (peau ichtyosique). Des ensemencements faits avec la culture sur gélose ordinaire restent stériles.

Morphologie des éléments microbiens inoculés : Tétrades et petites formes mal déterminées.

Évolution clinique. —

Après vingt-quatre heures : Rougeur peu prononcée autour des orifices des follicules inoculés.

Après quarante-huit heures : A l'orifice de quelques follicules, petites croûtes. Presque pas de rougeur autour d'elles.

Après quatre jours : Guérison.

Exp. 12. — Point d'inoculation : Mollet gauche (épilé).

Culture inoculée : Culture brunâtre développée sur gélose glucosée et âgée de 30 jours (peau saine de l'enfant C...). Des ensemencements avec la culture sur gélose ordinaire restent stériles.

Morphologie des éléments microbiens inoculés : Tétrades (fig. 3).

Évolution clinique. —

Après vingt-quatre heures. — Pustulettes folliculaires de la grosseur d'une tête d'épingle, entourées d'une zone rouge et légèrement tuméfiée.

Ensemencements sur gélose ordinaire.

Biopsie V.

Après quarante-huit heures. — Les pustulettes persistent; la rougeur autour d'elles est peu prononcée.

Après trois jours. — Les pustulettes sont réduites à l'état de croûtes.

Après cinq jours. — La plupart des croûtes sont tombées; une faible rougeur persiste autour des orifices folliculaires. Fine desquamation pityriasique de l'épiderme.

Cultures de retour. —

Stériles.

Exp. 13. — Point d'inoculation : Mollet gauche.

Culture inoculée : Culture brunâtre développée sur gélose glucosée et âgée de 30 jours (peau saine de l'enfant C...). Des ensemencements avec la culture sur gélose ordinaire restent stériles.

Morphologie des éléments microbiens inoculés : Tétrades (fig. 3).

Évolution clinique. —

Après vingt-quatre heures : Pustulettes circumpilaires, de la grosseur d'une tête d'épingle, entourées d'une zone rouge et légèrement tuméfiées.

Ensemencements sur gélose ordinaire.

Après trois jours : Croûtes ; presque plus de rougeur.

Après cinq jours : La plupart des croûtes sont tombées. La rougeur a disparu. Desquamation pityriasique peu prononcée.

Cultures de retour. —

Stériles.

Exp. 14. — Point d'inoculation : Mollet gauche.

Culture inoculée : Culture brunâtre développée sur gélose glucosée et âgée de 30 jours (peau ichtyosique). Des ensemencements faits sur gélose ordinaire restent stériles.

Morphologie des éléments microbiens inoculés : Formes reproduites sur la figure 7.

Évolution clinique. —

Après vingt-quatre heures : Pustulettes péripilaires de la grandeur d'une tête d'épingle, entourées d'une zone rouge tuméfiée.

Ensemencement sur gélose ordinaire.

Après quarante-huit heures : Les pustulettes persistent; la rougeur et la tuméfaction autour d'elles ont augmenté.

Après trois jours : La plupart des pustulettes sont transformées en croûtes. La tuméfaction périfolliculaire est très intense et la peau est ici rouge violacé.

Après sept jours : Les croûtes sont tombées. La rougeur disparaît peu à peu.

Après neuf jours : Rougeur disparue. Desquamation épidermique peu prononcée.

Cultures de retour. —

Stériles.

Exp. 15. — Point d'inoculation : Mollet gauche.

Culture inoculée : Culture blanche, développée sur gélose lait et âgée de 24 jours (peau ichtyosique). Des ensemencements sur gélose ordinaire donnent des cultures grises.

Morphologie des éléments microbiens inoculés : Formes reproduites sur la fig. 8, qui portées sur gélose ordinaire donnent des diplocoques (fig. 2).

Évolution clinique. —

Après vingt-quatre heures : Pustulettes folliculaires de la grosseur d'une tête d'épingle, entourées d'une zone rose mal délimitée.

Ensemencements sur gélose ordinaire.

Après quarante-huit heures : Les pustulettes persistent; la rougeur autour d'elles est peut prononcée.

Biopsie VI.

Après trois jours : Les pustulettes sont réduites en croûtes. La rougeur a presque disparu.

Après cinq jours : Les croûtes commencent à tomber. Desquamation pityriasique très faiblement prononcée.

CULTURES DE RETOUR. —

Après vingt-quatre heures : Il se produit sur gélose ordinaire des cultures grises composées de diplocoques (fig. 2) qui, portés sur gélose glucosée, donnent des tétrades, des triades, des diplocoques et des coques renflées.

PIQURES DE CONTROLE. —

Les résultats ont toujours été les mêmes, que la peau ait été nettoyée préalablement ou non.

Après vingt-quatre heures on observe de la rougeur et une légère tuméfaction autour des follicules piqués.

Après quarante-huit heures la peau ne présente plus de traces de la lésion, ou présente de petits points rouges marquant les orifices folliculaires.

Nous n'avons jamais réussi par ces piqûres à produire des vésicules ou des pustules.

Nous nous rendons très bien compte combien sujettes à discussion seraient des conclusions sur la variabilité du coccus qui nous occupe, si ces conclusions étaient basées uniquement sur les expériences d'inoculation. On peut toujours objecter une désinfection insuffisante de la peau au moment de l'inoculation ou de l'ensemencement, on peut faire entrer en ligne de compte une infection secondaire se substituant ou se superposant au microbe d'inoculation pendant l'évolution de la maladie, etc.

Nous ne discuterons donc pas les différences — d'ailleurs rarement observées — entre les cultures inoculées et les cultures de retour. Elles ont été indiquées dans les comptes rendus des expériences comme pouvant cependant avoir quelque intérêt.

Ce qui nous importe dans ces expériences, c'est la démonstration du pouvoir pathogène que possède le coccus quand il est inoculé dans les follicules pileux de l'homme.

Voici les conclusions que nous croyons pouvoir faire à ce sujet.

Les différentes formes morphologiques du coccus polymorphe

prises à des cultures vivantes, quel que soit leur aspect macroscopique, produisent toutes, quand on les inocule dans les follicules pileux de l'homme, des abcès folliculaires. L'inoculation
de cultures qui ne se reproduisent plus sur gélose, a le même
effet, mais souvent atténué.

L'évolution des folliculites est très typique; elles se développent rapidement, atteignent leur maximum inflammatoire à
partir de vingt-quatre à quarante-huit heures, passent à l'état
de croûtes à partir du troisième jour, et après la chute des
croûtes il se produit une fine desquamation de l'épiderme, en
général faiblement prononcée.

Biopsies.

Dans les comptes rendus des biopsies, nous procéderons de la
même manière que pour les inoculations. Nous donnerons la
description détaillée d'une pièce, et pour les autres, nous serons
plus bref, nous bornant à indiquer les différences de détails,
toujours peu importantes, qui les distinguent de la première.

Seule la description des éléments microbiens nous arrêtera
plus longtemps pour toutes les pièces. La coloration des pièces
reproduites dans ce travail a été faite par le procédé de Gram,
suivi de la coloration de Dominici et précédé pour la pièce
appartenant à la biopsie V de la coloration des fibres élastiques
à l'orcéine acide (Taenzer, Unna).

Biopsie V — (voir les fig. 9 et 11). — La lésion est un abcès
qui occupe la partie supérieure du follicicule pileux. Elle
a la forme qu'a décrite Sabouraud, comme caractéristique de
l'impétigo de Bockhardt, c'est-à-dire celle d'une toupie d'enfant, dont la pointe inférieure se continue par la partie folliculaire saine. L'abcès mesure sur les coupes médianes 0 mm. 7
de largeur sur 0 mm. 6 à 0 mm. 7 de profondeur.

Sa coupole est formée d'une lame épidermique plus épaisse
sur les bords qu'au centre où elle garde cependant aussi une
certaine épaisseur. Sous cette coupole est logée, pareille à un
segment de sphère coiffant l'abcès, une croûte séreuse infiltrée

de noyaux de leucocytes, et au centre de laquelle se trouve un
volumineux amas microbien dû à l'ensemencement.

La cavité de l'abcès est uniformément remplie de leucocytes

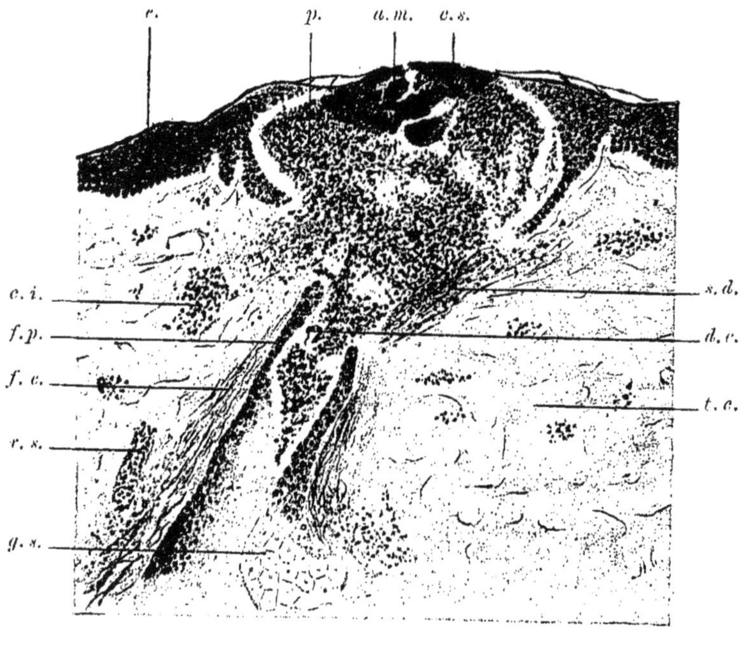

Échelle au dixième de millim.

FIG. 9. — Biopsie V (légèrement schématique).

a. m. Amas microbien. — c. i. Cellules inflammatoires. — c. s. Croûte leuco-
séreuse. — d. e. Débris épidermique. — e. Épiderme. — f. e. Fibres élastiques. — f. p. Follicule pileux. — g. s. Glande sébacée. — p. Pus. — s. d.
Séquestre dermique. — t. e. Tissu conjonctif. — r. s. Vaisseau sanguin.

plus ou moins déformés, quelques-uns réduits à leurs noyaux;
on y trouve aussi des macrophages déformés, des débris épidermiques et quelques hématies, qui occupent surtout les parties
périphériques et profondes de la lésion. Entre ces divers élé-

ments se détachent — surtout dans les parties latérales de la lésion — des traînées de fibrine.

Sur une coupe voisine de celle qui a été reproduite, se voient, au centre de l'abcès, les débris des gaines du follicule déchiqueté.

Dans sa partie intra-épidermique, l'abcès est nettement séparé de l'épiderme voisin, lequel est en état spongoïde, avec espaces intercellulaires élargis et noyaux bien colorés. Dans ces espaces intercellulaires, on rencontre un certain nombre de cellules inflammatoires (migratrices).

Dans sa partie intradermique, l'abcès est moins nettement

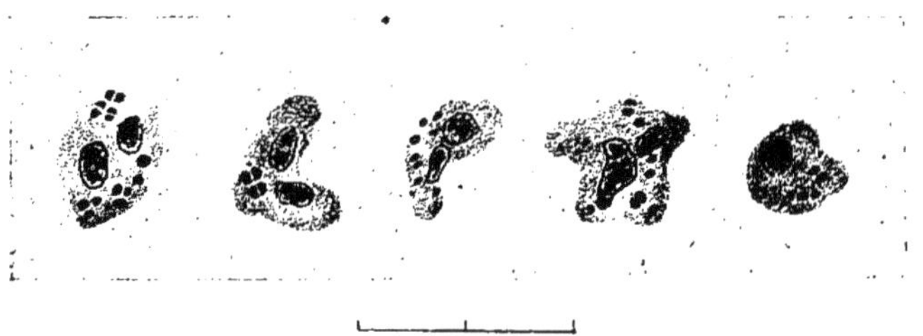

Échelle au centième de millim.

FIG. 10. — Leucocytes englobant des éléments du coccus polymorphe dessinés à la chambre claire d'après diverses coupes de biopsies (légèrement schématique).

délimité et se confond par places avec le derme fortement infiltré de cellules inflammatoires ; par places cette infiltration a été assez intense pour produire des séquestres dermiques formés de tissu conjonctif et de fibres élastiques, infiltrés de cellules inflammatoires. On voit un tel séquestre sur le bord droit de l'abcès reproduit par la fig. 9.

Le fond de l'abcès se termine en pointe dans la partie inférieure intacte du follicule.

Les vaisseaux et les fentes lymphatiques du derme avoisinant sont élargis et gonflés de leucocytes.

Éléments microbiens. —

Le volumineux amas microbien de la croûte leuco-séreuse du sommet de la lésion a déjà été mentionné. Les individus microbiens qui le constituent ont l'aspect de gros cocci, de dimensions peu différentes, très tassés et souvent groupés par deux.

Dans la croûte leuco-séreuse, on ne rencontre pas de cocci isolés ou groupés en petits amas. Dans la cavité de l'abcès, les cocci se rencontrent en petits groupes répartis dans toute la lésion, mais occupant surtout les parties périphériques. La plupart des cocci sont englobés par les leucocytes, et ils sont alors souvent plus faiblement colorés que les autres éléments microbiens de la lésion. Leur aspect est quelque peu variable; ce sont des monocoques et des diplocoques de grandeurs différentes et, quoique rarement, des tétrades.

Biopsie I. — (Voir la figure 12.)

L'abcès folliculaire mesure 0 millim. 75 de largeur. Sa profondeur ne peut être évaluée, parce que la biopsie n'a pas porté assez profondément pour enlever toute la lésion. Celle-ci ressemble à celle qui a été décrite précédemment, avec cette différence que la pointe inférieure de l'abcès ne se continue pas par la partie inférieure du follicule sain. Cette partie n'a pas été respectée par l'abcès qui a produit un effondrement du derme, lequel donne à l'ensemble de la lésion l'aspect spécialement décrit dans les folliculites, par Sabouraud, sous le nom d'abcès en bouton de chemise (1). La croûte leuco-séreuse décrite dans la lésion précédente se retrouve ici. Dans les coupes qui ont porté sur les parties qu'occupe l'orifice du follicule, on voit dans le canal folliculaire un amas microbien dû à l'inoculation. La cavité de l'abcès est formée comme celle de la pièce précédente; mais les gaines du follicule pileux ont été altérées davantage et ne montrent que de fines stries de tissu conjonctif, lesquelles suivent le trajet du poil. La spongiose des cellules épidermiques voisines de l'abcès est

---

(1) *Étude clinique et bactériologique de l'impétigo,* p. 110.

ici plus marquée que dans la préparation précédente, et dans les espaces intercellulaires on voit de nombreuses cellules inflammatoires formant par place de minuscules abcès intra-épidermiques.

Éléments microbiens. —

L'amas microbien signalé près de l'orifice du follicule est composé d'individus de grandeur inégale, la plupart groupés par deux. Dans la croûte on ne trouve pas d'autres amas de microbes ou d'individus microbiens isolés.

Dans la cavité de l'abcès, des cocci sont distribués, surtout dans les parties périphériques, en petits amas de 5-10-15 individus, le plus souvent englobés par des leucocytes.

Contrairement aux cocci décrits à l'embouchure du follicule, les cocci englobés sont souvent faiblement colorés dans les préparations traitées par la méthode de Gram.

Bɪᴏᴘsɪᴇ II. —

L'abcès folliculaire a la forme d'une toupie d'enfant. Elle mesure 0 millim. 9 en largeur et 0 millim. 7 en profondeur. L'épiderme avoisinant est fortement infiltré par des cellules inflammatoires. Sur une des coupes, l'on voit un amas microbien dans le canal excréteur intact d'une glande sébacée voisine de l'abcès.

Éléments microbiens. —

Les éléments microbiens sont des cocci de grandeur moyenne et sensiblement égale, par individus isolés ou groupés par deux ; les tétrades sont très rares et ont plutôt l'aspect de deux diplocoques réunis. La disposition et la coloration des cocci dans les coupes sont les mêmes que dans les préparations précédentes.

Bɪᴏᴘsɪᴇ III. —

L'abcès folliculaire a l'aspect d'une toupie d'enfant et mesure environ 0 millim. 7 dans les deux dimensions. La couche de l'épiderme, voisine de l'abcès, est déchiquetée, et dans les espaces élargis entre les cellules des couches filamenteuses et granuleuses, se voient des cellules inflammatoires en assez grand nombre, formant par places de petits abcès intra-épidermiques.

Éléments microbiens. —

Dans l'orifice folliculaire se voit un amas volumineux de cocci de grandeurs inégales, la plupart groupés en diplocoques, tous bien colorés par la méthode de Gram.

Dans la cavité de l'abcès ne se rencontrent que de rares éléments microbiens, par petits groupes, presque toujours englobés par des leucocytes. Plusieurs de ces éléments englobés se décolorent facilement par le procédé de Gram.

Biopsie IV. —

L'abcès folliculaire a la forme d'une toupie d'enfant. Il mesure 1 millim. de largeur sur 0 millim. 9 de profondeur. Les gaines du follicule inoculé sont presque complètement détruites. Dans sa partie périphérique, l'abcès est traversé par un follicule pileux de petites dimensions. Les gaines de celui-ci sont parfaitement respectées par le pus qui les entoure.

Éléments microbiens. —

Les éléments microbiens sont pour la plupart groupés en tétrades ou en diplocoques, soit qu'ils se trouvent accumulés en amas dans la croûte leuco-séreuse, ou qu'ils soient répandus par petits groupes dans la cavité de l'abcès, et alors en général englobés par des leucocytes et souvent facilement décolorés par le procédé de Gram.

Biopsie VI.—

L'abcès folliculaire a l'aspect d'une toupie d'enfant. Elle mesure 0 millim. 85 en largeur et environ 0 millim. 8 en profondeur. Dans l'épiderme avoisinant, les espaces intercellulaires des couches filamenteuses et granuleuses, sont élargis et contiennent de nombreuses cellules inflammatoires, formant par places de petits abcès qui se rencontrent encore à une distance de 0 millim. 2 à 0 millim. 3 environ du bord de la cavité de l'abcès principal. Ce bord est d'ailleurs très déchiqueté, surtout dans sa partie supérieure, où de petits abcès accessoires débouchent dans la cavité principale.

Éléments microbiens. —

Les éléments microbiens sont de grandeurs moyennes et un peu inégales. Ils sont ou en éléments isolés ou en diplocoques ; mais on ne voit pas de tétrades. Leur disposition dans la lésion est la même que dans les préparations précédentes.

Dans les petits abcès accessoires de l'épiderme ne se trouvent pas de cocci.

* * *

Quoiqu'il y ait une certaine difficulté à comparer à des lésions spontanées produites dans les dermatoses, une lésion artificielle dans laquelle les microbes qui la causent sont déposés en amas volumineux à l'endroit de l'inoculation, et où le traumatisme provoqué par l'aiguille d'inoculation peut avoir en quelque sorte changé les détails histologiques, nous allons cependant essayer de le faire.

L'aspect histologique de la lésion ressemble beaucoup à celui de l'impétigo de Bockhardt, admirablement décrit dernièrement par Sabouraud (1900.).

Il en diffère principalement par le fait que les cocci sont plus disséminés dans la lésion et sont plus souvent englobés par les leucocytes.

Par ces deux caractères il se rapproche de la « vésicule » morococcique de Unna. Une différence entre cette lésion et celle que nous venons de décrire, consisterait, d'après la description que donne Unna de la « vésicule » morococcique, dans le fait que le contenu de la « vésicule » morococcique serait leuco-séreux, c'est-à-dire contiendrait plus de sérum que n'en contient la pustule due au coccus polymorphe. Mais où est la limite entre ce qu'il convient d'appeler une vésicule leuco-séreuse et une pustulette ? Si l'on se rapporte aux figures qu'a données Unna dans son Atlas (planche XI), d'une « vésicule » à morocoques (Akutes Ekzembläschen), on verra la grande ressemblance qui existe entre celle-ci et les images que donnent nos biopsies.

Nous ne croyons pas les lésions provoquées par le staphylocoque doré et par le coccus polymorphe que nous étudions (le morocoque de Unna ?) aussi différentes les unes des autres que pourraient le désirer certains auteurs, et nous revenons, malgré nous, à cette question des relations du staphylocoque doré et du coccus polymorphe qui nous occupe.

S'ils n'étaient que deux formes d'une seule espèce — formes extrêmes reliées par un grand nombre de formes intermédiaires — on pourrait admettre que les lésions provoquées par les deux formes ne soient pas très différentes et surtout accorder l'existence de lésions de transition.

*
* *

Quel est, en dermatologie, le rôle pathogène du coccus polymorphe dont nous venons de donner la description ? Il peut produire des folliculites, ainsi que l'ont démontré nos expériences sur nous-même. C'est la seule chose qui soit complètement prouvée.

Sabouraud (1) croit pouvoir faire jouer au staphylococcus cutis communis un rôle dans le clivage de l'épiderme, dans la production du pityriasis simplex, et Unna (2) attache la même importance à son « typus Schildt », qui pour lui se rapproche beaucoup de ce qu'il appelait jadis « morocoque ».

Nous ne pouvons rien affirmer sur ce sujet, en ce qui concerne le coccus polymorphe que nous étudions. Les expériences que l'on pourrait faire pour élucider la question, nous paraissent toutes incertaines et nous n'avons pas voulu les tenter. Nos inoculations, il est vrai, ont été suivies de desquamation épidermique; toutefois, une vésicule d'herpès ou une

---

(1) *La Pratique dermatologique*, p. 715.
(2) 1900, p. 218.

bulle produite par brûlure se guérissent aussi par desquamation de l'épiderme.

Ce qui paraît certain, c'est que le coccus n'est point en cause dans la scarlatine et dans la desquamation des scarlatineux, quoique ce soit bien lui qui en 1899 a été décrit par Class comme le microbe spécifique de cette maladie.

CHAPITRE VI.

Rapports du coccus polymorphe avec certains autres cocci décrits par les auteurs.

Il nous resterait maintenant à comparer le coccus polymorphe que nous venons de décrire à différents cocci décrits par les auteurs.

Au début, c'était notre intention de le faire avec tous les détails possibles ; mais nous avons été forcé d'y renoncer. Le grand nombre des cocci connus aurait déjà pu suffire à nous détourner de notre projet. En effet, Migula décrit dans son grand travail sur les bactéries 228 « espèces » de cocci connues par lui en 1900. Les raisons suivantes sont encore venues pour nous décider tout à fait.

Les descriptions faites par les auteurs sont souvent assez différentes, même quand il s'agit d'une seule espèce. Les notions sur les milieux de culture employés, sont dans un grand nombre de cas insuffisantes ; la réaction même du milieu n'est que rarement indiquée. La facilité et l'abondance avec laquelle se produisent les cultures sur différents milieux est un point qui n'est quelquefois pas même abordé. La morphologie des éléments microbiens est souvent très négligemment donnée, et lorsqu'elle est mieux décrite, les notions manquent sur les méthodes de coloration employées pour l'étudier et sur les milieux de culture qui l'ont produite. Le procédé de Gram n'a pas toujours été essayé, et très fréquemment les auteurs ont omis de faire des cultures sur gélatine et dans du lait stérile.

En outre — point qui n'est pas sans importance — presque tous les auteurs paraissent avoir supposé une invariabilité presque complète chez les cocci, dont ils se sont occupés, et ils n'ont point essayé de les faire varier afin de les étudier dans leurs nouvelles formes.

Ce sont là des circonstances bien faites pour déconcerter celui qui voudrait comparer les différentes espèces de cocci entre elles ou avec une espèce particulière. Voilà pourquoi nous ne poserons ici que quelques aperçus.

Dans le chapitre III, nous avons dit ce que nous pensons sur les relations entre le staphylocoque et le coccus qui nous occupe. Nous avons dit que l'identité de ces deux espèces ne serait point en soi impossible, quoiqu'elle ne soit pas encore démontrée.

A notre avis, la plupart des cocci de la peau, décrits par les auteurs, se ramènent soit au staphylocoque doré, soit au coccus polymorphe que nous étudions, observé dans différentes formes de son évolution.

Il paraît certain qu'il s'agit de ce dernier coccus dans les descriptions de Demme (1886), Dähnhardt (1887), Claëssen (1893), Bulloch (1895), Remlinger (1896), Whipham (1896), Class (1899), Bergholm (1900) et Whitfield (1900).

Le morocoque de Unna — micrococcus ou staphylococcus cutis communis ou coccus butyricus de Sabouraud, staphylococcus epidermidis albus (Welch), tel que le décrit Hallé — est, ou le coccus polymorphe que nous venons de décrire, ou est dû à une symbiose extraordinairement étroite entre ce coccus et un petit coccus à cultures blanches (staphylocoque?). Cette question a été discutée dans le chapitre III de ce travail. Nous préférons la premièrehypothèse.

Un certain nombre des auteurs, qui ont étudié des cocci recueillis autre part que sur la peau, ont aussi décrit des espèces qui vraisemblablement sont identiques au coccus polymorphe qui fait le sujet de cet ouvrage.

Citons : le micrococcus ureæ (Leube, 1885) qui aussi a été nommé merista ureæ (Prazmowski, 1889) (1), et qui paraît être le même microbe que Pasteur, déjà en 1862, avait décrit sous

____

(1) p. 303.

le nom de « Ferment urique », le « Large diplococcus from Normal Urethra » de Heiman, 1895 (1) et le micrococcus tetragenus (Gaffky, 1883). Le fait que ce dernier coccus, d'après plusieurs auteurs (Bosc et Galavielle, 1896, par exemple) (2), se cultiverait mieux dans les milieux alcalins que dans les milieux légèrement acides, ne nous paraît pas assez important pour empêcher cette identification. Les diverses variétés de ce coccus décrites par les auteurs se rapprochent toutes plus ou moins du coccus de Gaffky et par conséquent du coccus polymorphe qui nous occupe.

Voici l'énumération de ces différents tétragènes :

Micrococcus tetragenus aureus (Boutron) ;

Micrococcus tetragenus citreus (Sterling) ;

Micrococcus tetragenus concentricus (Schenk) ;

Micrococcus tetragenus mobilis (Mendoza) ;

Micrococcus tetragenus subflavus (von Besser);

Micrococcus tetragenus versatilis (Sternberg) ;

Staphylococcus quadrigeminus (Czaplewski);

Tetracoccus buccalis (Roger).

D'autres cocci ont été décrits qui semblent différer du coccus qui nous intéresse ou bien par le fait qu'ils liquéfient la gélatine, — micrococcus ureæ liquefaciens (Flügge, 1896) par exemple — ou bien par le fait qu'ils se décolorent quand on les traite par le procédé de Gram, — coccus décrit par Nougès et Wassermann en 1889, pseudo-gonocoque de Hogge (1893), tetracoccus butyri de von Klecki (1894), diplococcus cultivé de l'air d'une pièce de laboratoire, par Rosenthal (1899) et d'autres encore — ou bien parce qu'ils préfèrent les milieux anaérobes (micrococcus tetras, Heinrici, 1894), ou encore parce que leurs colonies ont une couleur rouge (micrococcus tetragenus ruber de Bujwid).

Chacun de ces caractères suffit-il à prouver l'indépendance de ces espèces ? S'il ne le peut pas, — et c'est la réponse que donnent plusieurs bactériologistes, — où faut-il alors cher-

(1) p. 774.
(2) p. 94.

cher ces signes de différenciation? Où faut-il s'arrêter dans les identifications ? En cette voie on pourrait en arriver à prétendre que le gonocoque même ne serait peut-être qu'une variété du coccus polymorphe qui nous occupe, surtout après que Thalmann, en 1900, annonce avoir réussi à le cultiver en milieux ordinaires — géloses, sérums, bouillons — faiblement acides ? Nous nous garderons bien pour notre part d'avancer quoi que ce soit à ce sujet.

L'entérocoque de Thiercelin (1899) diffère du coccus polymorphe que nous étudions, principalement par le caractère éphémère de ses cultures ; mais rappelons ici le fait que les cultures du coccus polymorphe qui nous occupe n'ont aussi qu'une courte vie sur gélose alcaline.

Le meningococcus (Weichselbaum, 1887); diplococcus intracellularis (Jæger, 1895), a été décrit de façon si différente par les auteurs que l'on ne peut point en donner un signalement court et général ou établir d'une façon nette les points sur lesquels il diffère du coccus polymorphe qui est l'object de ces recherches.

Selon certains auteurs, Fronz, Jundell, Kister par exemple, il en différerait par la difficulté de sa culture sur gélose ordinaire; selon d'autres, citons Faber entre eux, par sa très courte vie sur ce milieu.

Cependant d'autres observateurs, Weichselbaum et Jæger par exemple, prétendent en avoir obtenu des cultures, même abondantes, sur gélose ordinaire, et d'autres lui accordent une vie moins courte sur ce milieu : Jæger, dix à quatorze jours ; Kister, quatorze jours ; Urban, quarante-huit jours.

Un troisième groupe d'auteurs concilie les deux opinions précédentes sur la vitalité du méningocoque. Il est représenté entre autres par Fränkel, qui affirme que les premières générations du méningocoque ne se cultivent que sur gélose sang ou sur gélose glucosée, tandis que les générations plus éloignées se reproduisent aussi sur la gélose ordinaire.

Une différence entre le méningocoque et le coccus polymorphe dont nous nous occupons serait peut-être due à la décoloration du premier par le procédé de Gram ; mais sur ce point aussi les différents observateurs ne sont pas d'accord, comme nous l'avons exposé page 29.

On avouera déjà après ce très court aperçu qu'il est bien difficile de se faire une opinion exacte sur les caractères du méningocoque. Aussi renoncerons-nous à toutes conclusions concernant les rapports de ce coccus avec le coccus polymorphe qui fait le sujet de ces recherches.

Le microorganisme, qui pour von Niessen (1900) est l'agent causal de la syphilis, a de nombreuses ressemblances avec le coccus qui nous occupe, ou plutôt n'en diffère que par quelques formes bacillaires. Parmi les figures que donne cet auteur de son microbe, les suivantes reproduisent exactement des formes que nous avons observées pour le coccus polymorphe que nous étudions : Les fig. 1, 2, 3 et 6 du tableau I; 4, 5, 7 et 8 du tableau II; 1, 2. 3, 4, 5, 6, 7 et 8 du tableau III; 1 du tableau IV, et 3, 4, 5 et 6 du tableau V.

Nous ne pouvons nous abstenir de citer textuellement le résumé que donne — dans un français un peu germanique — von Niessen des « marques caractéristiques du bacille de la syphilis in vivo au dehors de l'organisme ».

« 1. — La faculté à être cultivé dans le sang syphilitique de tous les stades, le mieux, en premier lieu, dans la gélatine à la chaleur du sang.

2. — La faculté à se propager dans un nombre de générations illimité, bien sur l'agar avec de nutrose et sur le sérum du sang humain, ainsi que dans et sur la gélatine, et en bouillon, irrégulièrement resp. point du tout sur le simple agar glycériné.

3. — Le changement de couleur du blanc gris au jaune, et l'inverse.

4. — Le changement de forme des DIPLOCOQUES ORIGINAUX à des variétés de forme multiples et l'indétermination entre des dimensions de grandeur très considérables.

5. — La formation des masses GOMMEUSES, muqueuses en gélatine, du reste aussi sur l'agar et le sérum (surtout dans l'eau condensée).

6. — La faculté à être teint selon Gram-Nikolle. »

Laissons au lecteur le soin de tirer les conclusions ; il nous semble que les différences entre « le contagium de la syphilis » et « le coccus polymorphe, hôte habituel de la peau humaine », ne sautent point aux yeux.

Le coccus polymorphe pourrait-il se transformer en spores de Malassez (1874), Flaschenbacill de Unna (1891)? Quelques formes morphologiques rencontrées dans des préparations faites avec des cultures sur gélose lait nous ont un moment donné l'espoir de pouvoir le prouver. Sabouraud, du reste, a déjà émis cette hypothèse que « le bacille-bouteille pourrait n'être que la forme de dégénérescence du morocoque de Unna » (1).

Cependant, entre les formes que nous avons observées du coccus et les spores de Malassez, il y a certaines différences et surtout des différences de grandeurs qui nous défendent pour le moment toute affirmation d'identité.

------

(1) *La Pratique dermatologique*, I, p. 739.

CONCLUSIONS.

A notre avis, la flore que constituent les cocci de la peau humaine est infiniment moins complexe que ne l'ont supposé nombre de dermatologistes.

Ce qui a induit ceux-ci en erreur, est le fait que sur la peau humaine, existe habituellement un coccus apte à de grandes variations, tant comme aspect et comme caractères des cultures que comme forme morphologique des individus microbiens.

Les variations dont est capable ce coccus, peuvent jusqu'à un certain point être dirigées, en variant le milieu de culture ; mais les conditions héréditaires jouent aussi un certain rôle dans leur production.

La couleur des cultures de ce microbe sur gélose ordinaire peut passer par tous les tons entre le blanc laiteux et le jaune doré et sur gélatine peuvent se produire des cultures jaunes, presque jaune serin.

Ce coccus se développe bien sur la plupart des milieux usités en bactériologie ; il préfère cependant les milieux légèrement acides ou neutres aux milieux franchement alcalins.

Sa température optima est de 30° à 40°. Il se développe plus lentement à la température du laboratoire et ne se reproduit plus à une température au delà de 60°.

Ses cultures se développent lentement sur gélatine à la température de 20°. La gélatine n'est pas liquéfiée par elles. Ensemencé dans la gélatine maintenue liquide à l'étuve, ce coccus n'enlève pas en général au milieu la faculté de se solidifier, quand elle est reportée à la température du laboratoire, même après un laps de temps considérable.

Ce coccus ne coagule pas le lait, ou le coagule après un laps de temps considérable.

Dans le bouillon anaérobe il ne produit pas de culture visible, mais reste longtemps vivant dans ce milieu.

Les diverses formes morphologiques que nous avons observées chez les éléments microbiens du coccus sont reproduites sur les figures 2, 3, 4, 5, 6, 7 et 8 de ce travail. Les plus volumineuses de ces formes (fig. 3 et 7) semblent douées d'une plus grande résistance que les autres, et apparaissent surtout sous l'influence de conditions peu favorables à la culture. Les formes reproduites sur la figure 8 se rencontrent surtout dans les cultures sur gélose lait.

Observée dans une goutte suspendue, ce coccus ne présente que les mouvements moléculaires de Brown.

Dans les préparations faites avec des cultures jeunes, les éléments microbiens du coccus ne se décolorent pas par le procédé de Gram.

Ce coccus est très peu pathogène pour les cobayes, les souris et les lapins.

Inoculé dans les follicules pileux de l'homme, il produit des folliculites qui guérissent rapidement. Dans le pus des lésions, les cocci sont habituellement englobés par les leucocytes et se décolorent alors plus ou moins rapidement par le procédé de Gram.

La question des relations entre ce coccus et le staphylocoque doré ne peut pas encore être définitivement tranchée.

Le morocoque de Unna — staphylococcus cutis communis de Sabouraud — est, ou bien ce coccus polymorphe, ou est due à une symbiose extraordinairement étroite entre ce coccus et un petit coccus à cultures blanches (staphylocoque ?)

Plusieurs dermatologistes ont décrit — avec plus ou moins de détails — des cocci qui, certainement, sont identiques à ce coccus polymorphe.

Class l'a regardé comme l'agent pathogène de la scarlatine, et en donne une assez bonne description, dans laquelle des variations morphologiques du coccus sont observées.

Le « contagium de la syphilis » cultivé et décrit par von Niessen a les plus grandes ressemblances avec ce coccus.

Le « Large diplococcus from Normal Urethra » bien décrit par Heiman présente des variations semblables à celles de ce coccus, et a des cultures qui paraissent permettre une identification de ces deux espèces.

Le micrococcus ureæ (Leube), merista ureæ (Prazmowski) semble se rapprocher de très près de ce coccus, si tant est qu'il ne soit pas le même.

Le micrococcus tetragenus (Gaffky), tel qu'il a été décrit par Bosc et Galavielle, est si voisin de ce coccus, que nous nous croyons autorisé à identifier ces deux espèces.

La gélose glucosée à 5 p. 100 est un milieu de culture qui se prête bien à donner à un grand nombre de microbes des formes plus volumineuses que celles qu'ils prennent sur la gélose ordinaire.

Pour l'étude morphologique des cocci, la coloration au bleu polychrome de Unna (Grübler). suivie d'une décoloration par une solution aqueuse saturée de tannin, est un des meilleurs procédés connus aujourd'hui.

TRAVAUX CONSULTÉS.

ACHARD (CH.) et GAILLARD (L.). — Contributions à l'étude biochimique des genres tétragène et staphylocoque. *Archives de médecine expérimentale et d'anatomie pathologique*, p. 96, t. XI, 1899.

ALI-COHEN (CH. H.). — Eigenbewegung bei Mikrokokken. *Centralblatt für Bakteriologie und Parasitenkunde*, p. 33, t. VI, 1889.

ALMQUIST (E.). — Pemphigus neonatorum, bacteriologisch und epidemiologisch beleuchtet. *Zeitschrift für Hygiene und Infektions Krankheiten*, p. 253, t. X, 1891.

ARLOING. — Variations morphologiques et pathologiques de l'agent de l'infection purulente. *Lyon médical*, p. 94, n° 20, 1894.

BALZER et DUBREUILH. — Observations sur l'érythrasma et sur les parasites de la peau à l'état normal. *Annales de dermatologie et de syphiligraphie*, p. 605, 1884.

BARBIER. — Sur un streptocoque particulier trouvé dans les angines à fausses membranes, seul ou associé au bacille de la diphtérie (Diplostreptocoque). *Archives de médecine expérimentale et d'anatomie pathologique*, p. 827, 1892.

BARY (DE A.). — *Vergleichende Morphologie und Biologie der Pilze, Mycetozoen und Bakterien*. Leipzig, Engelmann, 1884.

— *Vorlesungen über Bakterien; dritte Auflage herausgegeben von W. Migula*. Leipzig, Engelmann, 1900.

BAUDOUIN et GASTOU. — Sycosis pubien et suppuration génitale (pyodermite eczématiforme et uréthro-vaginite). *Société de dermatologie et de syphiligraphie*, séance du 7 mars 1901. *Annales de dermatologie et de syphiligraphie*, p. 251, 1901.

BELLEI (G.). — Due casi di staphylococcemia da staphylococco pyogeno dorato. Supplemento al *Policlinico*. Ref. : BELLEI et BOSCHI. *Bullettino delle scienze mediche di Bologna*, p. 459, 1898.

BELLEI (G.) et BOSCHI (E.). — Osservazioni relative o ricerche al valore patogenico del micrococcus tetragenus aureus. *Bullettino delle scienze mediche di Bologna*, p. 266, 1897.

— Sui tetrageni. *Bullettino delle scienze mediche di Bologna*, p. 456, 1898.

BERGHOLM (Hj.). — Bakteriologiska undersökningar af innehallet i pemphigusblasor vid fall af pemphigus neonatorum. *Finska läkaresällskapets handlingar* (Helsingfors), p. 1063, 1900.

BERNHEIM (J.). — Ueber Invasion von Hautkokken bei Eczem. *Central-blatt für Bakteriologie und Parasitenkunde*, p. 141, t. XV, 1894.

BESSER (VON). — Communication au *IIIe Congrès des médecins russes à Saint-Pétersbourg*, 1-8 janvier 1889. Ref. : BOUTRON, thèse de Paris, 1893.

BEZANÇON et GRIFFON. — Caractères distinctifs entre le méningocoque et le pneumocoque par la culture dans les sérums. *Société médicale des hôpitaux de Paris*, p. 887, 9 décembre 1898.

BILLROTH (T.). — *Untersuchungen über die Vegetationsformen von Coccobacteria septica und den Antheil, welchen sie an der Entstehung und Verbreitung der accidentellen Wundkrankheiten haben*. Berlin, Reimer, 1874.

BIZZOZERO (J.). — Ueber die Mikrophyten der normalen Oberhaut des Menschen. *Virchow's Archiv für pathologische Anatomie und Physiologie und für klinische Medizin*, p. 441, t. 98, 1884.

BLEIBTREU, BUCKLERS und CLAESSEN. — Beitrag zur Kenntniss des Pemphigus acutus. *Berliner klinische Wochenschrift*, p. 671, 1893.

BOCKHARDT (M.). — Ueber die Aetiologie und Therapie der Impetigo, des Furnkels und der Sykosis. *Monatshefte für praktische Dermatologie*, p. 450, t. VI, 1887.

BORDONI-UFFREDUZZI (G.). — Ueber die biologischen Eigenschaften der normalen Hautmikrophyten. *Fortschritte der Medicin*, p. 151, 1886.

BOSC (F.-J.) et GALAVIELLE (L.). — Recherches sur le micrococcus tetragenus. *Archives de médecine expérimentale et d'anatomie pathologique*, p. 70, 1899.

BOUTRON (A.-F.-A.). — *Recherches sur le micrococcus tetragenus septicus et quelques espèces voisines*. Thèse de Paris, 1893.

BRÆM (C.). — Untersuchungen über die Degenerationserscheinungen pathogener Bakterien im destillierten Wasser. *Zieglers Beiträge für pathologische Anatomie und Physiologie*, p. 11, 1890.

BUJVID. — ? Ref. : MIGULA : *System der Bakterien*, p. 177, t. II, 1900.

BULLOCH (W.). — Communication à la « *Dermatological Society of Great Britain and Ireland* » sur la bactériologie d'un cas de « Acute Fatal Pemphigus » observé par M. Pernet. *British Journal of Dermatology*, p. 159, 1895.

CANUET (E.). — *Méningite cérébro-spinale épidémique (Méningocoque)*. Thèse de Paris, 1900.

CHARRIN. — Variations bactériennes. — Atténuations. *La Semaine médicale*, p. 301, 1895.

CHAUFFARD et RAMOND. — Septicémie tétragénique. *Archives de médecine expérimentale et d'anatomie pathologique*, p. 304, 1896.

CLAESSEN. — Voir BLEIBTREU, BUCKLERS und CLAESSEN.

CLASS (W. J.). — The etiology of scarlat fever. *Medical Record*, p. 331, n° 1504, 1899.

CLASS (W. J.). — Supplementary note on the etiology of scarlatina. *Medical Record*, p. 513, n° 1509, 1899.

COHN (F.). — Untersuchungen über Bakterien, in COHN, *Beiträge zur Biologie der Pflanzen*, p. 127, Breslau, Kern, 1881.

DAHNHARDT. — Beitrag zur Kenntniss des Pemphigus chronicus. *Deutsche medicinische Wochenschrift*, p. 711, 1887.

DAMMAN (G. W.). — Preliminary note of some microorganisms of normal skin. *British medical Journal*, p. 122, 16 juillet 1892.

DEMME. — Beiträge zur Kenntniss des Pemphigus acutus. *Verhandlungen der fünften Congress für inneren Medicin zu Wiesbaden*, p. 336, 1886.

DOLÉRIS et BOURGES. — Notes sur un streptocoque à courtes chaînettes se cultivant sur pomme de terre, trouvé dans le pus d'un abcès pelvien. *Comptes rendus de la Société de biologie*, p. 1051, 30 décembre 1893.

ÉTIENNE (G.). — Note sur les streptocoques décolorables par la méthode de Gram. *Archives de médecine expérimentale et d'anatomie pathologique*, p. 503, 1895.

FABER (E.). — Bakteriologische Untersuchungen von Füllen epidemischer Cerebrospinal-Meningitis in Kopenhagen im Sommer 1898. *Zeitschrift für Hygiene und Infektionskrankheiten*, p. 253, 1900.

FINKELSTEIN (H.). — Zur Aetiologie der Meningitis cerebrospinalis. *Charité Annalen*, p. 297, 1895.

FINLAY (CH.). — The « tetragonococcus » or tetracoccus versatilis and yellow fever. *Edinburgh medical Journal*, p. 513, 1895.

FLÜGGE (C.). — *Die Mikroorganismen. Mit besonderer Berücksichtigung der Aetiologie der Infektionskrankheiten*, III Auflage. Leipzig, Vogel, 1896.

FRÆNKEL (A.). — Ueber die genuine Pneumonie. *Verhandlungen der dritten Congress für inneren Medicin zu Berlin*, 21-24 avril 1884, p. 17, 1884.

FRANKEL (C.). — Ueber das Vorkommen des Meningococcus intracellularis bei eitrigen Entzündungen der Augenbindehaut. *Zeitschrift für Hygiene und Infektionskrankheiten*, p. 221, 1899.

FRONZ (E.). — Ueber eiterige Gelenkentzündungen im Verlaufe der Meningitis cerebrospinalis epidemica. *Wiener klinische Wochenschrift*, p. 351, 1897.

FURBRINGER (P.). — Tödtliche Cerebrospinal-meningitis und acute Gonorrhoe *Deutsche medicinische Wochenschrift*, p. 424, 1896.

GAFFKY. — Ueber antiseptische Eigenschaften des in der Esmarch'schen Klinik als Verbandmittel benutzten Torfmulls. *Langenbeck's Archiv für klinische Chirurgie*, p. 495, 1883.

GALLOWAY (J.) and EYRE (J.W.H.). — A study of certain staphylococci producing white cultures found in eczema : being a contribution to the discussion on the parasitic origin of eczema at the fourth international Congress of Dermatology (Paris 1900). *The British Journal of Dermatology*, p. 314, 1900.

GOLDSCHMIDT. — Ein Beitrag zur Aetiologie der Meningitis cerebrospinalis. *Centralblatt für Bakteriologie und Parasitenkunde*, p. 649, t. II, 1887.

GRAM (C.). — Ueber die isolierte Färbung der Schizomyceten in Schnitt und Trocken-präparaten. *Fortschritte der Medicin*, p. 183, t. VI, 1884.

GÜNTHER (C.). — *Einführung in das Studium der Bakteriologie mit besonderer Berücksichtigung der mikroskopischen Technik.* Fünfte Auflage. Leipzig, Thieme, 1898.

GUTTMANN (P.). — Mikroorganismen im Inhalt der Varicellen. *Virchow's Archiv für pathologische Anatomie und Physiologie und für klinische Medizin*, p. 259, t. CVII, 1887.

HALLÉ. — Recherches bactériologiques sur le canal génital de la femme. *Annales de gynécologie et d'obstétrique*, p. 113, t. LI, 1899.

HAYEM (G.). — *Leçons sur les maladies du sang.* Paris, Masson, 1900.

HEIMAN (H.).— A clinical and bacteriological study of the Gonococcus (Neisser) as found in the male urethra and in the vulvo-vaginal tract of childern. *Medical Record*, p. 769, 22 juin 1895.

HEINRICI. — Beitrag zur Bakterienflora des Käses. *Arbeiten aus dem bakteriologischen Institut der technischen Hochschule zu Karlsruhe*, p. 60, t. I, 1894. Ref.: MIGULA, *System der Bakterien*, p. 170, t. II, 1900.

HELLSTRÖM (E.). — Zur Kenntniss der Einwirkung kleiner Glukosenmengen auf die Vitalität der Bakterien. *Centralblatt für Bakteriologie und Parasitenkunde*, p. 170 et 217, t. 25, 1899.

HEUBNER (O.). — Zur Aetiologie und Diagnose der epidemischen Cerebrospinal-meningitis. *Deutsche medicinische Wochenschrift*, p. 423, 1896.

HOGGE (A.). — Gonocoques et pseudo-gonocoques. *Annales des maladies des organes génito-urinaires*, p. 281, 1893.

HOLDHEIM. — Beitrag zur bakteriologischen Diagnose der epidemischen Genickstarre vermittelst der Lumbalpunktion. *Deutsche medicinische Wochenschrift*, p. 550, 1896.

HUEPPE (F.). — *Die Formen der Bakterien und ihre Beziehungen zu Gattungen und Arten.* Wiesbaden, Kreidel, 1886.

JADASSOHN. — Discussion sur l'origine parasitaire des eczémas au IVe Congrès international de dermatologie et de syphiligraphie. *Annales de dermatologie et de syphiligraphie*, p. 963, 1900.

JÆGER (H.). — Zur Aetiologie der Meningitis cerebrospinalis epidemica. *Zeitschrift für Hygiene und Infektionskrankheiten*, p. 351, t. XIX, 1895.

JOHNE (A.). — Zur Kenntniss der seuchenartigen Cerebrospinalmeningitis der Pferde. *Deutsche Zeitschrift für Thiermedicin und vergleichende Pathologie*, p. 369, 1896.

JUNDELL (I.). — Experimentella och kliniska undersökningar öfver Gonococcus Neisser. *Hygiea* (Stockholm), p. 604, 1900.

KAMEN (L.). — Zur Aetiologie der Cerebro-spinalmeningitis. *Centralblatt für Bakteriologie und Parasitenkunde*, p. 545, t. 24, 1898.

KISCHENSKY. — Zur Aetiologie du cerebro-spinalen Meningitis. *Centralblatt für Pathologie und pathologische Anatomie*, p. 401, t. 7, 1896.

KISTER (J.). — Ueber den Meningococcus intracellularis. *Centralblatt für Bakteriologie und Parasitenkunde*, p. 148, t. 19, 1896.

KLECKI (v. U.). — Ueber einige aus ranziger Butter kultivierte Mikroorganismen. *Centralblatt für Bakteriologie und Parasitenkunde*, p. 354, t. 15, 1894.

KLEIN (E.). — Ueber einen für Mensch und Tier pathogenen micrococcus. Staphylococcus hæmorrhagicus. *Centralblatt für Bakteriologie und Parasitenkunde*, p. 82, t. 22, 1897.

KOCH (R.). — Zur Untersuchung von pathogenen Organismen. *Mittheilungen aus dem Kaiserlichen Gesundheitsamte*, Berlin, p. 1, t. I, 1881.

KREIBICH (CH.). — Recherches bactériologiques sur la nature parasitaire des eczémas. *Annales de dermatologie et de syphiligraphie*, p. 569, 1900.

KROGIUS (A.). — Ueber den gewöhnlichen bei der Harninfektion wirksamen pathogenen Bacillus (Bacterium coli commune). *Centralblatt für Bakteriologie und Parasitenkunde*, p. 1006, t. 16, 1894.

KRUSE (W.) und PANSINI (S.). — Untersuchungen über den Diplococcus pneumonie und verwandte Streptokokken. *Zeitschrift für Hygiene und Infektionskrankheiten*, p. 279, t. 11, 1892.

LAEHR (G.). — *Ueber der Untergang des Staphylococcus pyogenes aureus in den durch ihn hervorgerufenen Entzündungsprocessen der Lunge.* Inaugural Dissertation, Bonn, 1887.

LEMOINE. — Variabilité dans la forme et dans les caractères du streptocoque. *Archives de médecine expérimentale et d'anatomie pathologique*, p. 156, 1896.

LEUBE (W.) und GRASER (E.). — Ueber die harnstoffzersetzenden Pilze im Urin. *Virchow's Archiv für pathologische Anatomie und Physiologie und für klinische Medizin*, p. 554, t. 100, 1885.

LINGELSHEIM (VON). — Experimentelle Untersuchungen über morphologische, culturelle und pathogene Eigenschaften verschiedener Streptokokken. *Zeitschrift für Hygiene und Infektionskrankheiten*, p. 331, t. X, 1891.

LOMRY (F.P.). — *Untersuchungen über die Aetiologie der Acne.* Berlin, Karger, 1896. Ref. : *Berliner klinische Wochenschrift*, p. 1072, 1896.

MALASSEZ (L.). — Note sur le champignon du pityriasis simple. *Archives de physiologie normale et pathologique*, p. 451, 1874.

MARMOREK (Al.). — Le streptocoque et le sérum antistreptococcique. *Annales de l'Institut Pasteur*, p. 593, 1895.

MAYER (G.). — Ein Beitrag zur Pathologie der epidemischen Cerebrospinalmeningitis. *Münchener medizinische Wochenschrift*, p. 1111, 1898.

MENDOZA. — Ueber einen neuen Micrococcus. *Centralblatt für Bakteriologie und Parasitenkunde*, p. 566, t. 6, 1889.

MENGE (K.). — Ueber einen Micrococcus mit Eigenbewegung (Micrococcus agilis citreus). *Centralblatt für Bakteriologie und Parasitenkunde*, p. 49, t. 12, 1892.

MERILL (W. H.). — Further experiments in search of the Germ of seborrhoic eczema. *The New York medical Journal*, p. 322, t. 65, 1897.

METSCHNIKOFF (M. EL.). — Contributions à l'étude du pléomorphisme des bactériens. *Annales de l'Institut Pasteur*, p. 61, 1889.

MICHELE (P. DE). — Contributio alla ricerca dei microorganismi nel pemphigo chronico. — *Giornale italiano della malattie veneree e della pelle*, p. 19, 1891.

MIGULA (W.). — *System der Bakterien, Handbuch der Morphologie, Entwicklungs-geschichte und Systematik der Backterien*. Jena, Fischer, I; Allgemeiner Theil, 1897, II ; Specieller Theil, 1900.

MIQUEL (P.). — Etude sur la fermentation ammoniacale et sur les ferments de l'urée. *Annales de Micrographie, spécialement consacrées à la bactériologie, aux protophytes et aux protozoaires*, p. 506, t. I, 1888.

MOBERG (L.) und UNNA (P. G.). — Versuch einer botanischen Klassifikation der beim Ekzem gefundenen Kokkenarten, nebst Bemerkungen über ein natürliches System der Kokken überhaupt. *Monatshefte für praktische Dermatologie*, p. 65, t. 31, 1900.

NÆGELI (V. C.). — *Die niederen Pilze in ihren Bezichungen zü den Infektionskrankheiten und der Gesundheitspflege*. München, Oldenbourg, 1877.

NETTER. — Ostéomyélite multiple prolongée. *Bulletins et mémoires de la Société médicale des hôpitaux de Paris*, p. 322, 1894.

NICOLLE (M.). — *Eléments de Microbiologie générale*. Paris, Doin, 1901.

NIESSEN (VON M.). — Le contagium de la syphilis. Un procédé sûr pour cultiver l'agent de la syphilis dans le sang. — *Beiträge zur Syphilis forschung. Articles pour l'Investigation de la Syphilis*, I. Wiesbaden. Auteur-éditeur, 1900.

NOCARD et MOLLEREAU. — Sur une mammite contagieuse des vaches laitières. *Annales de l'Institut Pasteur*, p. 109, 1887.

NOUGÉS (P.) et WASSERMANN (M.) — Infection uréthro-prostatique due à un microorganisme particulier. *Annales des maladies des organes génito-urinaires*, p. 688, 1889.

PASTEUR (L.). — Mémoire sur les corpuscules organisés qui existent dans l'atmosphère. *Annales de Chimie et de Physique*, p. 51, t. 64, 1862.

— De l'atténuation du virus du choléra des poules. *Comptes rendus hebdomadaires des Séances de l'Académie des Sciences de Paris*, p. 673, t. 91, 1880.

PASTEUR (L.), CHAMBERLAND et ROUX. — De l'atténuation des virus et de leur retour à la virulence. *Comptes rendus hebdomadaires des Séances de l'Académie des Sciences de Paris*, p. 429, t. 92, 1881.

Pasteur (L.) et Thuillier. — La vaccination du rouget du porc à l'aide du virus mortel atténué de cette maladie. *Comptes rendus hebdomadaires des Séances de l'Académie des Sciences de Paris,* p. 1163, t. 97, 1883.

Prazmowski. — Ueber Sporenbildung bei den Bakterien. *Biologisches Centralblatt,* p. 301, 1889.

Quinquaud. — De la flore cutanée à l'état normal et à l'état pathologique. *Annales de dermatologie et de syphiligraphie,* p. 352, 1889.

Remlinger (P.). — Les microbes de la peau humaine, leur numération, leur détermination, leur rôle en pathologie, les erreurs qu'ils peuvent entraîner au cours des recherches bactériologiques. — *La Médecine moderne,* p. 257, 265, 273, 1896.

Rodet (A.). — *De la variabilité dans les microbes au point de vue morphologique et physiologique.* Paris, Baillière, 1894.

Rodet (A.) et Courmont (J.). — Sur les microbes de l'ostéomyélite aiguë juxta-épiphysaire. *Comptes rendus de la Société de Biologie,* p. 186, 19 avril 1890.

Roger (H.). — Études cliniques sur quelques maladies infectieuses. *Revue de médecine,* p. 604, 1897.

Rosenthal (A.-G.). — Ueber einen in der Luft gefundenen diplococcus. *Centralblatt für Bakteriologie und Parasitenkunde,* p. 1, t. 25, 1899.

Saboureaud (R.). — Étude clinique et expérimentale sur les origines de la pelade. *Annales de dermatologie et de syphiligraphie,* p. 253, 1896.

— Essai critique sur l'étiologie de l'eczéma. *Annales de dermatologie et de syphiligraphie,* p. 305, 1899.

— (Avec collaboration de M. Amabilis). L'acné nécrotique. *Annales de dermatologie et de syphiligraphie,* p. 841, 1899.

— Dermatophytes in, *La Pratique dermatologique* (Traité de dermatologie appliquée), publiée sous la direction de MM. E. Besnier, L. Brocq, L. Jaquet, p. 701, t. I. Paris, Masson, 1900.

— Le streptocoque envisagé comme dermatophyte. Festschrift gewidmet Moriz Kaposi zum fünfundzwanzigjährigen Professorsjubiläum von Collegen und Schülern. *Ergänzungsband zum Archiv für Dermatologie und Syphilis,* p. 785, Wien und Leipzig, Braumüller, 1900.

Salkowski (E.). — Ueber das « Choleraroth » und das Zustandekommen der Cholerareaktion. *Virchow's Archiv für pathologische Anatomie und Physiologie und für klinische Medizin.*

Sehenk. — Ueber einen Micrococcus tetragenus concentricus in den Fæces. *Allgemeine Wiener medizinische Zeitung,* p. 81 et 91, 1892.

Scholtz et Raab. — Recherches sur la nature parasitaire de l'eczéma et de l'impétigo contagiosa. *Annales de dermatologie et de syphiligraphie,* p. 409, 1900.

Sehlen (von). — Mittheilungen über die Aetiologie der Alopecia areata.

Virchow's Archiv für pathologische Anatomie und Physiologie und für klinische Medizin, p. 327, t. 99, 1885.

STERLING (S.). — Ein neuer Micrococcus im Blute und Harn gefunden. *Centralblatt für Bakteriologie und Parasitenkunde*, p. 141, t. 20, 1896.

STERNBERG. — *Report on the Etiology and Prevention of Yellow Fever*, p. 155; Washington, 1890. Ref. : FINLAY, *Edinburgh medical Journal*, p. 514, 1895.

STRAUS (J.). — Sur la morphologie de la cellule bactérienne. *Le Progrès médical*, p. 441, 1891.

STRELIZ. — Bakteriologische Untersuchungen über den Pemphigus neonatorum. *Archiv für Kinderheilkunde*, p. 7, t. 11, 1889.

TALAMON (L.). — Coccus de la pneumonie. *Bulletins de la Société anatomique de Paris,* p. 475, t. 8, 1883.

TEISSIER (P.). — Contribution à l'étude du tétragène. *Archives de médecine expérimentale et d'anatomie pathologique*, p. 14, 1896.

THALMANN. — Züchtung der Gonokokken auf einfachen Nährböden. *Centralblatt für Bakteriologie und Parasitenkunde*, p. 828, t. 27, 1900.

THIERCELIN (E.). — Sur un diplocoque saprophyte de l'intestin, susceptible à devenir pathogène. *Comptes rendus de la Société de Biologie*, p. 269, 15 avril 1899.

— Morphologie et modes de reproduction de l'entérocoque. *Comptes rendus de la Société de Biologie*, p. 551, 30 juin 1899.

TOMMASOLI (P.). — Bacillen, Kokken und Hefeformen, in UNNA, Flora Dermatologica. *Monatshefte für praktische Dermatologie*, p. 49, t. 9, 1889.

TÖRÖK (L). — La discussion sur l'origine parasitaire de l'eczéma. *Annales de dermatologie et de syphiligraphie*, p. 130, 1900.

UNNA (P. G.). — Die Färbung der Mikroorganismen im Horngewebe. *Monatshefte für praktische Dermatologie*, p. 225, t. 13, 1891.

— Demonstration im Hamburger ärztlichen Verein. Sitzung vom, 3 mai 1892. *Monatshefte für praktische Dermatologie*, p. 413, t. 14, 1892.

— Les constatations de Unna sur le morocoque. *Annales de dermatologie et de syphiligraphie*, p. 116, 1899.

— *Histologischer Atlas zur Pathologie der Haut*. Heft II. Hamburg und Leipzig, VOSS, 1898.

— Versuch einer botanischen Klassifikation der beim Ekzem gefundenen Kokkenarten, nebst Bemerkungen über ein natürliches System der Kokken überhaupt. *Monatshefte für praktische Dermatologie*, p. 1, t. 31, 1900.

— Ueber die ätiologische Bedeutung der beim Ekzem gefundenen Kokken. *Monatshefte für praktische Dermatologie*, p. 213, t. 31, 1900.

UNNA und SHWENDER-TRACHSLER. — Impetigo vulgaris. *Monatshefte für praktische Dermatologie*, p. 385, t. 28, 1899.

URBAN (K.). — Beitrag zur Meningitis cerebrospinalis. *Wiener medizinische Wochenschrift*, p. 1758-1807-1850-1895, 1897.

VANSELOW und CZAPLEWSKI. — Beitrag zur Lehre von den Staphylokokken der Lymphe; in VANSELOW und FREYER, *Zur Prüfung der Impstoff-Frage. Zweiter Bericht über die Thätigkeit der von den Herrn Minister der Geistlichen, Unterrichts und Medicinal Angelegenheiten eingesetzten Commission*, p. 32. Berlin, Hirschwald, 1899.

WASSERZUG. — Variations de forme chez les bactéries. *Annales de l'Institut Pasteur*, p. 75,1888.

WEICHSELBAUM. — Ueber die Aetiologie der Meningitis cerebrospinalis. *Fortschritte der Medicin*, p. 573, 1887.

WEIGERT (C.). — Ueber eine neue Methode zur Färbung von Fibrin und von Microorganismen. *Fortschritte der Medicin*, p. 228, 1887.

VEILLON (A.). — Recherches bactériologiques sur l'eczéma. *Annales de dermatologie et de syphiligraphie*, p. 683, 1900.

WELCH (W. H.). — Condition underlying the infection of Wounds. *The American Journal of medical Sciences*, p. 439, t. 102, 1891.

WHIPHAM (TH.). — Two cases of acute pemphigus treated by arsenik, with on account of some bacteriological experiments. *The Lancet*, p. 1219, 1896.

WHITE (C. J.). — The role of the staphylococcus in skin diseases. *The Boston medical and surgical Journal*, p. 235, t. 141, 1899.

WHITFIELD (A.). — A note on the Bacteriology of one form of eczema. *The British Journal of Dermatology*, p. 406, 1900.

WIDAL et BEZANÇON. — Des diverses variétés de streptocoques; insuffisance des caractères morphologiques et biologiques invoqués pour leur différenciation. *Archives de médecine expérimentale et d'anatomie pathologique*, p. 398, 1896.

ZENONI (C.). — Ueber die Frage der Homologie der Streptokokken. *Centralblatt für Bakteriologie und Parasitenkunde*, p. 10, 21, 1897.

ZOPF (W.). — *Die Spaltpilze*. Breslau, Trewendt, 1883.

ERRATA

Contrairement au désir de l'auteur, les mots *ichthyose* et *ichthyosique* ont été imprimés dans cette étude : *ichtyose, ichtyosique*. Cette dernière orthographe est celle de Littré.

Passim : lire *anaérobie* au lieu de *anaérobe*.

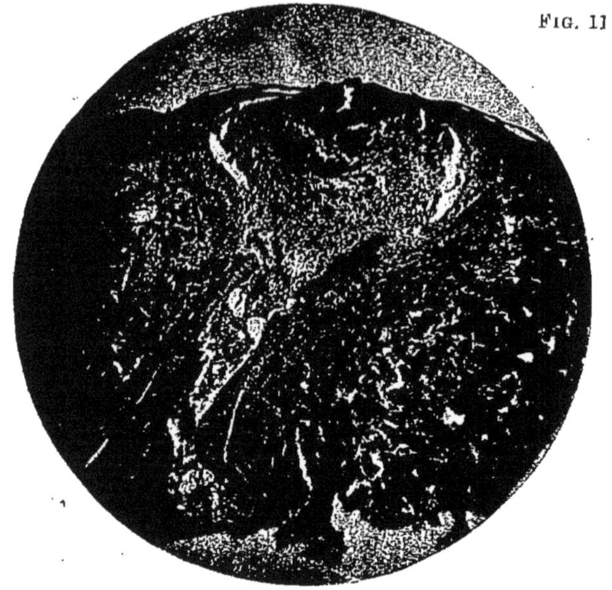

BIOPSIE V.

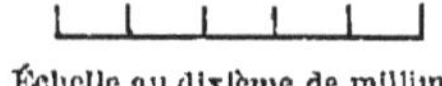

Échelle au dixième de millim.

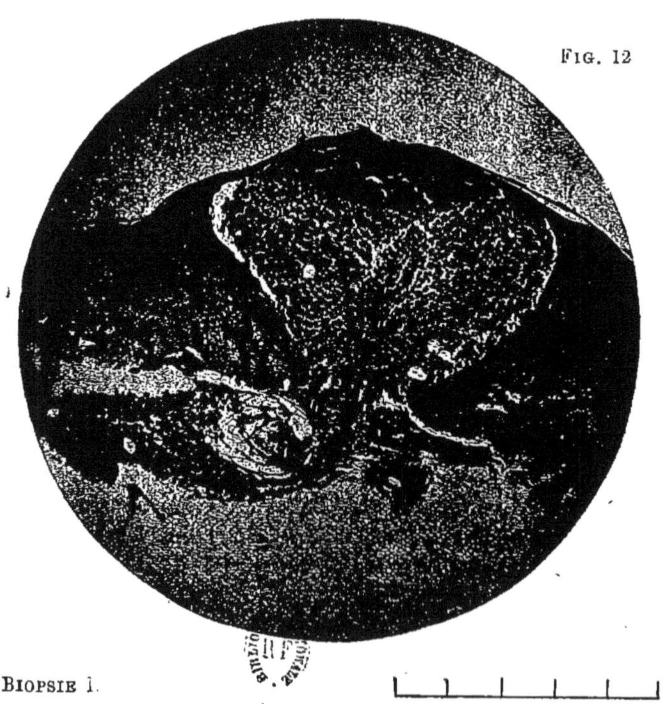

BIOPSIE I.

Échelle au dixième de millim.

www.ingramcontent.com/pod-product-compliance
Ingram Content Group UK Ltd.
Pitfield, Milton Keynes, MK11 3LW, UK
UKHW020839120726
13693UKWH00002B/734

ESSAI

DE

BIBLIOGRAPHIE

PÉRIGOURDINE

ESSAI

DE

Bibliographie Périgourdine

PAR

A. DE ROUMEJOUX

VICE-PRÉSIDENT
DE LA SOCIÉTÉ HISTORIQUE ET ARCHÉOLOGIQUE DU PÉRIGORD,
INSPECTEUR DE LA SOCIÉTÉ FRANÇAISE D'ARCHÉOLOGIE
POUR LA DORDOGNE,
MEMBRE DE L'INSTITUT DES PROVINCES.

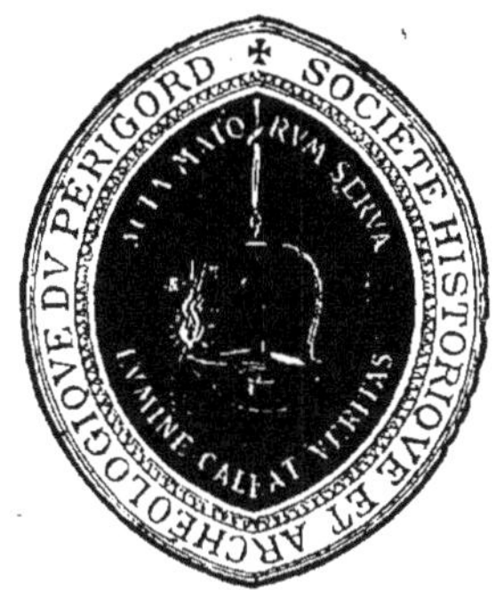

SAUVETERRE

LIBRAIRIE DE J. CHOLLET, IMPRIMEUR-ÉDITEUR

—

MDCCCLXXXII

AVERTISSEMENT

CE travail entrepris sous les auspices de la Société historique et archéologique du Périgord, ne peut être une œuvre d'imagination ni charmer le lecteur par le style; c'est sec comme un dictionnaire qui ne joue pas à l'encyclopédie. Tel qu'il est, il rendra je l'espère, d'utiles services, c'est pourquoi je me suis décidé à le livrer à l'imprimeur et au public plus effrayant encore que l'imprimeur, ce qui n'est pas peu dire.

C'est un devoir pour moi, dont je m'acquitte ici, de remercier toutes les personnes qui m'ont aidé de leurs avis ou fourni des renseignements : M. Galy, notre zélé et savant président, MM. Villepelet, Machenaud, de Montégut, de Bosredon, G. de Gérard et bien d'autres. C'est dire que ce travail n'est pas absolument personnel.

J'ai cru devoir aux noms des auteurs d'origine périgourdine, ajouter ceux qui ont écrit sur le Périgord, mais

*seulement à titre de memento, sans trop m'inquiéter de
savoir si la liste est complète parce qu'on ne peut dire qu'ils
sont périgourdins et que je pouvais négliger de les indiquer.
Le lecteur voudra bien consulter les ouvrages bibliographiques de Brunet et de Quérard au sujet des auteurs dont les
œuvres ont eu un grand nombre d'éditions, tels que Brantôme, Montaigne, Fénelon, etc., il y trouvera des renseignements précieux qui compléteront ces notes.*

A. DE ROUMEJOUX

ESSAI

DE

BIBLIOGRAPHIE PÉRIGOURDINE

ACHÉRY (dom Jean-Luc d'), de la congrégation de Saint-Maur. 1609—1685. — *Spicilegium* (recueil d'anciennes pièces inédites sur l'histoire de France). Parisiis, 1653-1677, 13 vol. in-4. — Réimprimé par de la Barre. Paris, 1723, 3 vol. in-folio.

AIMOIN, moine de Fleury-sur-Loire, vivait au XIe siècle, né à Villefranche-de-Longchapt. — *Aimoini Monachi, qui antea Aunonii nomine editus est, Historiæ Francorum lib. V.* Paris, And. Wechelum, 1567, in-8.

Cette Histoire de France est contenue dans le tome III de la collection Duchesne. La première édition est de Paris, 1517, in-folio.

ALCIATOR (Pseudonyme. Fourteau, à Marseille). — *La nouvelle Atala, Daïla, l'Art dans la poésie.* Paris, Dentu, 1865, in-18.

— *Vie et aventures de Jean Mathias le voyageur.* 5 vol. in-18.

— *Paul et Marie,* roman suisse. In-18.

ALLOU (Charles-Nicolas), célèbre archéologue. 1787—1843. — *Observations sur les mines et usines du département de la Dordogne.* (Journal des Mines, tome XXXVI, p. 68.)

Alphabet des Abbayes de la France, indiquant l'ordre et le diocèse. 1658, in-12.

ALPHONSE ***. — *Les Agonies de la Pologne.* Périgueux, Bounet, 1868, in-8.

AMANIEU D'ALBRET. — *Amanei d'Albret S. R. E. 'Cardinalis, titeris S^i Nicolai in carcere Tulliano, episcopique Vasatensis funebris panegyricus, auctore J. D. N. ecclesiæ Vasatensis canonicus.* In-8.

Le cardinal d'Albret gouverna l'abbaye de Branthôme de 1504 à 1520; l'opuscule du chanoine de Bazas ne se trouve ni à la Bibliothèque nationale, ni à la Bibliothèque Sainte-Geneviève, ni à celle de Bordeaux.

AMBROISE (Père). — *Le livre de la vie intérieure.* Périgueux, Bounet, 1868, in-18.

— *Un prêtre modèle, ou la vie de J.-B. Macerouze, curé de Bergerac.* Bergerac, Rooy, 1873, in-8.

AMELIN (Jean de) né à Sarlat au XVIe siècle. — *Histoire de France.* Perdue?

— *Les Concions et Harengues de Tite-Live.* Nouuellement traduictes en françois. Paris, Vascosan, 1567. in-8.

Cet ouvrage est dédié à Henry II, par J. de Amelin, qui l'année précédente avait offert au roi, alors au camp de Crèvecœur, des vers de sa composition. Cette traduction fut faite au milieu des batailles sous la tente de M. de Biron. « L'éloquence est toujours désirée au camp et à la ville : s'il y a guerre, les fifres et les tambourins ne pourront pas émouvoir les courages comme l'oraison, qui contrainct les plus lâches de mépriser tous dangers, et de jetter la teste baissée, dans les bataillons des ennemis... » Voilà pourquoi Jean de Amelin offre à son roi des harangues militaires toutes prêtes et propres à être adaptées aux circonstances de son époque, pour enflammer l'ardeur guerrière des armées françaises. Ce volume est un chef-d'œuvre de typographie et se joint souvent au Plutarque de Vascosan si recherché des amateurs.

AIMERY, troubadour, né à Sarlat au XIIe ou XIIIe siècle, a laissé deux ou trois chansons. La première est appelée par lui-même : *Chansonnette gaie* (*Périgord illustré*, page 81).

Annales de la Société d'Agriculture, Sciences et Arts de la Dordogne. Périgueux, Dupont, 37 vol. in-8.

ANONYMES. — *Histoire de la guerre de Guyenne, commencée sur* la fin du mois de septembre 1651 et continuée jusqu'à l'année 1653. Sans lieu, ni date, in-8 de 126 p.

Edition originale des Mémoires de Balthazar.

— *Le Gentilhomme étranger voyageant en France* (sic), par le Bon G. D. N. Leyde, Beaudouin Vandevaa, 1699, in-12.

— *La Sybille gallicane* ou les destinées de la France prédites par une villageoise de Périgord. S. l. 1790, in-8. Figure coloriée.

— *Coup d'œil général sur la monarchie française.* Périgueux, Dupont, 1814, in-8.

— *Avis à la petite église et aux ennemis de Pie VII* (par un prêtre de la Dordogne). Périgueux, Danède, 1819, in-8.

— *Quelques mots sur l'épiscopat de Mgr Baudry, évêque de Périgueux et de Sarlat.* Périgueux, Bounet, 1863, in-8.

— *Appréciation sur les ouvrages de M. l'abbé Combrouse, curé de Carlux.* Périgueux, Dupont, 1869. in-8.

— *Le Système du monde d'après Moïse.* Périgueux, Dupont, 1869. in-8.

— *Poésies républicaines.* Nontron, Deschamps, 1871, in-8.

— *Quelques pages de vers et de prose sur des évènements ou des personnages contemporains.* Périgueux, Rastouil, 1873, in-8.

— *Réponse à un ouvrage sur les Intolérances de Fénelon.* Périgueux, Dupont, 1873, in-8.

ANSELME (Père), mort en 1694. — *Histoire généalogique de la Maison de France et des Grands Officiers de la Couronne,* par le p. Anselme de Sainte-Marie. Paris, 1674, 2 vol. in-4. — Continuée par les PP. Ange de Sainte-Rosalie et Simplicien. Paris, 1726, 9 vol. in-f°.

ANQUETIL (Louis-Pierre). 1723—1808. — *Histoire de France.* Paris, 1820, 15 vol. in-18.

La première édition est de Paris, 1807, 14 vol. in-12.

ARBELLOT (abbé), curé de Rochechouart (Haute-Vienne) et chanoine honoraire de Limoges. — *Félix de Verneilh; notice biographique.* Limoges, Chapoulaud, 1865, in-8 de 16 pages.

M. l'abbé Arbellot est aujourd'hui chanoine titulaire de Limoges.

A. R. C. instituteur. — *Grammaire française.* Périgueux, Lavertujon, 1860, in-8.

ARNAUD (abbé), de Villefranche. — *Poésies nationales.* Ribérac, Delecroix, 1870, in-8.

ASTRUC (Jean), médecin de Montpellier. 1684—1766. — *Mémoires pour servir à l'histoire naturelle du Languedoc.* Paris, 1737, in-4.

AUBIGNÉ (François d'). — *Histoire universelle de 1533 à 1601.* Maillé (Saint-Jean d'Angély), 1616-1618-1620, 3 vol. in-folio. — Nouvelle édition. Amsterdam, 1626, in-folio.

AUBERTIN (Anthonin R. P.), Prieur de l'abbaye d'Estival, de la Congrégation de l'ancienne rigueur de l'ordre des Prémontrés. — *La Vie de Sainct Astier.* Nancy, Anthoine Charlhot, imprimeur devant la primatiale, 1656, pet. in-4 de 118 pages.

AUDIERNE (abbé), né à Sarlat. — *Du Druidisme,* ou de l'état religieux du Périgord avant le christianisme. Périgueux, Dupont, 1834, brochure in-8.

— *Notice historique sur l'abbaye de Cadouin.* Périgueux, Dupont, 1840, brochure in-8.

— *Notice historique sur la ville de Saint-Astier,* son église, et une ancienne chapelle. Périgueux, Dupont, 1841, brochure in-8.

— *Notice historique sur Saint Front, apôtre du Périgord, et sur la cathédrale de Périgueux.* Périgueux, Dupont, 1841, broc. in-8.

— *Notice historique sur l'abbaye de Brantôme.* Périgueux, Dupont, 1842, brochure in-8.

— *Notice historique sur la ville de Saint-Cyprien,* son église et son ancien monastère. Périgueux, Dupont, 1844, brochure in-8, avec gravures.

— *Le Périgord illustré,* avec gravures. Périgueux, Dupont, 1851, in-4.

— *Les Arènes de Vésone.* Périgueux, Dupont, 1857, broc. in-8.

— *Ban et arrière-ban de la sénéchaussée de Périgord en 1557,* ou la noblesse de France au XVI° siècle. Périgueux, Dupont, 1857, br. in-8.

— *Epigraphie de l'antique Vesone.* Périgueux, Dupont, 1858, brochure in-8.

— *De l'origine et de l'enfance des arts en Périgord,* ou de l'âge de la pierre dans cette province. Périgueux, Dupont, 1863, brochure in-8, avec planches.

— *Indication des grottes du département de la Dordogne.* Périgueux, Dupont, 1864, broc. in-8.

— *Oraison funèbre de Mgr de Lostanges de Saint-Alvère, évêque de Périgueux.* Paris, 1872.

— *Un mot sur La Boëtie,* sa famille, etc. Sarlat, Michelet, 1875, br. in-8. Armes de La Boëtie.

B*** (comtesse de). — *Amour et Repentir*. Paris, Dentu, 1870, in-18 jésus.

BALLOIS (Louis-Joseph-Philippe), secrétaire et fondateur de la Société de Statistique de Bordeaux, membre de l'Académie de Bordeaux, né à Périgueux en 1778, mort à Paris, le 4 décembre 1803. — *Annales statistiques*. Paris, 1802-1804, 8 vol. in-8.

BALTASAR (colonel). *Histoire de la guerre de Guyenne*. Cologne, Egmont, 1694, in-12. — Dans les *Pièces fugitives* du marquis d'Aubais. Paris, 1659, in-4. — Edition de C. Moreau dans la *Bibliothèque elzévirienne*, Paris, 1858. — Réimpression textuelle sur l'unique original, par Charles Barry. Bordeaux, Lefebvre, 1876, in-8.

— *La deffaite des troupes du comte d'Harcourt dans le Périgord, par le colonel Balthazard*. Paris, 1652, in-4 de 8 pages.

Rare.

— *La défaite des troupes du marquis de Sauvebœuf par celles de M. le Prince, sous la conduite du sr Balthazard*. Paris, 1652, in-4, 8 p.

Rare.

BARBANCEYS (docteur E.). — *Etude sur la coagulation du sang dans les veines*. Paris, Parent, 1870, in-8.

BARDON père, ancien instituteur à Périgueux. — *Catéchisme de la raison*, opuscule élémentaire et moral pour les jeunes enfants. A Périgueux, de l'imprimerie..... Dupont, an IV de la République française, 34 pages.

— *Le Retour de la paix sur le continent*, églogue dramatique. Périgueux, B. M. Faure, s. d. 2 pag.

BARDON aîné, fils du précédent. — *Cours élémentaire, pratique et normal de dessin linéaire*. Paris, Dupont, 1838, in-8.

BARDY DE FOURTOU, conseiller honoraire à la cour d'appel de Bordeaux, etc., né à Ribérac. —

Notice nécrologique et discours prononcé sur la tombe de M. François Meynard, le 12 août 1828. Ribérac, Bounet, br. in-8 de 6 pages.

— Traduction en vers français des *Psaumes* et des *Hymnes.* 1866 ou 1867.

— *Les Géorgiques, les Bucoliques et le quatrième livre de l'Enéide,* traduits en vers français. Paris, Garnier frères, 1877.

BARDY-DELISLE (Alfred) médecin de l'hôpital de Périgueux, né à Périgueux en 1825, mort dans cette ville en 1878. — *Observation d'opérations césariennes.* Périgueux, 1876, br. in-8.

BARRAUD (Lucien), docteur-médecin. *Le principe d'autorité en matière de foi jugé par le modérateur du synode.* Bergerac, Faisandier, 1874, in-8.

BASTON et BERTHEVIN. *Les Pavots.* Bergerac, Faisandier, 1872, in-8.

BAUDOT DE JULLY (Nicolas), subdélégué de l'Intendance du département de Sarlat, né à Paris le 17 avril 1668, mort à Sarlat le 27 août 1759. — *Histoire de Catherine de France, reine d'Angleterre.* Paris, 1696, in-12. — Paris, de Luyne, 1701, in-12.

— *Histoire secrète du connétable de Bourbon.* Paris, 1706, in-12.

— *Histoire de Charles VII.* Paris, 1696, 2 vol. in-12. — Paris, Didot, Nyon, Damenonville, Savoye, 1754, 2 vol. in-12.

— *Relation historique et galante de l'invasion de l'Espagne par les Maures.* Paris, 1699, 4 vol. in-12.

— *Germaine de Foix.* Amsterdam, Haas Henry, 1700, in-12.

— *Histoire de la conquête d'Angleterre par Guillaume II duc de Normandie.* Paris, Beugnic, 1701, in-12.

— *Histoire de Philippe-Auguste.* Paris, 1702, 3 vol. in-12.

— *Histoire des hommes illustres tirés de Brantôme.*

Tous ces ouvrages sont sans nom d'auteur.

— *Histoire de la vie et du règne de Charles VI.* Paris, Pissot, 1753, 9 vol. in-12.

— *Histoire du règne de Louis XI.* Paris, Pissot, 1755, 6 vol. in-12.

— *Histoire des Révolutions de Naples.* Paris, 1757, 4 vol. in-12.

Ces trois ouvrages sont sous le nom de Mademoiselle de Lussan.

— *Dialogue entre MM. Patru et d'Ablancourt sur les plaisirs.* Paris, Guill. de Luyne, 1701, 2 vol. in-12. — Amsterdam, 1714, 2 vol. in-12.

Attribué par Bayle à l'abbé Genest.

— *Anecdotes ou Histoire secrète de la maison ottomane.* Paris, 1722, 2 vol. in-12. — Paris, 1724, 4 vol. in-12.

Ouvrage attribué aussi à Mme de Gomez.

BAUSSET (L. François de), cardinal, évêque d'Alais, membre de l'Académie française, né en 1748, mort en 1824. — *Histoire de Fénelon.* Paris, 1808, 3 vol in-8. — 3me édition. Versailles, Lebel, (Paris, Ferra jeune), 1821, 4 vol. in-8. — 4me édition. Versailles, Lebel (Paris, Ferra jeune), 1823, 4 vol. in-12.

BAYLE, de Villefranche de Longchapt. *Dioclétien à Salone,* tragédie. Périgueux, Dupont, 1870, in-4.

BEAU DE VERDENEY. *Les Ames incomprises.* Périgueux, Boucharie, 1869, in-16.

BEAUFORT (de). *Recherches sur la prothèse des membres.*

BEAUMONT (de). — *Extrait de l'histoire généalogique de la maison de Beaumont, suivi de l'histoire d'Amblart de Beaumont, ministre de Humbert II, dernier Dauphin, et de François de Beaumont, baron des Adrets.* Sans nom de lieu, Petit, 1757, in-8.

BEAUMONT (Christophe de), archevêque de Paris, né en 1703 au château de La Roque en Périgord, mort en 1781. — *Mandements et Instructions pastorales.* Paris, 1747 à 1779, in-4.

— *Mandement portant condamnation d'un livre qui a pour titre :* Emile, ou de l'éducation, *par J. J. Rousseau,* etc. Amsterdam, J. Néaulme; Paris, Simon, 1762, in-4.

— *Oraison funèbre de Mgr Christophe de Beaumont, archevêque de Paris,* par Edme Ferlet, professeur de belles-lettres à l'université de Nancy, chanoine de Saint-Louis du Louvre, etc. Paris, 1784, in-8.

— *Eloge de Mgr Christophe de Beaumont, archevêque de Paris,* par P. Pichot. Paris, 1822, in-8.

BEAUMONT (vicomte de). —*Discours de M. de Beaumont, député de la Dordogne, sur l'art. 4 du projet de loi de finances en 1827,* prononcé le 13 juin 1826. Paris, 1826, br. in-8.

BEAUMONT (de). *Château de Michel Montaigne,* gravure. Périgueux, 1868.

BEAUPOIL DE SAINT-AULAIRE (Martial-Louis de), évêque de Poitiers, député à l'assemblée nationale, né en 1720, mort à Fribourg en 1798. — *Rituel du diocèse de Poitiers.* Poitiers, Faulcon, 1766, pet. in-4.

— *Processionnal du diocèse de Poitiers.* Poitiers, Faulcon, 1771, pet. in-4.

BEAUPOIL DE SAINT-AULAIRE. — *Histoire d'une détention de trente-neuf ans, écrite par le prisonnier lui-même.* Amsterdam (Paris), 1787, in-8.

— *Lettre à M. Bergasse sur M. de Latude.* Paris, 1787, in-8.

— *De l'unité du pouvoir monarchique.* Paris, 1788, in-8.

— *Considérations sur quelques intérêts de l'Europe.* La Haye, 1792, in-8.

— *Des Destinées de l'Europe.* Londres, 1797, in-8.

— *Observations d'un gentilhomme sur la soumission proposée au clergé de France par la République.* Londres, Dulau, 1800, in-8.

BEAUPOIL DE SAINT-AULAIRE (Ed.), officier tué en duel à Paris en 1818. — *Le Cri de l'armée française ou du licenciement en 1816 et de l'organisation de la nouvelle armée.* Paris, Plancher, 1818, in-8 de 48 pages.

— *Oraison funèbre de M. le duc de Feltre, pair et maréchal de France, ex-ministre de la guerre.* Paris, chez les marchands de nouveautés, 1818, in-8.

La publication de ce pamphlet fut la cause de deux duels et par suite celle de la mort de l'auteur.

— *Sur la nécessité d'abroger les anciennes lois rendues contre le duel, à l'occasion de celui qui a eu lieu entre MM. Dufay et Saint Morys.* Paris, Renaudière, 1818, in-8 de 40 pages.

— *Iwanewa ou la fille de Moscou.* Traduit de l'anglais.

— *Relation des évènements arrivés à Sainte-Hélène.* Traduit de l'anglais.

— Plusieurs brochures politiques anonymes.

BEAUPUY (Michel), général de division, né à Mussidan en Périgord en 1796. A laissé des *Mémoires*.

BEAUREGARD (Bernard), chanoine régulier de Chancelade, né à Montignac en Périgord, le 2 juin 1735, d'après le *Périgord illustré*; à Montpont, la même année, d'après la *Biographie* de Feller. *Poëme sur la guerre d'Allemagne*. 1758.

— *Ode sur la mort de Lagrange-Chancel*. 1759.

— *Ode sur les progrès de la philosophie*. 1760.

— *Épître à M. Baudeau*, etc.

Voir : la *France littéraire* de 1769; le *Périgord illustré*, p. 98.

BEAUVEAU (François de), évêque de Sarlat de 1688 à 1701. *Proprium sanctorum ecclesiæ et diocœsis Sarlatensis supre Illi et Ri Petri Francisci de Beauveau*, suivi d'un supplément *ad Breviarium romanum*. Sarlati, apud Iacobum Coulombet, M.D.C.XCIX (1699), in-12. — Paris, 1697, par les soins d'Armand de Gérard-Latour, chanoine de Sarlat.

BELLEFOREST (François de), né en 1530, mort en 1583. *Annales ou Histoire générale de France*, continuées par G. Chapuis. Paris, 1609, 2 vol. in-folio. *Vue de Périgueux*.

C'est pour cette histoire qu'ont été pour la première fois reproduites par la gravure les principales villes de France.

BELLET (abbé). *Catalogue des différentes espèces de raisins qu'on cultive à Sainte-Foi en Périgord, en Languedoc, à Cadillac et aux environs de Bordeaux*.

Ce catalogue est conservé dans le dépôt de l'Académie de Bordeaux. Il fait partie de la relation d'un Voyage littéraire adressé par l'auteur à cette Académie le 4 juin 1736.

BELLEYME (Pierre de), géographe, né à Beauregard en Périgord le 14 mars 1747, mort en 1819. *Carte topographique de la Guienne*, 52 feuilles grand-aigle.

— *Cartes de la Corse, de la Hollande et des Pays-Bas*.

BELLEYME (Adolphe de), député de la Dordogne au Corps législatif. *La France et le Mexique*. Paris, Dentu, 1863, br. in-8.

BELZUNCE DE CASTELMORON (Henri-François-Xavier de), évêque de Marseille, né au château de La Force le 4 décembre 1671 *[note man.: né le 21 X.bre 1670]*, mort le 4 juin 1755. — *Abrégé de la vie de Suzanne de Foix-Candale*, sa tante. Agen, Gayau, 1707, in-12. — Agen, 1709, in-12.

— *Statuts synodaux du diocèse de Marseille, lus et publiés, etc.*, le 18 avril 1712. Marseille, Brébion, 1712, in-4.

— *Lettre à M. Colbert, évêque de Montpellier*. 1730, in-4.

— *Pratique pour se préparer à la mort*. 1733, in-12.

— *Recueil de prières*. 1738, in-12.

— *Antiquité de l'église de Marseille, et la succession de ses évêques*. Marseille, 1745-1751, 3 vol. in-4.

— *Instruction pastorale sur l'incrédulité*. 1754, in-12.

— *Abrégé de la manière de bien vivre*, traduit du latin de Saint Bernard.

— *L'Art de bien mourir*, traduit du latin de Bellarmin.

— *Le Combat du Chrestien*, traduit du latin de Saint Augustin.

— *Le Livre de la grâce et du libre-arbitre*, traduit du latin de Saint-Augustin.

— *Méditations et considérations affectueuses pour tous les jours*, traduit de l'espagnol de Roxas.

— *De l'Unité de l'Eglise*, traduit du latin de Saint Cyprien.

— *Œuvres choisies*, recueillies par l'abbé Jauffret. Metz, Collignon, 1822, 2 vol. in-8, deux planches, un fac-simile.

— *Lettres inédites de Mgr de Belzunce et autres documents sur la peste de Marseille*, avec notes par Julliot. Sens, in-8 de 49 pages et fac-simile.

— *Eloge de Mgr de Belzunce*, par l'abbé de Pontchevron.

— *Eloge de Mgr de Belzunce*, par Barbet. Paris, 1821, in-8.

BÉRAUDIÈRE (François de la), évêque de Périgueux, né vers la fin du XVIe siècle, mort en 1646. — *Otium episcopale*. Périgueux, 1635, in-4.

— *Notice historique de F. de la Béraudière, évêque de Périgueux*, par M. Dreux du Radier. (*Bibliothèque historique du Poitou*, t. III, p. 454.

BERGERAC (Pierre de), de Bergerac, troubadour (XIIIe siècle).

BERGERAC. — *Le Livre des Jurades*. Collection de registres originaux qui commence en 1352 et finit dans le courant du XVe siècle. (Mairie de Bergerac.)

— *Statuts et Coutumes de la ville de Bragerac*, en latin et en françois, par E. Trélier. Bragerac, Courtaneuve, 1598, in-4. — Bergerac, Antoine Vernoy, 1627, in-4.

— *Le Pèlerin d'Amour, divise en quatre iournées*. Dédié à Monsieur le duc de Guyse, par O. D. L. G. G. Par Gilbert Vernoy, à Bergerac, tenant sa boutique à Bourdeaus

devant le Palais. M. DI.IX (1609), pet. in-12.

Voir la p. 83 du t. IV du *Bulletin de la Société historique et archéologique du Périgord*.

— *Catulli, Tibulli et Propertii*. Nova editio avec une dédicace à André Charron, lieutenant du roi. Bergerac, Gilbert Vernoy, 1611, in-16.

— *Juvenalis et Persi Satiræ opera et judicio viri docti emendata....* Bergerac, Gilbert Vernoy, 1611, in-12. (Bibliothèque de Bordeaux. *Belles-Lettres*, nº 210.)

— *Ovidii Fastorum libri V. — Tristium libri IV. — De Ponto libri IV.* Bergerac, Gilbert Vernoy, 1612, in-12. (Bibliothèque de Bordeaux. *Belles-Lettres*, nº 204.)

— *Horatii Flaccii Poëmata omnia*. Brageraci, apud Gilbertum Vernoy, 1612, in-12.

— *La Dodécade de l'Evangile*, par Estienne de Sanguinet. Bergerac, Gilbert Vernoy, 1614, in-8 (Bibliothèque de Bordeaux. *Belles-Lettres*, nº 256.)

— *Lettre du Roi à M. le Premier Président touchant la véritable réduction des villes de Nérac et de Bergerac, en l'obéissance de Sa Majesté*, datée du 11 juillet 1621. In-8.

— *Brevis enarratio proventus spiritualis quem dedit Dominus ecclesiæ catholicæ per Patres Recolletos in unione Brageracensi et circum vicinis*. Brageraci, apud A. Vernoy, 1627, in-4 (Bibliothèque nationale).

— *La Prise de Bergerac en 1637.* Paris, 1637, in-4.

— *Factum du procès entre MM. du Parlement de Bourdeaux, demandeurs, en réparation de l'honneur de la Saincte Vierge Marie, mère de Dieu, contre M. Jean

Sauvage, ministre de Bergerac en Périgord, défendeur. 1644, 4 pages in-4.

— *La Bouffonnerie de Bergerac où toute la cabale de la rébellion des protestants de Guyenne est deschiffrée.* La Rochelle, chez Toussaint de Guy, 1644. — Bergerac, chez Vernoy, 1661, in-12.

— *Medulla Theologiæ moralis, opera et studio Johannis Fleur de Montagne.* Brageraci, 1617, in-8. (Bibliothèque de Bordeaux. *Théologie,* n° 230.)

— *Histoire abrégée des Martyrs François du temps de la Reformation.* Amsterdam, André de Hoogenhuisen, 1684, in-8.

Protestants de Bergerac.

La Force. Relation et dessein du feu d'artifice fait à La Force le 21 décembre 1699, par la justice et le peuple du Duché, nouuellement réunis à la religion catholique, apostolique et romaine. Rouen, Macheul, s. d. in-4 (Bibliothèque nationale).

— *Mémoire à consulter pour les consuls et habitants de la ville de Bergerac....* 177....

— *Correspondance entre M. le colonel Gallois et M. le colonel Lebeau, à l'occasion d'une allocution de ce dernier contre les réfugiés polonais et la population de Bergerac.* Paris, Fournier, s. d. in-8.

Extrait du *National* du 22 mai 1833.

— *Note sur deux établissements d'utilité publique fondés à Bergerac par M. La Kanal, pendant sa mission comme représentant du peuple de 1793 à 1794,* lue à l'Académie des sciences morales et politiques, le 24 mai 1845, par M. Berryat Saint Prix. Paris, Bouchard-Huzard, 1846, in-8.

Extrait des *Annales* de la Société royale d'horticulture de Paris.

— *Le Livre de Vie,* écrit en patois (*Lo libre de vita*), trouvé récemment, manuscrit contenant des documents de 1378 à 1382.

Voir *Bergerac sous les Anglais,* par M. Labroue. Avant-propos, page 4.

BERNARD. — *Premier recueil de Chansons patoises.* Bergerac, Rooy, 1876, in-8.

BERNARET (René), chanoine de Saint-Front de Périgueux, vice-président de la Société archéologique du Périgord, mort en 1876. — *Liste des Ouvrages à consulter pour l'histoire du Périgord.* Périgueux, Dupont, 1875. (*Bulletin de la Société archéologique et historique du Périgord,* t. II, 6e livraison. Novembre et décembre 1875.)

— *Tournées pastorales de Mgr Dabert, évêque de Périgueux et de Sarlat, dans les années de 1875—1876.*

Extrait de la *Semaine religieuse.*

BERTIN (famille de). Bibliothèque Lapeyre à la Bibliothèque de Périgueux. — *Notice sur Henri-Léonard-Jean-Baptiste de Bertin, précédé du Testament de J.-B. de Bertin,* avec notes. Périgueux, Boucharic, 1856, br. in-8 de 24 p.

— *Histoire de M. de Bertin, marquis de Frateaux.*

— *Histoire de M. de Bertin.* avec notes.

BERTIN (Charles-Jean), évêque de Vannes de 1746 à 1774. — *Instructions pour l'adoration perpétuelle.*

Bibliothèque de l'Ecole des Chartes. Paris, 1839 à 1876 (Se continue).

T. II, p. 123 et suiv. Les Routiers au XIIe siècle, par Giraud. — Id. p. 417 et suiv. Les Routiers au XIIIe siècle, par Giraud.

T. III, p. 59. Quittance donnée par Arnaud d'Anglars et plusieurs autres au Trésorier du Ro. dans la sénéchaussée de Périgord et de Quercy, des frais d'un voyage fait à Paris pour témoigner en justice (10 octobre 1344).

T. VIII, p. 245. Lettre sur la bataille de Castillon en Périgord (19 juillet 1453).

T. XXIII, p. 236 et suiv. Inventaire des manuscrits conservés à la Bibiiothèque impériale sous les nᵒˢ 8823 — 11503, du fonds latin (Extrait d'un travail de M. Léopold Delisle). Nᵒ 9135. Rôles des revenus dus par les églises du diocèse de Bordeaux au XIIIᵉ siècle. — Nᵒˢ 9137 à 9145. Recueil de pièces relatives au Périgord, du XIIIᵉ au XVIIIᵉ siècle. — Nᵒ 9146. Copie des titres de la maison de Taleyrand, 1245 — 1723, faite en 1741. — Nᵒ 9937. Extraits du Cartulaire de Chancelade, XVIIIᵉ siècle, en parchemin.

T. XXXI, p. 235-463. Recueil de pièces la plupart en copies ou en extraits avec des dessins de sceaux et de tombeaux pour servir à l'histoire des archevêques et évêques de France, par Roger de Gaignières. XVIIᵉ et XVIIIᵉ siècles (Bibliothèque nationale). Num. 17028. Art. Périgueux et Sarlat. — Nᵒˢ 17105 — 17106. Titres de l'abbaye de Saint-Amand, diocèse de Sarlat (XIIIᵉ au XVIᵉ siècle). — Nᵒ 17210. Extrait du Cartulaire et des Archives de l'abbaye de Dalon.

T. XXXIV, p. 155 et 445. Registrum Curiæ ou recueil des actes de Simon et d'Amauri de Montfort. (Au Trésor de l'Ecole des Chartes.) 12 septembre 1214. Domme. Hélie, abbé de Sarlat, atteste que c'est au nom des bourgeois et des chevaliers de Laroque-Gaujeac, qu'il a prêté serment à Simon de Montfort (*Reg. Curie.* A. 35. — *Doat*, v. 75, fᵒ 57, d'après le *R. Cur.*). — Sept. 1214. Domme. Raimond, vicomte de Turenne reçoit à fief et hommage-lige de Simon de Montfort les biens de R. de Cosnac et de sa femme Héliz, dépossédés pour leurs forfaits, en s'engageant à indemniser les victimes des anciens possesseurs, suivant les décisions de l'évêque de Périgueux et de l'abbé de Cadouin (*Reg. Cur.* A. 10. — *Doat*, v. 75, fᵒ 55, d'après le *R. Cur.*). — Sept. 1214. Simon de Montfort après la prise de Castelnau en Périgord, donne à l'abbé de Cadouin une rente de 25 livres de Périgord sur ce château. Son fils Amauri augmenta plus tard cette fondation de 100 sous et y ajouta la dîme de la pêche de la châtellenie. Cette donation ne fut jamais exécutée et donna lieu plus tard à une contestation entre Aimeri de Castelnau et l'abbé de Cadouin, portée au Parlement de Pentecôte 1258; l'abbé fut débouté de ses prétentions (*Beugnot*, t. I, p. 33, nᵒ III).

BIRON. — *Certificat de l'incendie arrivée en la tour de l'horloge à Biron, où estaient les papiers et documents appartenant à Messire Jean de Gontaut, seigneur et baron de Biron, Montaut, etc., etc., lequel certificat fut fait à la requête du dit seigneur d'authorité de iustice en présence de maistre Ant. de la Boëtie, lieutenant de M. le Sénéchal de Périgord au siége de Sarlat, etc.* Manuscrit in-fol. sur vélin de 24 pages (1539).

— *De la Duché-pairie de Biron, érigée en 1598.* Dans l'*Histoire généalogique* du P. Simplicien, t. IV, p. 115. — T. V, p. 426.

BIRON. — *La Conspiration, prison, jugement et mort du duc de Biron.* Jouxte la copie imprimée à Honnefleur par Jean Petit, 1607, pet. in-8 de 80 p.

— *Correspondance intime d'Armand Gontaut-Biron, maréchal de France*, publiée par E. de Barthélemy. Bordeaux, 1874, in-4.

— *Le Maréchal de Biron, sa vie, son procès, sa mort*, par Ch. de Montigny.

— *Procès du Maréchal de Biron*, par J. de La Guesle.

BIRON (Armand-Louis de Gontaut, duc de), connu sous le nom de duc de Lauzun, général français, né le 15 avril 1747, à Paris, décapité le 31 décembre 1793. — *Mémoires*. Paris, 1822, 2 vol. in-18. — Nouvelle édition, par Louis Lacour. Paris, 1858, in-12.

— *Lettres sur les Etats-généraux de 1789* ou détail des séances de l'assemblée de la noblesse et des trois ordres du 4 mai au 15 novembre, précédées d'une notice historique sur Biron et publiées par Maistre de Roger de la Lande. Paris, Mᵐᵉ Bachelin-Deflorenne, 1865, in-8, br.

— *Eloge d'A. Gontaut de Biron*, par Vigneron. Bordeaux, 1789, in-8.

BIZONNET (Edmond), de Mareuil. — *Le Songe de Kosciusko*. 1863.

BOHYRE (Arnaud), Vicaire-Provincial de la Compagnie de Jésus pour la province de Toulouse, né à Périgueux dans le courant du XVIᵉ siècle. — *Recueil d'anciens*

Brefs et Bulles des SS. Pères, Lettres-patentes et missives des Roys très chrestiens, arrests du Grand Conseil et autres titres concernant la réformation de Saint François en France et nommément en la province de Guyenne, etc. Tolose, R. Colomiez, 1613, in-4 (Catalogue de la Bibliothèque de Bordeaux. *Histoire*, p. 596, n° 6590).

— *Arnaldi Bohyræi, Aquitani, Vesunensis, ex Soc. Jesu. Elegiæ.* Tolosæ, typis viduæ Iacobœi Colomerii, 1618, in-4.

— *Theatrum Perseii, seu Perseum francum, gallici* (Bibliothèque des écrits de la Société de Jésus, par le P. Alegambe, p. 46).

BOISSARIE, docteur-médecin à Sarlat. — *Notes sur quelques cas de phlegmon péri-utérin.* Paris, 1874, in-8.

BONNAR (Théophile). — *Une Révolution à Forville*, comédie en 3 actes. Bergerac, Faisandier, 1873, brochure in-12 de 80 pages.

BONNEFIN (abbé), ancien supérieur du collège de Montignac. — *Mélanges religieux, politiques et littéraires.* Périgueux, Bounet, 1875, in-18.

BORDAS-DEMOULIN (Jean), écrivain philosophe, né à Labertinie (Montagnac La Crempse) en 1798, mort en 1859. — *Éloge de Pascal et histoire du Cartésianisme.* Paris, 1842, in-4.

— *Le Cartésianisme ou la véritable rénovation des sciences.* Paris, 1843, 2 vol. in-8.

— *Mélanges philosophiques et religieux.* Paris, Ladrange, 1846, in-8.

— *Les Pouvoirs constitutifs de l'Église.* Paris, Ladrange, 1855, in-8.

— *Essai sur la réforme catholique.* Paris, 1856, in-12.

— *Théories de l'infini et de la substance.*

— *Œuvres posthumes.* Paris, 1861, 2 vol. in-8.

— *Histoire de la vie et des ouvrages de Bordas-Demoulin*, par Huet. Paris, 1861, in-12.

BORDIER et CHARTON. — *Histoire de France par les Monuments.* Paris, 1859, 2 vol. in-4. Figures.

BOREL D'HAUTERIVE, archiviste-paléographe. — *Annuaire de la Noblesse de France.* Paris, Dentu et Diard, 1843 à 1873, 30 vol. in-8 (Se continue).

		p.
1855	Galard Béarn	399
1846	Gontaut Biron	202
1865	id.	91
1845	Bourdeilles	412
1843	Boysseuilh	266
1845	Brantôme	312
1856	Caumont La Force	92
1856	Chantérac (La Cropte de)	195
1862	Chapt de Rastignac	366
1847	Cremoux	196
1858	Cugnac	193
1859	id.	174
1848	Damas	124
1845	Fénelon (Salignac de)	193
1848	id.	255
1844	Gentils de Laugallerie	243
1859	Hautefort	183
1863	id.	407
1864	Isly (Bugeaud d')	89
1844	Jorie (Malet de La)	254
1843	Lapanouse	309
1854	Lapeyrouse et Bonfils	236
1847	Lasteyrie du Saillant	221
1866	Lavalette (Welles de)	276
1844	Lentilhac	252
1852	Lostanges	241
1844	Malet	244
1848	id.	212
1847	Maleville	343
1865	Pinoteau	167
1851	Roffignac	298
1855	Sainte-Aulaire	249

BORIE (François-Arnault, sieur de La), chanoine de Saint-Front à Périgueux, mort à Périgueux en 1607. — *Anti-Druzac, ou Apologie des femmes bonnes, nobles et honnestes.* Toulouse, 1564.

— *Antiquités du Périgord*. 1577. Très-rare.

— *Traicté des Anges et Démons*, de Maldonat, mis en françois par F. de la Borie, chanoine à Périgueux. Rouen, Besongne, 1616, pet. in-12. — Rouen, chez Louys Loudet, 1619, in-12. Figure sur le titre.

Voir dans le supplément de Moréri et dans le Moréri de 1750 la généalogie des Arnault de Périgord; voir le *Bulletin de la Société archéologique du Périgord*, t. 1, p. 79.

BORN (Bertrand de), seigneur de Hautefort en Périgord, vivait au XIIe siècle, a laissé plusieurs *Sirventes*. — Publication en préparation de ses *Poésies* d'après le manuscrit de Florence, par M. Clédat, professeur à la faculté des lettres de Lyon.

— *Bertrand de Born*, par Mary-Lafon. Paris, Ambroise Dupont, 1839, 2 vol. in-8.

— *Le Tyrtée du Moyen-âge* ou Histoire de Bertrand de Born, vicomte d'Hautefort, par V. A. Laurens, membre de l'Institut historique de France. Paris, Gedalge jeune, 1863, in-8.

BORNEILH (Géraud de), troubadour, surnommé le *Maître des Troubadours*, né à Excideuil en Périgord, vivait au XIIe siècle. — On lui compte, selon l'abbé Millot, jusqu'à quatre-vingt-treize pièces.

BOST, pasteur protestant. — *Les Œuvres de La Force*. Bergerac, Faisandier, 1869, br. in-16.

BOUCHET (Jean). 1476—1550. — *Annales d'Aquitaine*, finissant en 1535. Paris, 1537, in-fo. — Continuées par Abraham Mounin. Poitiers, 1644, in-fo.

BOUFFANGES, né à Sarlat. — *Documents historiques sur le pays Sarladais*, 1833.

BOUILHAC (Pierre), de Montignac, membre de plusieurs sociétés savantes. — *Causeries champêtres*. Périgueux, Dupont, 1878, in-8.

BOUILLON (Pierre), élève de Monsiau, né à Thiviers en 1776, mort à Paris en octobre 1831. — *Musée des Antiques dessiné et gravé à l'eau-forte*, avec des notices par Bins de Saint-Victor. Paris, 1811-27, 3 vol. gr. in-folio.

BOUILLON, fils du précédent. — *Principes de dessin linéaire*. Paris, 1859, in-4. Figures.

BOUQUIER (Gabriel), peintre, conventionnel, né à Terrasson le 10 novembre 1739, mort à Terrasson en 1810. — *Épître à Vernet, peintre du roi*. Amsterdam, 1773.

— *Plaintes, doléances et remontrances des habitants de Terrasson*. 8 mars 1789.

— *Mémoire sur l'injuste assiette de l'impôt*. 1791.

— *Poëme séculaire aux amis de la Constitution*. Brive, Joseph Robin, 1791.

— *Opinion dans le procès du roi*. 1792, in-8.

— *La Réunion du 10 août 1793, ou l'Inauguration de la République française sans-culottide*, en 5 actes, par Bouquier et Moline. 1794, in-8. Très-rare.

— *Rapport et projet de décret relatifs à la restauration des tableaux et autres monuments des arts formant la collection du Muséum national*, par G. Bouquier, au nom du Comité d'instruction publique. Paris, s. d. br. in-8.

— *Réflexions sur la Révolution*.

BOURDEILLES (Hélie de), cardinal, évêque de Périgueux, archevêque de Tours, né en 1410, mort en 1484. — *Opus pro pragmaticæ sanctionis abrogatione*. Romæ, 1486 in-4. — Tolosæ, 1518.

— *Concordata inter Leonem papam X et sedem apostolicam et christianissimum regem Franciscum I et regnum Galliæ*, pub. anno 1517. Parisiis, Gerlier, 1520, in-4. — Eadem, 1534, in-8. — Cum interpretatione Petri Rebossi. Parisiis, 1538-1546, in-4. — Eadem, 1540, in-8. — Sexta editio ab auctore recognita. Parisiis, 1555-1561, in-8. — Lugduni, 1580, in-8. — Parisiis, 1613, in-4. — Eadem, 1620-1660, in-f°.

— *Defensorium concordatorum*, etc. *Tractatus editus tempore Ludovici XI regis Franciæ*, etc. Se trouve dans : *Pragmatica sanctio Caroli VII Francorum regis, cum glosis Cosmæ Guymier, reedita studio Francisci Pinsonii*. Paris, Clousier, 1666, in-f°.

— *Traité latin sur la Pucelle d'Orléans* qui se trouve à la fin du Procès de Jeanne d'Arc.

Il y déclare qu'elle n'était pas justiciable de l'évêque de Beauvais.

— *In laudem Eminentissimi sanctissimi que viri Eliæ de Bourdeilles S. R. E. Cardinalis. Elegia authore Antonio Durroux sacerdote Tutellæ.* Apud Petrum Chirac solum Regis, D. D. Episcopi, cleri, urbis et collegii typographum et bibliopolam, prope Palatium, 1763, in-4 de 12 pages.

BOURDEILLES (Pierre de), abbé de Brantôme. 1527—1614. — *Œuvres complètes.* Londres, 1739, 5 vol. in-12. — Nouvelle édition, considérablement augmentée et accompagnée de remarques critiques et historiques. La Haye, 1740, 15 vol. in-12. Figures. — Londres (Maëstricht), 15 vol. in-12. — Paris, Bastien, 1787, 8 vol. in-8. — Dans les Mémoires relatifs à l'Histoire de France, de Petitot. Paris, 1819 à

1824. — Edition Buchon. Paris, Desrez, 1838, 2 vol. gr. in-8. — Paris, 1855, 2 vol. gr. in-8.

— *Œuvres complètes du seigneur de Brantôme*, accompagnées de remarques historiques et critiques. Paris, Foucault, 1822, 8 vol. in-8.

Rare, les exemplaires ayant été détruits après la mort de l'éditeur.

— *Œuvres.* Nouvelle édition par M. Monmerqué. Paris, Foucault, 1823, 7 vol. in-8.

— *Œuvres complètes*, publiées d'après les manuscrits, avec variantes et fragments inédits, pour la Société de l'Histoire de France, par Ludovic Lalanne. Paris, Vᵉ J. Renouard, 1864-1876, 9 vol. in-8.

Le dixième complètera la publication avec les Poésies inédites de Brantôme, d'après le manuscrit de M. le docteur Galy.

— *Vies des hommes illustres et grands capitaines français de son temps.* Leyde, Jean Sambix, 1666, 4 vol. pet. in-12.

— *Vies des hommes illustres et grands capitaines étrangers.* Leyde, Jean Sambix, 1666, pet. in-12. — Leyde (à la sphère), 1692, 2 vol. pet. in-12. — Leyde, 1699, 4 vol. pet. in-12. — Leyde, 1722, 2 vol. pet. in-12.

— *Vies des hommes illustres et des grands capitaines français et étrangers du XVI° siècle.* Nouvelle édition. Paris, Demonville, 1810, 3 vol. in-8.

— *Les Vies des dames galantes.* Leyde, Jean Sambix, 1665, 2 vol. pet. in-12. — Leyde, Jean de la Tourterelle, 1666, 2 vol. pet. in-12. — Amsterdam, Jean de la Tourterelle, 1689, 2 vol. pet. in-12. — Amsterdam, 1693, 2 vol. pet. in-12. — Amsterdam, 1699, 2 vol. pet. in-12. — Amsterdam, 1721, 3 vol. in-12. — Londres, 1721, 2 vol. in-18. — Paris, Ledoux, 1834, 2 vol. in-8. — Paris, Garnier, 1841, 1848,

1849, 1852, 1868, in-12. — Paris, Delahays, 1857, in-16.

— *Les Vies des Dames illustres de France.* Leyde, Jean Sambix, le jeune, 1665, pet. in-12. — Leyde, J. Sambix, 1699, pet. in-12. — Leyde, 1722, pet. in-12.

— *Vies des Dames illustres françaises et étrangères.* Paris, 1868, in-18.

— *Anecdotes de la Cour de France touchant les Duels.* Leyde, Jean Sambix, 1722, pet. in-12.

— *Mémoires de Marguerite de Valois, avec son éloge*, etc. Liége, Broncard, 1713, in-8.

— *Dialogues, ou Entretiens des femmes savantes.* Amsterdam, Foppens, 1709, 2 part. in-12.

Cet ouvrage obscène n'est autre que l'*Académie des dames*, faussement attribuée sous ce titre à Brantôme.

BOURDEILLES (Claude de), comte de Montrésor, gouverneur du Périgord. mort en 1668. — *Mémoires*, imprimés dans un Recueil de Pièces servant à l'histoire moderne. Cologne, P. Marteau, 1663, in-12 — Cologne et Leyde, Sambix, 1664-65, 2 vol. in-12.

— *Mémoires.* Manuscrit in-folio en 4 volumes.

Ces Mémoires que l'on dit bien plus amples en manuscrit, sont cotés au n° 3186 du catalogue de M. Leblanc.

— *Discours fait par M. de Montrésor touchant sa prison* et autres pièces curieuses pour servir d'éclaircissement à ce qui est contenu dans ce 1er volume.

Ce recueil est imprimé au tome II de ses *Mémoires,* Leyde, 1665, in-12. Il contient plusieurs pièces depuis 1632 à 1645.

— *Lettres originales de M. de la Vieilleville et de M. de Montrésor*, du règne de Louis XIV.

Ces deux pièces sont conservées par M. de Gaignières.

BOURDEILLES (André de). — *Maximes de la guerre*, imprimées au tome XIII des Œuvres de Brantôme. La Haye, 1740, 15 vol. in-12.

— *Lettres d'André de Bourdeilles aux rois Charles IX et Henri III, comme à la reine Catherine de Médicis, leur mère ;* avec leurs réponses.

Elles sont imprimées dans le tome XIV des Œuvres de Brantôme. La Haye, 1740, 15 vol. in-12.

BOURDEILLES. — *Deux Requêtes de M. d'Aguesseau, procureur-général au parlement de Paris, sur la mouvance de la seigneurie de Bourdeilles, à trois lieues de Périgueux* (T. VI des Œuvres de M. le chancelier d'Aguesseau. Paris, 1769, in-4, p. 473-720.)

— *Mémoire servant de salvation pour messire Louis Le Prêtre de Vauban, abbé commandataire de Saint-Pierre de Branthôme, contre M. le procureur-général, les directeurs et créanciers de M. de Thou et le fermier du domaine de Guyenne*, par M. Capon.

Il s'agissait de savoir si la terre de Bourdeilles relève en tout ou en partie de l'abbaye de Branthôme.

BOURDEILLETTE (A.), docteur-médecin à Périgueux. — *Les Pyrénées : eaux thermales sulfureuses de Bagnères-de-Luchon.* Luchon, Lafon, 1874, in-18.

BOURGOING-LAGRANGE. — *Appel aux propriétaires français.* — *Le sol caution de l'État* (Notice explicative). 1873, broc. in-8.

BOYER DE PRÉBANDIER, médecin, né à Montplaisant près Belvés (XVIIIe siècle). — Traductions d'ouvrages de médecins anglais.

BRANCHU DU PILON. — *Mémoire justificatif contre le maire et procureur de la commune d'Echourgnac.* Périgueux. Berger et Chalnas, imprimeurs de la république, s. d. br. in-8.

BRANDON (Philibert de), évê-que de Périgueux de 1648 à 1655. — *Ordonnances faites dans son pre-mier synode, tenu l'an 1649.* Péri-gueux, Dalvy, 1649, in-8.

BRARD (Cyprien-Prosper), in-génieur-civil des mines, né à Laigle (Orne), le 21 novembre 1786, mort à Périgueux le 28 novembre 1839. — *Manuel du Minéralogiste et du Géologue voyageur.* Paris, Puigne-ray, 1805, in-18.

— *Traité des Pierres précieuses, des Porphyres, des Granits, Mar-bres et autres roches propres à rece-voir le poli, et à orner les monu-ments publics et les édifices particu-liers,* etc. Paris, Schœll, 1808, 2 vol. pet. in-8. Figures.

— *Mémoire sur le Natrolithe,* imprimé dans les *Annales du Mu-séum d'histoire naturelle.* 1808.

— *Mémoire sur les Coquilles fos-siles qui semblent avoir appartenu aux genres qui sont aujourd'hui terrestres et fluviatiles ,* imprimé dans les *Annales du Muséum d'his-toire naturelle.* 1810.

— *Histoire des Coquilles terres-tres et fluviatiles qui vivent aux environs de Paris.* Paris, Paschoud, 1815, in-12. Figures.

— *Minéralogie appliquée aux arts,* ou Histoire des Minéraux qui sont employés dans l'agriculture, l'économie domestique, la méde-cine, etc. Paris, Levrault, 3 vol. in-8. Figures.

— *Mémoire sur un nouveau pro-cédé tendant à reconnaître immédia-tement les pierres gélives.* Péri-gueux, Dupont, 1821, in-8.

Ce Mémoire a été réimprimé en 1823 dans le Bulletin de la Société d'encouragement et a valu à son auteur la médaille d'or de première classe.

— *Eléments de Minéralogie, ou Manuel du Minéralogiste voyageur.* Paris, Méquignon-Marvis, 1824, in-8. — Paris, même éditeur, 1838, in-8.

— *Description de la grande Ecole gratuite en plein air de M. Brard,* à l'usage des ouvriers et de leurs enfants. Paris, Colas, 1824, br. in-8. Figures.

— *Compte-rendu des travaux de la première année de l'Ecole fondée en faveur des pauvres ouvriers de la mine et de la verrerie du Lardin.* Paris, Fain, 1825, br. in-8.

— *Minéralogie populaire.* Paris, Colas, 1826, in-18.

— *Plan d'un Musée public de Technologie.* Périgueux, Dupont, 1827, br. in-8.

— *Maître Pierre, ou le Savant du village,* entretiens sur l'indus-trie. Paris, 1831, in-18.

— *Description historique d'une Collection de Minéralogie appliquée aux arts.* Paris, 1833, in-8.

— *Maître Pierre, ou le Savant du village,* entretiens sur l'art de bâtir à la campagne. Paris, 1834, in-18.

— *Dictionnaire usuel de Chimie, de Physique et d'Histoire naturelle.* Paris, Dupont, 1839, in-8.

— *Notice historique sur Cyprien-Prosper Brard, ingénieur civil des mines,* par F. Jouannet. Périgueux, Dupont, 1839, br. in-8. Portrait.

BRIFFAULT (Eugène-Victor), écrivain, né à Périgueux en 1799, mort en 1854. — *Paris dans l'eau.* Paris, Hetzel, 1844, beau vol. in-8 illustré.

BRUNIE (L.). — *Observations sur les Etats du Périgord,* et pièces justificatives. 1788, in-8.

BRUN (Pierre), jésuite, né à Périgueux, mort en 1629. — *Institution chrétienne.*

BUCIGNAC (Pierre de) ou ROSIGNAC, troubadour, clerc et gentilhomme d'Hautefort. — *Satire contre les femmes*, dans l'*Histoire des Troubadours.*

BUGEAUD DE LA PICONNERIE, duc d'Isly, né à Limoges le 15 octobre 1784, mort du choléra à Paris le 10 juin 1849 (Famille originaire du Périgord). — *De l'établissement de légions de colons militaires dans les possessions françaises du nord de l'Afrique*, suivi d'un projet d'ordonnance adressé au gouvernement et aux chambres. Paris, Didot, 1838, in-8.

— *Les Socialistes et le travail en commun.* Paris. 1848. broc. in-12.

— *Veillées d'une chaumière de la Vendée.* Paris, Ledoyen, 1849, in-18.

Bulletin monumental, etc., publié sous les auspices de la Société française d'Archéologie, collection de 42 vol. in-8, plus 1 vol. de table des matières; figures. Paris, Derache; Caen, Le Blanc-Hardel. (Se continue.)

Rechercher dans la collection les articles des archéologues périgourdins, ou ayant trait à des monuments du Périgord.

BUSSIÈRE (Georges), avocat, membre du conseil d'arrondissement, membre de la Société historique et archéologique du Périgord, né à Branthôme le 4 septembre 184.. — *Etudes historiques sur la Révolution en Périgord.* Première partie. (1789). Bordeaux, Lefebvre, 1877, in-8.

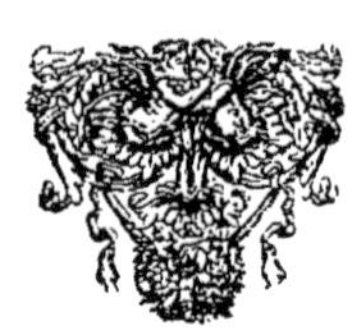

Cabinet (le) historique, revue mensuelle, sous la direction de M. Louis Paris. — Voir l'article placé à la fin du volume, pour plus amples détails.

Calendrier du département de la Dordogne. Périgueux, Dupont, 67 vol. in-16 (Se continue).

CALVET (A.). — *Une Promenade en Périgord*. Cahors, 1841, in-8.

CALVIMONT (Jean-Baptiste-Albert, vicomte de), littérateur, préfet, maître des requêtes au Conseil d'Etat, né à Saint-Antoine d'Auberoche en 1804, mort à Paris en 1858. — *L'Amarante; Causeries du soir*. Paris, Urbain Canel, 1832, in-8. Dessin d'Henri Monnier.

— *Le Dernier des Condé*. Paris, 1832, in-8, orné d'un beau portrait.

— *L'Honnête Homme*, épisode sans date pour servir à l'histoire du cœur humain, suivi de *Un mariage de la main gauche*. Paris, 1833, in-8.

— *Veillées vendéennes*, dédiées à Henri de France. Paris, 1833, in-18, orné de deux gravures et du fac-simile d'une lettre de la duchesse de Berry adressée à Madame la baronne de Charette.

— *Au mois de mai*. Paris, J. Denain, 1835, in-8. Vignette de Gavarni.

— *La Folle vie*. Paris, Dumont, 1839, 2 vol. in-8.

— *A l'ombre du clocher*, roman. Paris, Thomin, 1842, 2 vol. in-8.

— *Le Journal de Montaigne*.

— *Le Revenant*, journal politique.

— *Trélissac*. Périgueux, Boucharie, br. in-8.

CARLES (abbé), missionnaire diocésain et du Calvaire de Toulouse. — *Une Chapelle dominicaine à Périgueux*. Périgueux, Boucharie, 1869, in-8.

— *Pélerinage de Notre-Dame des Vertus*. Périgueux, Cassard, 1870, in-8.

— *Monographie de Saint-Front.* Périgueux, Cassard, 1871, in-8. Gravure.

— *Histoire du Saint Suaire de Cadouin.* Paris, Poussielgue, 1875, in-8.

A la suite se trouvent des indications bibliographiques. — La première édition de ce livre parut à Périgueux, Cassard, 1870, br. in-18.

CARTAILHAC (Emile), conservateur du musée d'histoire naturelle de Toulouse, né à Toulouse. — *Matériaux pour servir à l'histoire primitive et naturelle de l'homme,* etc., revue mensuelle. Toulouse, 12 vol. in-8. Gravures (Se continue).

— *Un Squelette humain de l'âge du renne, à Laugerie basse (Dordogne).* Toulouse, Bonnal et Gibrac, br. in-8.

Extrait du Bulletin de la Société d'histoire naturelle de Toulouse.

CARTES ET PLANS. — *Theatre geographique du royaume de France, contenant les cartes des provinces d'iceluy, avec leurs descriptions.* A Paris, chez la veufve Jean Le Clerc, rue Saint-Jean de Latran, à la Sallemandre royalle. 1632.

Dressé par Gabriel-Michel de La Roche Maillet, angevin, ancien advocat au parlement et au conseil privé de Sa Majesté. Le tout dédié au Roy. — Cet ouvrage, très-rare complet, contient 59 cartes avec des frontispices et cartouches. On y trouve : Carte 43. La Potamographie de Garonne et des fleuves qui se rendent dedans. Joannes Tardo, canonicus Sarlati, del. 1628. J. Blanchin, fecit. J. le Clerc, exc. — Carte 44. Description du diocèse de Sarlat et du haut Périgord. A. Joanne Tardo, del. 1624. H. Picard, incidit. J. le Clerc, exc. avec un plan de Sarlat. — Carte 45. Description du païs de Quercy. A. Joanne de Tarde, del. avec un plan de Cahors.

— *Cartes des Provinces de France,* gravées par Hugues Picart vers 1635. *Bergerac.*

— *Cartes, plans et perspectives de la France,* publiées en 1628, par Tassin. *Bergerac* (carte).

Chaque carte de gouvernement particulier est accompagnée de la perspective ou du plan de sa ville chef-lieu, quelquefois de l'une et de l'autre.

— *Comté de Périgord,* par Philippe de La Rue. Paris, Mariette; Amstelodami, J. Blaeu, 1663, in-f°.

— *Périgord et provinces voisines,* par Delille, grande carte in-f°. 1714.

— *Cartes géographiques* d'Homan, in-f°, dressées à Nuremberg, vers 1730, d'après Delille. *Guyenne et Gascogne,* in-f°.

— *Méthode de géographie ou voiage curieux par les villes les plus considérables et les principaux pays des 30 gouvernements généraux et le six particuliers du royaume de France mis en jeu, où l'on a marqué les singularités des pays, évêchez, universitez, présidiaux, parlements,* etc. Paris, chez Crepy, 1725, pl. in-f°.

Très curieux et extrêmement rare.

— *Cartes de France,* dressées par Le Rouge. 1756, in-f°. *France militaire. — France postale. — N° 14. Guyenne, Gascogne, Perigord.*

— *Indicateur fidèle de toutes les routes de France,* etc. Paris, 1770. 2 vol. in-4.

— *Atlas historique, géographique et chronologique de la France ancienne et moderne* de Des Nos. Paris, 1766, in-4.

— *Atlas de la France divisée en 40 gouvernements militaires, avec les routes,* etc. 1775, in-18.

— *Cartes des provinces de France,* par Bonne. 1786, in-f°. *Guyenne et Gascogne.*

— *Cartes pour servir à l'étude de l'Histoire de France.* 1787, in-4. *Guyenne. — France divisée en 18 provinces ecclésiastiques. — France divisée en ses 24 généralités.*

— *Géographie ancienne historique et comparée des Gaules, suivie de l'analyse des Itinéraires anciens,* avec un atlas, par Walkenaër. Paris, 1839, 3 vol. in-8.

— *Evêché de Périgueux*, par Nicolas Lansdu. Paris, 1679; Robert, 1742, 2 feuilles in-f°.

— *Evêché de Sarlat*, par Nicolas Lansdu. Paris, 1679; Robert, 1742, in-f°.

— *Cartes* éditées par Sanson d'Abbeville vers 1640, in-8. *Diocèse de Sarlat. — Guyenne et Gascogne.*

— *Diocèse de Sarlat*, planche hollandaise du XVII° siècle.

Anonyme, *probablement* une copie de la carte du chanoine Tarde.

— *Atlas national des Départemens de la France.* Paris, 1791, in-4. *Dordogne.*

— *Voyage dans les départements de la France;* par une société d'artistes et de gens de lettres. Paris, 1792-1795, in-8. *Dordogne.*

Collection dite Lavallée. Intéressante série de monographies départementales avec cartes et gravures, donnant le tableau de la France sous la Révolution dans le style du temps.

— *Guide pittoresque du voyageur en France.* In-8. *Dordogne.*

La description de chaque département est accompagnée d'une carte et de plusieurs planches, vues et portraits gravés au burin.

— *Nouvel Atlas du royaume de France*, ou cartes détaillées des Gaules, de la France en 1789, des 86 départements et des colonies, avec une carte politique de la France divisée en gouvernements militaires, par Perrot, gravé par Malo. 1827. *Dordogne.*

— *Topographie de la France. Dordogne*, grand in-f° (Bibliothèque nationale. Estampes).

Ce volume contient plusieurs cartes, plans et vues du département de la Dordogne.

— *Carte du département de la Dordogne* (Grand atlas de Belleyme).

— *Carte en carton collée sur toile du département de la Dordogne*, décrétée le 26 juin 1790 par l'Assemblée nationale.

— *Atlas national de la France. Département de la Dordogne*, décrété le 26 janvier 1798. Divisé en 5 arrondissements et 47 cantons.

— *Carte topographique et routière du département de la Dordogne*, dressée d'après les ordres de M. Romieu, préfet du département, par Cuménal, agent-voyer (échelle de 20,000ᵐ). Périgueux, 1839.

— *Carte routière du département de la Dordogne.* Périgueux, Baylé, 1847.

— *Carte de l'Etat-Major*, publiée par le Ministère de la guerre.

— *Carte routière et hydrographique du département de la Dordogne.* 1864.

— *Carte routière et hydrographique du département de la Dordogne.* 1866.

— *Carte routière et hydrographique du département de la Dordogne*, par Sinson, agent-voyer en chef, et Robert, conducteur des ponts-et-chaussées. 1869.

— *Carte routière et hydrographique du département de la Dordogne*, publiée par le département en 1878, sous la direction de M. Surrugue, agent-voyer en chef. Très belle carte.

— *Carte industrielle et minéralogique du cours de la Dordogne et de la plupart de ses affluents, et en particulier de la Vézère et de la Corrèze*, par Conrad et Brard. Paris, lithographie de Engelmann.

— *Carte de l'arrondissement de Bergerac*, par Rigaud, de Bergerac. Bergerac, Faisandier, 1874, grand jésus.

— *Plan de la ville de Périgueux*, à l'échelle de 1 à 1.250, par Sérager. 1828. Carte.

— *Plan cadastral de la Cité*, par Sérager, échelle de 1 à 2,500. 1827. Carte.

— *Plan d'assemblage de la ville de Périgueux*, par Grénier. 1872, carte en papier collée sur toile et renfermée dans un étui.

— *Plan ancien et nouveau de Périgueux*, par Ch. A. Ausset.

— *Plan de la ville de Périgueux*, par Reghéere, lieutenant au 50e d'infanterie. Périgueux, chez Ronteix, lithographe, et Cassard, imprimeur, 187.

— *Pourctraicts des villes et chasteaux de France*, gravés en 1574, pour la *Cosmographie* de Belleforest, in-fº. *Périgueux*, signé : Geometrice depinxit Edoardus Bredin. 1574.

C'est la plus ancienne reproduction graphique connue des villes de France.

— *Topographia Galliæ*, par Martin Zeiller. Francfort, Gaspard Mérian, 1655, 4 vol. in-fº. *Bergerac*.

— *Plan de la grotte de Miremont*.

CARRÉ (G.), professeur au lycée de Périgueux. — *Le régime municipal à Périgueux aux deux premiers siècles de l'empire romain*. Périgueux, 1876, in-18.

CASSANEUIL (de). — *Cavalcade de Périgueux*. Périgueux, Rastouil, 1870, br. in-4.

CASSINI (Jacques-Dominique). 1747—1831. — *Cartes de l'ancienne France*. — *Périgord*, deux feuilles.

CASTEL, né à Sarlat au commencement du XVIIe siècle, auteur de la *Relation du siége de Sarlat*, fait par Marchin, en 1652.

Catalogue des Roolles Gascons, Normans et François, conservés dans les Archives de la Tour de

Londres, rédigé par Th. Carte et publié par M. de Palmcusc. Londres (Paris), 1743, 2 tom. en 1 vol. in-fol.

On recherche surtout les exemplaires où se trouve la préface originale de Carte qui avait été supprimée par ordre du gouvernement français et remplacée par une autre que fit Bougainville.

CATHALA-COTURE (Antoine de), né à Montauban en 1652, mort en 1724. — *Histoire du Quercy*. Montauban, 1785, 3 vol. in-8.

Parle souvent du Périgord.

CAUMONT. — *Le Livre Caumont, où sont contenus les dits et enseignements du seigneur de Caumont*, composés pour ses enfants l'an 1416. Paris. Techener, 1845, gr. in-4, orné d'une planche en couleurs.

Publié par le docteur Galy, de Périgueux.

— *Voyage d'Oultremer en Jherusalem*, par le sieur de Caumont, l'an MCCCCXVIII; publié pour la première fois d'après le manuscrit du Musée britannique, suivi de tables des noms d'hommes et de peuples, noms de lieux et d'un glossaire, par M. le marquis de Lagrange. In-8.

— *Document inédit relatif à l'enlèvement d'Anne de Caumont*, par Ph. Tamizey de Larroque. Paris, s. d. broc. in-8.

Tiré à 50 exemplaires.

CAUMONT (Jacques Nompar de), duc de La Force, maréchal de France. 1559—1652. — *De la Duché-pairie de La Force, érigée en 1637 (Histoire généalogique du P. Simplicien, t. IV, p. 465)*.

— *Mémoires authentiques, ainsi que ceux de ses deux fils les marquis de Montpouillan et de Castelnault*, recueillis, mis en ordre et précédés d'une introduction par le marquis de Lagrange. Paris, Charpentier. 1843. 4 vol. in-8.

— *Paroles dv sievr de La Forse.. a sa majesté à Saint-Maur-les-Fosse₇.* 15 juillet 1602, in-8 de 16 pages.

Sentence de mort du duc de Biron, condamné à avoir la tête tranchée en la place de Grève; vers curieux blâmant son supplice.

— *Articles accorde₇ par M. le Mareschal de la Force général de l'armée du roy, pour la reduction de la ville de La Motte en l'obeissance de sa Majesté, avec les depute₇ de la dite ville.* Lyon, 1634, plaquette in-8.

CAUMONT (Charlotte-Rose de), demoiselle de La Force, petite-fille du duc de La Force, de l'Académie des Ricovrati de Padoue. 1650—1724. — *Epître à Madame de Maintenon.*

— *Châteaux en Espagne*, poëme dédié à la princesse de Conti.

— *Les Fées, contes des contes.* Paris, 1692, in-12.

— *Histoire secrète des ducs de Bourgogne.* Paris, 1694, 2 vol. in-12. — Paris, Didot, 1782, 3 vol. pet. in-12.

— *Histoire secrète des amours de Henri IV, roi de Castille, surnommé l'Impuissant.* Paris, 1695, pet. in-12. — Villefranche, 1696, 1765, in-12.

— *Histoire de Marguerite de Valois, reine de Navarre, sœur de François Ier.* Amsterdam, 1696, 2 vol. pet. in-12. — Paris, 1719, 4 vol. in-12. — Paris, Didot, 1783, 6 vol. in-12.

— *Gustave Wasa.* Lyon, 1698, 2 vol. in-12.

— *Histoire secrète de Catherine de Bourbon, duchesse de Bar, etc.* Nancy, 1703, in-12.

— *Anecdotes du XVIe siècle, ou Intrigues de cour, avec les portraits de Charles IX, Henri III et Henri IV.* Paris, 1741, 2 vol. in-12.

— *Les Jeux d'esprit, ou la promenade de Madame la princesse de Conti à Eu*, publié pour la première fois, avec une introduction par le marquis de La Grange. Paris, Aubry, 1862, in-8.

— *Le Grand Alcandre.* 2 vol.

— *Le Prince de Condé.* 2 vol.

CAUMONT DE BEAUVILLA (Bertrand de). — *Généalogie de cette famille.* Paris, Henry, 1757.

CAUMONT (Arcisse de), fondateur de la Société française d'archéologie, né à Bayeux le 28 août 1801, mort à Caen le 16 avril 1872. — *Cours d'Antiquités monumentales.* Caen, Chalopin et Hardel, 1830-1841, 6 vol. in-8, avec atlas.

— *Abécédaire ou Rudiment d'archéologie.* In-8. 1º *Architecture religieuse.* Caen, Hardel, 1850; 5me édition. Caen, Le Blanc-Hardel, 1870. Gravures. — 2º *Architectures civile et militaire.* Caen, Hardel, 1853; 3me édition. Caen, Le Blanc-Hardel, 1869. Gravures. — 3º *Ere gallo-romaine.* Caen, 1862; 2e édition. Caen, Le Blanc-Hardel, 1870. Gravures.

Y chercher la description des monuments du Périgord.

CAVILLE (J.-B.), né à Périgueux. — *Les Périgordinismes corrigés.* Périgueux, Danède, 1818, in-8.

CAZE, sous-préfet de Bergerac. — *La Mort de Jeanne d'Arc, ou la Pucelle d'Orléans*, tragédie en cinq actes. S. l. n. d. an XIII (1805), in-8.

CHABANS (Louis de), sieur du Maine. — *Advis et moyens pour empescher le désordre des duels.* Paris, Langlois, 1615, in-8.

— *Histoire de la Guerre des Huguenots faite en France sous le règne du roy Louis XIII*, avec les plans des siéges des villes en taille-douce, par messire le baron de Chabans. Paris, 1634, in-4.

Ouvrage très-rare, orné d'un grand nombre de plans.

CAYET (Palma). — *Chronologie novénaire, depuis 1589 jusqu'en 1598*. Paris, 1608, 3 vol. in-8.

— *Chronologie septénaire, etc., depuis 1578 jusqu'en 1604*. Paris, 1605, in-8.

CHAMPAGNAC ou CHAMPEY-NAC (Jean de), sieur du Mas, conseiller du roi, lieutenant au siége de Périgueux, maître des requêtes de la reine Marguerite de Navarre (Fin du XVIe siècle et commencement du XVIIe siècle). — *Philosophie françoise : logique, ethique, phisique et metaphisique*. Paris, Jean Gesselin, 1607, in-12.

CHANTÉRAC (Charles de La Cropte de), évêque d'Alet. — *Registre des ordonnances des visites de Mgr Charles de la Cropte de Chanteirac, évêque d'Alet*. Précieux manuscrit in-f° sur papier, contenant 468 pages.

Ch. de la Cropte de Chanterac, originaire du Périgord, fut le 35e et dernier évêque d'Alet. Il gouverna son diocèse du 19 juin 1763 jusqu'à la Révolution, époque où il fut fondu en partie dans le diocèse de Carcassonne et en partie dans celui de Perpignan. Commencé en 1780, ce registre s'arrête en 1788.

CHAPT DE RASTIGNAC (Louis Jacques de), évêque de Tulle et archevêque de Tours, né en Périgord en 1685, mort en 1750. — *Instruction pastorale sur la justice chrétienne*. 1749.

— *Harangues, Discours, Lettres, Mandements, Instructions pastorales*.

CHAPT DE RASTIGNAC (Arnaud de), grand-vicaire d'Arles, tué à l'Abbaye le 2 septembre 1792.

— *Questions sur la propriété des biens-fonds ecclésiastiques en France*. 1789, in-8.

— *Accord de la révélation et de la raison contre le divorce*. 1790, in-8.

— *Traduction de la Lettre synodale du patriarche Nicolas à l'empereur Alexis Comnène, sur l'érection des métropoles*.

CHARRIÈRE (Auguste), ancien juge de paix à Périgueux. — *Sainte-Héléne*, poésies. Paris, Ponthieu, 1826, br. in-8.

— *Cloître de Cadouin* (4 octobre 1839). Paris, Dupont, 1840, in-8 de 72 p. Plan.

Le Conseil général de la Dordogne vota l'acquisition des cloîtres de Cadouin.

— *Chronique de la bataille de Vern (1562)*. Paris, Dupont, 1844, in-8 de 72 pages.

— *Loi sur la police du roulage et des messageries, du 30 mai 1851, restreinte dans ses dispositions aux seuls tribunaux de police*. Périgueux, Auguste Boucharie, br. in-8.

CHASTANET (A.), percepteur, à La Bachellerie. — *Les Femmes de France*. Périgueux, Dupont, 1873, br. in-8.

— *Poésies patoises*. Ribérac, Delecroix, 6 brochures.

— *La Grève des Médecins*.

CHASTENET (Léonard), chanoine régulier de Chancelade, mort le 10 juillet 1685. — *La vie de Mgr Alain de Solminihac, evesque, baron et comte de Caors, et abbé régulier de Chancellade*. A Caors, Jean Bonnet, 1663, pet. in-8. — Nouvelle édition. Saint-Brieuc, Prudhomme, 1817, in-12.

CHASTENET (Léonard), médecin, né à Mussidan en 1715. —

Lettre sur la lithotomie, etc. Londres (Paris), 1760, in-8.

— *Lettre à M. Cambon pour servir de réfutation à une lettre de Van der Gracht, chirurgien et lithotomiste*, etc. S. l. n. d. in-8.

— Articles dans le *Mercure de France*, le *Journal de Médecine*, le *Journal des Savants*.

CHAUVIN (E.). — *Fleurs et Frimas*. Périgueux, Bounet, 1872, in-18.

CHÉRON (P.-N-A.), chirurgien aide-major. — *Essai sur les propriétés physiques, chimiques et médicales des eaux de la fontaine chaude de la cité de Vésone*, etc. Périgueux, Dupont, s. d. br. in-8 de 8 pages.

A ce sujet : *Chanson*, par A. D. sous-officier au 5e léger. Périgueux, 2 pages.

CHÉRON DE VILLERS, originaire du Périgord. — *Marie-Anne-Charlotte de Corday, sa vie, son temps, ses écrits, son procès, sa mort*. Paris, Amyot, 1865, gr. in-8, avec un album de fac-simile, de portraits, d'autographes, par E. Bellot.

— *Le Sang de Marat*, fac-simile des nos 506 et 678 du journal l'*Ami du Peuple*, teints du sang de Marat; portrait de Marat. Paris, 1865, gr. in-8.

Tiré à 50 exemplaires.

CHESNE (André du). 1584—1640. — *Recueil des Historiens de France*.

Devait avoir 24 volumes. Cinq seulement ont paru : depuis l'origine de la nation jusqu'à Philippe-le-Bel.

— *Histoire des Cardinaux français*, etc. Paris, 1660-1666, 2 vol. in-fo.

On y trouve une vie du cardinal Elie de Talleyrand.

CHEVALIER (Joseph), seigneur de Cablans, de Saint-Mayme et de Puymartin en Périgord. — *Histoire de Périgueux, de 1601 à 1691*, manuscrite (Bibliothèque Lapeyre, à la Bibliothèque de Périgueux).

CHEVALIER, inspecteur primaire à Nontron. — *Notions élémentaires d'Agriculture*. Paris, Charlieu, in-12 de 160 pages. 1858.

CHEVALIER. — *Histoire de la vie civile, militaire et politique*, etc. Ribérac, Delecroix, 1871, in-8.

CHEVILLARD (J.). — *France chrétienne, divisée en archevêchés et évêchés*, avec addition de 1691 à 1699, par R. Coquin de Troyes. Blasons.

Chroniqueur (le) du Périgord et du Limousin, revue historique, artistique et religieuse, dirigée par M. A. de Siorac. Périgueux, A. Boucharie, 1853 à 1856, 4 vol. in-4. Gravures.

CLABAUT. — *Généalogie de la maison de Gontaut-Badefol*. 1771, br. in-4.

CLAIRELS (Hélie), né à Sarlat en Périgord (XIIe siècle). — On a de lui plusieurs pièces, entr'autres une Satire très-violente contre l'héritier de Boniface, comte de Montferrat (1204).

CLARETIE (Jules), littérateur et romancier, né à Saint-Alvère en Périgord.

L'Art et les artistes français contemporains. Paris, Charpentier, 1876, in-12. — *Pierille*. — *Une Drôlesse*. — *Le Voisin de l'avare*. — *Les Ornières de la vie*. — *Robert Burat*. — *Mademoiselle Cachemire*. — *Histoires cousues de fil blanc*. — *Le Dernier des Montagnards*. — *Camille Desmoulins*. — *La Guerre nationale*. — *La France envahie*. — *La Rançon des soldats*. — *Le Beau Solignac*. — *Les belles folie de Renégat. — Les Prussiens chez eux. — Histoire de la Révolution de 1870-71.* Paris, 1876-1877, gr. in-8 jésus. — *Molière.* Paris, Lemerre. — *Les Contemporains oubliés. — La Vie moderne au théâtre. — Petrus Borel. — Les Portraits contemporains, peintres et sculpteurs. — Carpeaux. — La Libre parole. — La Poudre au vent.*

Pièces de théâtre : *Raymond Lindet*, jouée aux Menus-Plaisirs. — *La Famille des Gueux*, jouée à l'Ambigu. — *Les Ingrats*, jouée au théâtre de Cluny. — *Les Muscadins*, jouée au Théâtre Historique.

CLAUZEL (Hippolyte). — *La Question des vins à notre époque.* Bergerac, Faisandier, 1860, broc. in-8.

— *Le Triomphe du Christ*, ou découverte d'une science immense, etc. Bergerac, Faisandier, 1875, in-8.

CLAVEL, chanoine, ancien curé de Grun et de Paunat. — *Déclaration politique aux électeurs du département de la Dordogne, le 24 mars 1848.* Paris, Penaud, broc. in-4.

CLÉDAT (J.). — *La Comtesse de Montignac*, poème humoristique en patois périgourdin, avec le texte français et des notes explicatives. Périgueux, Rastouil, 1872, in-12.

CLÉDAT (L.), ancien membre de l'Ecole française de Rome. — *Leçon d'ouverture d'un Cours de littérature au moyen-âge*, professé à Lyon (22 décembre 1876). Paris, E. Thorin, 1876, in-8.

CLÉMENT (dom François). — *Chronologie historique des comtes de Périgord.* Se trouve dans la 2e édition de *l'Art de vérifier les dates.* Paris, Desprez, 1770, in-fol. page 710.

CŒUILHE (Etienne-Front), président à l'élection de Périgueux. — *Pensées diverses.* 1751.

— *La Liberté des mers*, poëme. Paris, 1782, in-8.

COLDEFY, curé de Sigoulés. — *Aperçu sur les écoles mixtes.* Périgueux, Cassard, br. in-8.

COLLETET (Guillaume). — *Vie des Poètes bordelais et périgourdins*, publiées par Ph. Tamizey de Larroque. Bordeaux, 1877, in-8.

Tiré à 150 exemplaires.

COLOMBET, professeur à Périgueux. — *Poésies.*

COMBROUSE (abbé), curé de Carlux. — *Les Chants d'une Muse du Périgord.* Paris, Dupont, 1846, in-8.

Congrès archéologique de France. 25e session. Périgueux, 1858, in-8. Gravures.

Congrès scientifique de France. 41e session. Périgueux, 1876, in-8.

Congrès scientifique de France. Gust. Hugues. Broch. Paris, Grassard.

CONDÉ (Louis, prince de), né en 1530, tué à Jarnac en 1569. — *Mémoires*, publiés par Secousse et Lenglet en 1743, 6 vol. in-4.

Édition la plus complète. Ces Mémoires contiennent des faits très intéressants sur les guerres de religion en Périgord.

CONTE (Paul-Alfred), ancien capitaine de cavalerie à Bergerac. — *Le Uhlan et le Raid*, étude sur la cavalerie et sur l'armée nouvelle. 1871, br. in-8 de 60 pag.

CONTE-LAGONTERIE, docteur-médecin. — *Du croup, de la diphtérie et de l'angine couenneuse.* Ribérac, Delecroix, 1870.

CORBIÈRE, pasteur protestant. — *Pas de Schisme!* Bergerac, Faisandier, 1874, br. in-8.

*Correspondance inédite du cheva-
lier d'Aydie*, suite aux lettres de
Mademoiselle A'ssé, publiée sur les
manuscrits autographes. Paris, F.
Didot frères, 1874, in-12.

COULOMBEIX (J.). — *Thèses
pour le doctorat*, soutenues devant
la faculté de droit de Paris le 27
août 1847. Paris, Cosse et Dumaine,
1847, in-8.

COURAJOD (Louis), attaché à
la conservation des Musées du Louvre. — *Le Monasticon gallicanum*,
études iconographiques sur la topographie ecclésiastique de la France
aux XVII° et XVIII° siècles. Paris,
1869, gr. in-f° de 28 pages.

Préparé pour une réédition des planches par les
bénédictins de la congrégation de Saint-Maur et
rédigé sur des documents originaux.

COURCELLE-SENEUIL (J.-
G.), économiste français, chargé
d'affaires du Chili en France, né à
Vanxains en 1813 ou 1814. —
*Lettres à Edouard sur les révolu-
tions*. Paris, Bréauté, 1833, in-8.

— *Le Crédit, la Banque, etc.*
Paris, Pagnerre, 1840. in-8.

— *Traité théorique et pratique
des entreprises industrielles, commerciales et agricoles, ou manuel
des affaires*. Paris, 1855, 1857,
1867, in-8.

— *Traité d'Economie politique.*
Paris, 1858, 2 vol. in-8.

— *Etudes sur la science sociale.*
Paris, 1862, in-8.

— *Leçons elémentaires d'économie
politique.* Paris, 1864, in-8.

— *Traité théorique et pratique
des opérations de banque.* 4° édition. Paris, Guillaumin, 1864, in-8.

— *Agression de l'Espagne contre
le Chili.* Paris, 1866, in-8.

— *La Banque libre, exposé des
fonctions du commerce de banque et*

de son application à l'agriculture,
suivi de divers écrits de controverse
sur la liberté des banques. Paris,
Guillaumin, 1867, in-8.

— *Liberté et Socialisme.* Paris,
1868, in-8.

— *L'héritage de la révolution,*
questions constitutionnelles. Paris,
1872, in-8.

COURRIÈRE (A.), de Jarnac. —
*Vue de l'abbaye de Brantôme, prise
du pont du jardin public.*

COURTOIS. — *Voyage de M**
en Périgord.* Paris, 1762, in-12. —
Nouvelle édition, avec un avant-
propos et des notes par M. Ferd.
Villepelet. Sauveterre, J. Chollet,
1878, in-18. Eau-forte.

COUSIN (Victor), membre de
l'Académie française, né à Paris en
1792, mort en 1867. — *Madame de
Hautefort.* Paris, Didier, 1856,
in-8. Portrait.

A paru aussi dans le *Journal des Savants*, mars-
avril 1855 et dans la *Revue des Deux-Mondes*, n° du
15 janvier 1858.

COUTISSON MENILEK. —
*L'Origine du pain, ou l'homme
dans la communauté du bien*, promenade solitaire. A Bergerac, de
l'imprimerie de J.-B. Puynesge',
1786, in-12.

COUTRAS (bataille de). 20 octobre 1587. — *Mémoires envoyés en
divers lieux de ce qui se passa le 24
août que le Roi de Navarre sortit
de La Rochelle, jusqu'à la bataille
de Coutras du 20 octobre 1587.*

Ces mémoires de Philippe Du Plessis-Mornay
sont imprimés au t. I du recueil de ses *Mémoires*,
p. 754.

— *Relation manuscrite de la bataille de Coutras.* In-f°.

Cette relation était conservée dans la bibliothèque
de M. le président de Mesmes, p. 292 au XX° vol.

— *De la bataille de Coutras,
gagnée par le roi de Navarre et de
la défaite du duc de Joyeuse.*

Cette relation est imprimée au t. II des *Mémoires
de la Ligue*, p. 262.

— Relation de la journée de Coutras.

Elle est imprimée avec la Vie du cardinal de Joyeuse, à la fin, p. 245. Paris, 1679, in-4.

— Lettre d'un gentilhomme catholique françois à MM. de Sorbonne de Paris, sur la nouvelle victoire obtenue par le roi de Navarre contre M. de Joyeuse à Coutras le mardy 20 octobre 1587. Sans nom de ville ni d'imprimeur, in-8 de 62 p.

— Bataille de Coutras, le 20 octobre 1587, estampe allemande, in-4 en largeur.

N. B. Quoique Coutras ne soit pas en Périgord, j'indique ces relations à cause des noms qui s'y trouvent.

CREMOUX (Félix, vicomte de), né en 1791, mort en 1871. — Plusieurs *Mémoires sur la Géologie* dans les *Annales d'agriculture de la Dordogne.*

— Il a publié sous le pseudonyme de F.-C. DE BOULOY : *Le Nouveau Théâtre de Société.* Paris, Tresse, 1840, 2 vol. gr. in-8.

CROS (A.), ancien professeur d'éloquence au collége de Périgueux. — *Grammaire générale*, présentée à l'Institut. 2° édition. Paris, l'auteur, 1800, in-12.

— Idylles de Théocrite, traduites en vers.

**Culture (la) de la Pomme de terre.* Ribérac, Delecroix.

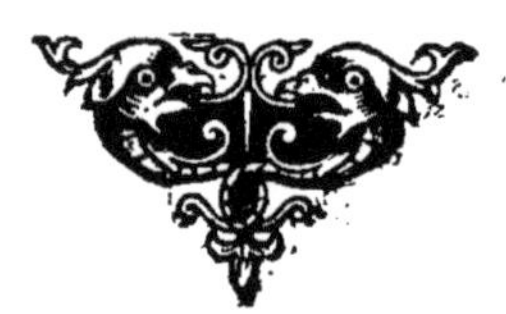

DABERT (Nicolas-Joseph), évèque de Périgueux, né à Henrichemont (Cher), le 17 septembre 1811, nommé le 16 mai 1863. — *Vie de Saint-François de Paule et de l'ordre des Minimes.* In-8. Portrait du saint.

— *Histoire de Saint Thomas de Villeneuve.* 3e édition. Paris, V. Palmé, in-8. — 4e édition. Périgueux, Cassard, 1877, in-8.

— *Le Solitaire des rochers.* Paris, Périsse.

— *Vie de M. Vernet, supérieur du séminaire de Viviers.* Paris, Périsse.

— *La bonne mère Saint-Jean, ou vie de Me Julie Malleval, religieuse ursuline.* Dijon, 1855, in-18.

— *Vie de la révérende mère Arsène, première supérieure générale des Sœurs de la Présentation de Marie.* Avignon, 1863, in-18.

— *Le Mois du Saint Enfant Jésus.* Lyon, Pélagaud, 1864, in-18.

— *Le Mois de Saint Joseph.* Lyon, Pélagaud, 1862, in-18.

— *Allocutions diverses.*

DADINE DE HAUTESERRE (Antoine), né à Cahors en 1602, mort à Toulouse en 1682. — *Rerum Aquitanicarum, libri quinque, etc.* Tolosæ, apud Arnaldum Colomierum, ~~1658~~, in-4. *1648* —

Parle du Périgord.

DAMBIER (abbé), curé de Belvez. — *Notice sur le pélerinage de Notre-Dame de Capelou.* Périgueux, Boucharie, 1868, broc. in-12.

DANIEL (Arnauld), troubadour, né à Ribérac (XIIe siècle), a laissé 17 pièces de poésies. Pétrarque l'appelait le *Grand maître d'amour.*

Voir le *Discours sur les célébrités du Périgord,* par M. Sauveroche.

DANIEL (Père Gabriel), jésuite, né en 1649. — *Histoire de France.* La meilleure édition est celle de Paris, 1756, 17 vol. in-4.

Parle du Périgord.

DAUBIGE (Charles). — *Les Vestes rouges au Tamaulitapas* (Mexique). Paris, Amyot, 1876, in-18 jésus.

DAUMESNIL (Yrieix), général, né à Périgueux en 1776, mort en 1832. — *Vie du général Daumesnil.* Paris, Dupont, broc. in-12.

— *Le général Daumesnil, sa vie militaire*, tirée de l'ouvrage : *Les grands hommes de la France*, par M. Gœpp. Périgueux, Bounet, 1875, br. in-8. Portrait.

DAURIAC (Philippe), littérateur, né à Périgueux le 29 septembre 1833. — *Étude sur la gravure en médailles au XIXe siècle.* 1863.

Parue dans la *Revue contemporaine.*

— *La Télégraphie, son histoire et ses applications en France et à l'étranger.* Paris, 1864, in-18.

DAVILA (Henri-Catherine). — *Histoire des Guerres civiles en France sous François II, Charles IX, Henri III, Henri IV, de 1559 à 1598*, publiée en italien, imprimée au Louvre en 1641, 2 vol. in-f°. — Venise, 1733, 2 vol. in-f°. — Londres, 1755, 2 vol. in-4.

— Traduite en français par Beaudouin. Paris, 1644, 2 vol. in-f°.

— Traduite en français par l'abbé Mallet. Amsterdam (Paris), 1758, 3 vol. in-4.

— Traduction latine. Rome, 1745, 3 vol. in-4.

Indiqué à cause des faits qui se sont passés en Périgord.

DEBETZ DE LACROUZILLE (Armand), docteur-médecin, né à Périgueux. — *De la péricardite hémorrhagique.* Paris, Parent, 1865, in-4.

DEBIDOUR (A.). — *De la condition des classes ouvrières en France à la fin du règne de Louis XV.* Périgueux, Rastouil, 1870, in-8.

— *Richelieu et sa politique.* Nontron, Deschamps, 1875, in-8.

— *La Fronde angevine, tableau de la vie municipale au XVIIe siècle.* Paris, Thorin, 1877, in-8.

DEBORD-LAUDONIE (Numa), né à Laudonie commune de Plazac le 16 mai 1821. — *Une royale hécatombe.* Paris, Lachaud, 1873, in-18.

DECOUS DE LAPEYRIÈRE, ancien procureur-général à la cour de Limoges, né à Périgueux le 23 avril 1822. — *Discours sur Cujas*, prononcé à Paris le 2 décembre 1848. Paris, Dupont, 1848, in-8.

— *Discours prononcé à Saint-Jean d'Angély, lors de l'inauguration de la statue de Regnault de Saint-Jean d'Angély en 1862.*

— *Discours de rentrée de la Cour de Poitiers.* Poitiers, Dupré, 1863, br. in-8.

— *Discours de rentrée de la Cour de Toulouse.* Toulouse, E. Ratier, 1864, br. in-8.

— *Discours de rentrée de la Cour d'Orléans.* Orléans, E. Puget, 1867, br. in-8.

— *Discours d'installation comme procureur-général près la Cour de Limoges.* Limoges, Ducourtieux, 1870, br. in-8,

— *L'Etat de la question sociale en 1871.* Paris, Lachaud, 1871, br. in-8.

— *Le Suffrage universel et les abstentions.* Paris, Lachaud, 1871, br. in-8.

— *De l'institution du jour de l'an.* Périgueux, Dupont, 1871, br. in-8.

— *Les Neutres et les insociables.* Paris, Lachaud, 1871, br. in-8.

— *De l'initiative des femmes de Strasbourg.* Périgueux, Dupont, 1872, br. in-8.

— *Conférence d'actualité.* Périgueux, Dupont, 1873, br. in-8.

— *De la législation et de la jurisprudence en ce qui concerne le duel.* Périgueux, Dupont, 1877, br. in-8.

DELANOUE (J.), né à Nontron. — *Voyage dans les Pyrénées en juillet 1829, et notice géologique sur ces montagnes.* Périgueux, Lavertujon, 1829, br. in-8.

— *De l'ancienneté de l'espèce humaine ;* lettre au Ministre de l'Instruction publique. Valenciennes, 1862, in-8.

— *Nombreux Mémoires sur la Géologie.*

— *Mémoire sur le Manganèse,* et nombreux articles dans les *Annales de la Société d'agriculture de la Dordogne.*

DELAY. — *Tables de comparaisons entre les anciennes mesures de la Dordogne et celles du nouveau système métrique.* Périgueux, Dupont, 1809, in-4.

— *Réponse aux observations sur le cadastre et l'évaluation des revenus dans le département de la Dordogne.* Périgueux, Dupont, décembre 1820, brochure.

DELCER (Maurice). — *Rimes écolières,* poésies. 1867.

DELCAMPE ou LACAMPIE, gentilhomme périgourdin. — *La Juliade.* Paris, 1649 (*Catalogue des archives départementales* 755. G.)

— *L'Art de monter à cheval qui montre la belle et facile méthode de se rendre bon homme de cheval.* Paris, Jacques Le Pas au palais, à l'entrée de la gallerie des prisonniers, 1664, in-8. Planches.

DELFAU (Guillaume), ancien secrétaire-général à la préfecture de la Dordogne, né à Grives (Sarladais) en 1766, mort en 1815. — *Annuaire du département de la Dordogne, an XI.* Périgueux, Dupont, an XI, in-8.

— *Annuaire statistique du département de la Dordogne pour l'an XII de la république.* Périgueux, Dupont, an XII, in-8.

— *Petit voyage aux Pyrénées.*

— *Notices sur le château de Jumilhac et sur divers châteaux du Périgord.*

DELOCHE (Maximin). — *De la forêt royale de Ligurium,* mentionnée dans le Capitulaire de Kiersi en 877. Paris, Lahure, 1859, in-8. Carte de la forêt.
Extrait du tome XXIV des *Mémoires de la Société des Antiquaires de France.*

DELPIT (Jules). — *Collection générale des Documents français qui se trouvent en Angleterre.* Paris, Dumoulin, 1857, in-4.

— *Poésies inédites de J.-F. de Chancel-Lagrange.* Sauveterre, J. Chollet, 1878, in-8. Portrait à l'eau-forte.

DELPIT (Martial), ancien député à l'assemblée nationale de 1871-1875. — *Rapport sur les archives de l'hôtel-de-ville de Périgueux,* adressé à M. le Ministre de l'Instruction publique. Paris, Dupont, 1839, in-8.

— *Notice sur un manuscrit de la bibliothèque de Wolfenbüttel, intitulé* Recognitiones Feodorum, *etc.,* sur l'état des villes, des personnes, etc., en Guyenne et en Gascogne au XIII° siècle. Paris, imprimerie royale, 1841, in-4.
En collaboration avec M. Jules Delpit.

— *Rapport fait à l'Assemblée Nationale, au nom de la commission* d'enquête, sur l'insurrection du 18 mars 1871. Paris, imprimerie du journal officiel, A. Wittersheim, 1872, gr. in-4 de 61 pages. — Paris, Techener, 1872, gr. in-8, papier de Hollande (rare).

— Mémoire sur les sources manuscrites de l'histoire municipale de la ville d'Amiens.

— Lettres à M. A. Thierry sur les bibliothèques publiques de la ville de Londres.

DELPY, instituteur à Parcoul (Dordogne). — Essais poétiques. Périgueux, Dupont, 1870, in-18.

— Nouvelles Poésies. Périgueux, Dupont, 1872, in-8.

DESCOURADES. — Enquête agricole et usages locaux du canton de Mareuil-sur-Belle. Périgueux, Bounet, 1864, in-8.

DES MOULINS (Charles), né à Southampton le 13 mars 1778, mort à Bordeaux le 23 décembre 1875, membre de l'Académie des sciences, belles-lettres et arts de de Bordeaux, président de la société linnéenne de Bordeaux, etc. — Documents relatifs à la faculté germinative conservée par quelques grains antiques (tombeaux gallo-romains de La Monzie-Saint-Martin).

Actes de la Société Linnéenne de Bordeaux, t. VII. 1835.

— Esnandes et Beaumont du Périgord, etc. Paris, Derache, 1857, br. in-8. Gravure.

— Comparaison des départements de la Gironde et de la Dordogne, etc. Bordeaux, Gounouilhou, 1859, br. in-8.

Pour servir d'introduction au Catalogue des Phanérogames de la Dordogne, 1840, 1846, 1848-1858, dans les Actes de la Société Linnéenne de Bordeaux.

— L'Ecole du respect, et notice sur l'église et les seigneurs de Couze. Caen, Hardel, 1859, br. in-8. Gravures.

— La Patine des silex travaillée de main d'homme et quelques recherches sur les questions diluviale et alluviale. Bordeaux, Coderc, 1864, in-8.

DESSALLES (Léon), ancien archiviste du département de la Dordogne, né au Bugue le 18 mai 1803, mort en novembre 1878. Collaborateur au Lexique roman de M. Raynouard et son continuateur depuis 1836 jusqu'en 1842 où le Lexique fut terminé.

De 1836 à 1854, il a publié :

1° Dans le Journal de la Langue française : Etudes sur la langue française. — Grammaire de la langue romane avant l'an 1000, par M. Raynouard. — Les Patois du Midi de la France, considérés sous le double rapport de l'écriture et de la contexture des mots. — Lexique roman ou dictionnaire de la langue des troubadours, par M. Raynouard. — Le livre du très chevaleureux comte d'Artois, publié par M. J. Barrois. — Des formes de transition que les mots latins revêtirent en se décomposant avant de passer dans la langue rustique romane. — La langue des troubadours et celle des trouvères comparées dans la contexture et la valeur prosodique des mots. — Rapport sur le mot Eduquer. — Recherches sur les formes grammaticales de la langue française et de ses dialectes au XIIIe siècle, par Gust. Fallot.

2° Dans le Conservateur : Recherches sur les Damoisels. — Les Redevances bizarres. — Recherches sur le mot Dame. — De l'hommage et du serment de fidélité. — Quelques observations sur le patois et la manière de l'écrire.

3° Dans l'Echo de l'Instruction publique : De la nécessité de rendre populaires nos anciens idiômes vulgaires, et difficultés que présentent ces idiômes. — Des moyens à employer pour reconstituer la grammaire de la langue française. — Histoire de la littérature française au moyen-âge, comparée aux littératures étrangères, par J.-J. Ampère, professeur de littérature française au Collége de France. Introduction. — Histoire de la formation de la langue française. — Philologie française.

4° Dans l'Echo de Vésone : De l'extinction de la mendicité. — Essai sur les légendes pieuses du Moyen-âge , par M. Maury. — De la Commune.

5° Dans les Annales agricoles de la Dordogne : De l'agriculture. — Les Pastoureaux de 1320.

6° Dans l'Encyclopédie des connaissances utiles : l'art. Lacondamine.

7° Dans le Puy-Artésien : Essai sur le denier.

8° Dans la Revue française : Le Roman du Renard , supplément , variantes et corrections , publié d'après le manuscrit de la bibliothèque du Roi à la Bibliothèque de l'Arsenal, par M. Chabaille.

9° Dans le Mémorial Bordelais : Histoire politique et religieuse du Midi de la France, par Mary-Lafon.

10° Dans le journal l'Institut : Las Flos del Gay Saber, par M. Noulet.

11° Les Mystères de Saint Crespin et Saint Crespinien , publiés pour la première fois d'après un manuscrit conservé aux archives du royaume. Paris, imprimerie royale, 1836, in-8.

Tiré à 200 exemplaires. En collaboration avec M. Chabaille.

12° Les Archives du Royaume; l'hôtel Soubise; dans Paris pittoresque. Paris, 1837, 2 vol. gr. in-8.

13° Le Trésor des Chartes, sa création, ses gardes et leurs travaux , depuis l'origine jusqu'en 1582. Paris, imprimerie royale, 1844, in-4.

14° La Rançon du roi Jean. Paris, 1850, gr. in-12.

15° Influence de la littérature française sur la littérature romane. 1852.

Médaille d'or au concours de l'Académie de Toulouse.

16° Origine et formation du Roman (langue du midi) et de l'ancien français (langue du nord).

Mémoire qui a obtenu le prix de 1500 fr. au concours Volney à l'Institut de France en 1854.

De 1840 à 1855, M. Dessalles a publié sur le Périgord :

1° Dans les Annales de la Dordogne : La Confiscation du duché de Guyenne. — Episode de l'histoire de Périgueux. — Notice sur Seguin de Badefol. — Les Archiprêtrés du Périgord. — Le Périgord et ses limites.

2° Dans le Calendrier de la Dordogne : Le Procès de Robert d'Artois et ses suites. — L'hôpital de Montpaon. — Notice historique sur le cardinal de Périgord. — Notice sur Pierre Itier, évêque de Sarlat, et sur Christophe de Rouffignac, président du parlement de Bordeaux. — Notice sur Jean de Chamberlhac. — Notice sur Arnaud de Cervole dit l'Archiprêtre.

3° Dans l'Echo de Vésone : Etude sur Bertrand de Born. — Essai sur les Troubadours périgourdins. — Correspondance diplomatique de Bertrand de Salignac de Lamothe-Fénelon. — Alice de Montfort et ses sœurs. — Fables de Lachambeaudie. — La Vapeur, du même.

— *De l'administration en Périgord, ou histoire des querelles de cette ville avec Archambaud V et Archambaud VI.*

En 1855 et 1856 :

1° Dans les *Annales de la Dordogne : Les Vins de Bergerac. — L'arrondissement de Sarlat*, détails archéologiques, statistiques, géologiques et agricoles. — *L'arrondissement de Périgueux*, détails, etc. — *L'arrondissement de Bergerac*. détails, etc.

2° Dans l'*Echo de Vésone : L'industrie commerciale et agricole en Périgord aux XIIe et XIIIe siècles. — Quelques rapprochements historiques à propos de l'architecture byzantine en France et particulièrement en Périgord. — De la culture du tabac en Périgord. — Considérations sur les mœurs, les habitudes, les tendances en Périgord. — Du Guesclin à Périgueux. — Lettre au rédacteur de l'Echo de Vésone, à propos du travail de M. de Gourgues sur les noms de lieux. — Arnaud Daniel. — Les Rôles gascons. — Notice sur Paunat. — L'Etablissement du christianisme en Périgord. — Nouveaux détails sur le même sujet. — Notice sur Ribérac. — Notice sur le général de Maran. — Notice sur Ribérac. — La foire de la Saint-Louis au Bugue. — L'Hôpital de Villefranche de Belvez. — La Guyenne monumentale. — La Dordogne et ses péages. — La Société au XIe siècle. — Epoque où l'on cessa de commencer l'année à Pâques. — La Trève ou paix de Dieu. — Le Livre des Bouillons des archives de la ville de Bordeaux.*

3° Dans le *Journal de Bergerac : Les armes du Bugue, et Lettre rectificative à ce sujet.*

4° *Histoire du Bugue.* Périgueux, 1857. in-8.

5° *Notice sur Geoffroy, prieur du Vigeois (Calendrier de la Dordogne, 1856).*

6° *Rapport au préfet de la Dordogne sur les archives des comtes de Périgord.* Paris, 1842, br. in-8.

7° *Influence de la guerre des Albigeois sur la langue et la littérature romane en général et particulièrement dans le Midi de la France : mémoire couronné par l'Académie de Bordeaux.* 1858, br. in-8.

8° Dans le *Glaneur de Sarlat : La Cour plénière. — Simon de Montfort et l'épisode de la guerre des Albigeois en Périgord, sur les bords de la Dordogne.*

10° En préparation : *Histoire du Périgord*, qui doit avoir 4 volumes.

DETERMES (Jules), littérateur. — *Albert ou onze mois sur la Dordogne (1621-1622).* Paris, Hivert, 1835, in-32.

Dans la deuxième note d'*Albert*, M. Determes cite : *La Mer des chroniques*, ouvrage fort rare, imprimé en 1518 (La *Mer des chroniques* est une des premières éditions des Chroniques de Saint-Denis). Voir aussi les autres notes de cet ouvrage où sont nommés plusieurs auteurs qui ont parlé du Périgord.

— *Le Château de Laforce*, avec une gravure du XVIIIe siècle. Bergerac, Faisandier, 1850, br. in-4.

DEZEIMERIS (Jean-Eugène), docteur-médecin, bibliothécaire de la faculté de médecine de Paris, membre du conseil général et député de la Dordogne, né en 1802 à Villefranche-de-Longchapt. — *Dictionnaire de la médecine ancienne et moderne, etc.* Paris, Béchet jeune, 1828-1836, 4 vol. in-8.

— Mémoire qui a partagé le prix du concours ouvert devant l'Académie royale de médecine sur la question suivante : *Donner un aperçu rapide des découvertes en anatomie pathologique faites depuis trente ıns. etc.* Paris, Béchet jeune, 1830, in-8.

— *Lettres sur l'histoire de la médecine, etc., suivies de fragments historiques.* Paris, Loquin, 1838, in-8.

— *Résumé de la médecine hippocratique, ou aphorismes d'Hippocrate.* Paris, Fortin, 1844, in-32.

— Plusieurs *Mémoires* sur la médecine et l'apiculture. — A rédigé en 1845 le journal *le Commerce.*

**Dictionnaire historique ou Biographie universelle* de F. X. de Feller, continuée sous la direction de M. R A. Henrion. 8e édition. Paris, 1832, 20 vol. in-8.

**Dictionnaire de la Conversation,* avec supplément. Paris, Belin-Mandar et Garnier, 1832-1851, 68 vol. in-8.

Souvent inexact.

DION (abbé Pierre), chanoine honoraire, docteur en théologie, etc., né à Bergerac le 12 décembre 1827, mort le 30 juin 1867. — *Cours élémentaire de liturgie, etc.* Paris, Vivés, 1856, in-12.

— *Cours élémentaire de Prédication, etc.* Paris, Vivés, 1856, in-12.

— *De romani pontificis infaillibilitate,* suivi d'une dissertation française sur l'apostolat de Saint-Front. Périgueux, Lavertujon, 1858, in-8.

— *Monseigneur J. B. A. Georges, évêque de Périgueux et de Sarlat, sa vie, ses œuvres, sa mort, ses obsèques.* Périgueux, Lavertujon, 1860, in-8.

— *Compendium tractatus de ecclesia.* Paris et Tournay, Casterman, 1862, in-12.

— *Compendium de sacratissima divini verbi incarnatione.* Paris, Vivés, 1864, in-12.

— *Compendium tractatus de gratiá.* Lyon, Briday, 1866, in-12.

— *Coup d'œil sur l'église de St-Front.* Arras, Rousseau-Leroy, 1866, in-8.

— Traduction d'une partie des *Œuvres de Saint Bernard,* édition Vivés.

— Annotations à la *Théologie morale* de Lacroix. Paris, Vivés, 1866-1867.

— *Notice sur M. l'abbé Dion, chanoine honoraire de Saint-Front, et directeur au grand séminaire de Périgueux.* Amiens, Ve Rousseau-Leroy, 1875, br. in-8.

Extrait de la *Revue des sciences ecclésiastiques.*

**Discours véritable de ce qui est advenu à trois blasphémateurs ordinaires du nom de Dieu, jouant aux cartes dans un cabaret, distant de quatre lieues de Perrigeux, sur le grand chemin de Bordeaux.* A Engoulesme, par Ollivier de Miniere, 1600, in-8 de 6 pages.

Une réimpression à petit nombre a été faite, de nos jours, par les soins de M. Senemaud.

**Dissertation sur deux rocs branlants du Nontronnais.* Bordeaux, 1849, br. in-8.

DORDOGNE. — *Opinion de Meynard, député de la Dordogne, concernant le procès de Louis XVI.* Paris, 1792, br. in-8.

— *Réflexions sur le jugement de Louis Capet,* par J. Pinet ainé, député de la Dordogne. Paris, 1792, br. in-8.

DU CLUZEL (chevalier), enseigne des vaisseaux du roi, mort à Quiberon en 1795. — Manuscrit contenant : *La Marine suivant son ancien pied et sur le nouveau réglement de 1772,* pet. in-12 (Bibliothèque de M. de Roumejoux).

DUFOUR (Georges), attaché au ministère des finances, né à Branthôme. — *Des Beaux-arts dans la politique.* Paris, Lachaud, 1875.

DUFRAISSE (Numa). — *Projet d'institution d'observation météorologique dans la Dordogne en 1847.* Périgueux, Dupont, 1847, br. in-8.

DUFRAISSE (Marc). — *Histoire du Droit de guerre et de paix de 1789 à 1815.* Paris, Lechevalier, 1867, in-8.

DUFRAISSE (H. P.). — *Le Théisme*, poème en trois décades. Nontron, Deschamps, 1872, in-8.

DUJARRIC-DESCOMBES (Léonard-Albert), licencié en droit, officier d'académie, membre de plusieurs sociétés savantes, né à Périgueux le 17 février 1848. — *Des contrats aléatoires*, thèse pour la licence. Paris, Moquet, 1872, in-8.

— *Réponse au livre de M. O. Douen sur l'intolérance de Fénelon.* Périgueux, Dupont, 1872, in-8.

— *Essai historique sur Monseigneur Daniel de Francheville, surnommé le Père des pauvres, évêque de Périgueux (1693-1702).* Périgueux, Cassard, 1873, in-8. — Nouvelle édition, revue et augmentée. Périgueux, Dupont, 1874, in-8.

— *Quelques mots sur l'origine et la naissance de Cyrano de Bergerac.* Périgueux, Dupont, 1874, in-8.

— *Un dernier mot sur Cyrano de Bergerac.* Périgueux, Dupont, 1875, in-8.

— *Aperçu philosophique de la doctrine de Maine de Biran, à l'occasion de la nouvelle édition de ses Pensées.* Périgueux, Dupont, 1874, in-8.

— *Notes biographiques sur Etienne Cœuilhe, magistrat et moraliste périgourdin (1697-1746).* Périgueux, Dupont, 1875, in-8.

— *Remarques d'après des notes inédites au sujet de l'Etude historique sur Mgr Guillaume Le Boux, évêque de Périgueux et prédicateur ordinaire de Louis XIV*, par l'abbé Riboulet. Périgueux, Dupont, 1876, in-8.

— *Journal de Mgr de Beauveau, évêque de Sarlat (1688-1701).* Périgueux, Dupont, 1876, in-8.

— *Les Philippiques de Lagrange-Chancel*, publiées d'après le manuscrit et les annotations de l'auteur, avec une préface. Périgueux, Dupont, 1878, in-18.

— *Mémoire sur les archives municipales de Périgueux.* Périgueux, Dupont, 1880, in-8.

— En préparation : *Etude sur Lagrange-Chancel*, suivie d'une étude sur cet auteur et les diverses éditions de ses œuvres.

DU LAU (Jean-Marie), archevêque d'Arles, né en 1738 au château de La Coste en Périgord, mort aux Carmes le 2 septembre 1792. — *Recueil de Mandements et Lettres pastorales.* Arles, 1795, in-4.

— *Adresse au roi sur le décret du 26 mai.* Paris, 1792, in-8.

— *Œuvres complètes*, recueillies et publiées par M. J. Constant, curé de Saint-Trophime d'Arles, etc. Arles, Mesnier, 1817, 2 vol. in-8.

DU LAU D'ALLEMANS (comte). — *Le Perspicace*, poésie. Périgueux, Bounet, 1860, br. in-8.

DUMONTEIL (Fulbert). — *Jardin d'acclimatation. Portraits zoologiques*, dessins par Crafty. Paris, 1874, gr. in-8.

DUMOULIN (P.-G.). — *Méthode pratique pour enseigner l'orthographe en quelques mois*, etc. Ribérac, Dufraisse, 1842, in-12.

DUMOULIN (abbé), archiprêtre de Ribérac. — *Méthode pour raisonner sa croyance.* Périgueux, Faure et Rastouil, 1844, in-18.

DUPLEIX (Scipion). 1559—1661. — *Histoire générale de France depuis Pharamond jusqu'à présent.* Paris, 1621-1643, 5 vol. in-f°.

DUPONT (Auguste), représentant du peuple en 1848, fondateur du journal l'*Echo de Vesone*, né à Périgueux le 5 octobre 1798, mort à Périgueux le 20 août 1850. — *Coup d'œil sur l'exposition des produits de l'industrie française en 1844.* Périgueux, Dupont, 1844, br. in-8 avec grav.

— *Procès Delcouderc* (sténographié). Périgueux, Dupont, 1844, br. in-8.

DUPONT (Paul), député et sénateur de la Dordogne, né en 1796, mort en 1879. — *Dictionnaire des formules.* Paris, Dupont, 1841, in-8. — Nouvelle édition. Paris, Dupont, 1879, 3 vol. in-8.

— *Notice historique sur l'imprimerie.* Paris, Dupont, 1849, broc. in-4.

— *Dictionnaire général d'administration.* Paris, Dupont, 1849, in-4.

— *Histoire de l'Imprimerie.* Paris, 1854, 2 vol. in-8.

— *Des dangers que présentent les instructions criminelles.* Paris, Dupont, 1855, br. in-4.

— *Insuffisance des traitements en général.* Paris, Dupont, 1855, br. in-4.

— *Une Imprimerie en 1867.* Paris, Dupont, 1867, in-4.

— *Exposition universelle de 1867* (*jury spécial*). *Notes et documents relatifs à l'organisation ouvrière des établissements de M. Paul Dupont.* Paris, Dupont, 1867, br. in-folio.

— *Dictionnaire municipal*, ou nouveau manuel des maires. 5e édition. Paris, Dupont, s. d. in-8.

— *Discours politiques.*

DUPONT (Paul) fils. — *Les Petites Sœurs des Pauvres.* Périgueux, Dupont, 1868, in-8.

DUPUY (Jean), récollet du couvent de Sarlat, né à Périgueux vers 1589, mort vers la fin du XVIIe siècle. — *L'Estat de l'Eglise du Périgord, depuis le christianisme.* Perigueux, Pierre et Jean Dalvy, imprimeurs et marchands-libraires, 1629, 2 tom. en 1 vol. in-4. — Périgueux, 1716, 2 vol. in-12. — Réimpression *fac-simile* par le procédé Dupont, avec des notes de M. l'abbé Audierne. Périgueux, Dupont, 1841, 2 vol. in-4.

DURANTON, ministre de Louis XVI, né à Mussidan en 1736, guillotiné à Bordeaux le 20 décembre 1793. — *Lettre-circulaire sur le serment à prêter pour les ecclésiastiques.* Bordeaux, 1792.

DUSOLIER (F. A. Alcide), né à Nontron le 22 septembre 1836. — *Démoralisation et Décentralisation.* Paris, lib. nouvelle, 1869, brochure.

— *Ceci n'est pas un livre.* Paris, Poulet-Malassis, 1860, in-18.

— *Jules Barbey d'Aurevilly.* Paris, Dentu, 1862, in-12. Portrait à l'eau-forte par Alph. Legros.

— *Nos Gens de Lettres, leur caractère et leurs œuvres.* Paris, Faure, 1864, in-18.

Une nouvelle édition est en préparation chez Decaux, à Paris.

— *Les Spéculations et les mutila-tions du Luxembourg.* Paris, librai-rie du Luxembourg, 1866, broch.

— *Propos littéraires et pittores-ques de Jean de la Martrille*, avec un frontispice gravé par Em. Bé-nassit. Paris, Faure, 1867, in-12.

— *Les Quatre Poésies de Jean de la Martrille* (editio ad familiares). Nontron, Deschamps, 1868, broc.

— *Politique pour tous.* Paris, A. Le Chevalier, 1869, brochure.

— *Le Plébiscite du 8 mai.* Péri-gueux, 1870, brochure.

— *Ce que j'ai vu du 7 août 1870 au 1er septembre 1871.* Paris, E. Leroux, 1874, in-18.

— Collaboration à *l'Artiste*, au *Figaro*, au *Monde Illustré*, à la *Revue Européenne*, à la *Revue fantaisiste*, à la *Revue nouvelle*, au *Paris-Magazine*, à la *Vie Pari-sienne*, au *Nain-Jaune*, au *Temps*, etc., etc.

DUVERGEY (Henri). — *Confé-rences sur les rapports entre la littérature et les mœurs.* Ribérac, Condon, 1874, in-8.

DUVIGNEAU (P. Hyac.), avo-cat au Parlement de Bordeaux, mort sur l'échafaud révolutionnaire le 26 juillet 1794, à l'âge de 40 ans. — *Eloge historique d'Armand de Gontaud, baron de Biron, maréchal de France sous Henri IV, suivi de notes sur la noblesse de Guienne et de Gascogne*, etc. Genève, 1786, 2 vol. in-8.

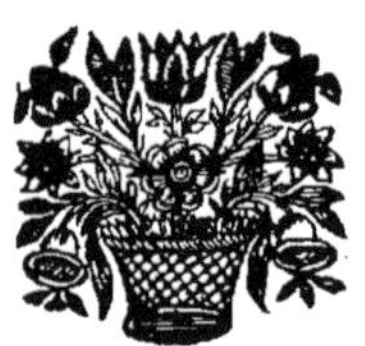

Edit sur l'administration de
la Justice. Périgueux, Gille
Degoy, 1601, in-4.

Très-rare.

Encyclopédie catholique, par
l'abbé Glaire et le vicomte Walsh.
Paris, Parent-Desbarres, 1850, 18
vol. in-4.

Enquête agricole et industrielle
exécutée dans le département de la
Dordogne en vertu du décret du
gouvernement provisoire du 25
mars 1848. 1º Quatre grands tableaux double in-fº, comprenant
l'enquête des cantons d'Excideuil
et de Montignac, signée par les
agriculteurs et les industriels chargés de ce travail; 2º Cinq lettres de
juges de paix du département relatives à ce travail.

*Entrée (l') royale et magnifique
du Roy en sa ville de Bergerac :
ensemble l'Humble remonstrance des
deputez de l'Assemblée et bourgeois
de la Rochelle à Sa Majesté.* Paris,
1621.

Enquête agricole (2e série).
Enquêtes départementales (16 cir-
conscriptions). *Dordogne, Lot-et-
Garonne, Gironde.* Paris, 1867,
fort vol. in-fº.

ESCODECA DE BOISSE (J. A.
d'). — *Louis de France* (Louis

XVII), poëme épisodique suivi de
documents historiques et justifica-
tifs. Paris, imprimerie impériale,
1861, in-8.

ESPINEY. — *La Grande Mares-
challerie du sieur de l'Espiney,
gentilhomme périgourdin.* Paris,
P. Targa, 1621, in-8.

ESTOILE (Pierre de l'), mort
en 1611. — *Journal de Henri III,*
ou mémoires pour servir à l'histoire
de France (publié par Lenglet-
Dufresnoy). Paris, 1744, 5 vol.
pet. in-8. Figures.

Parle du Périgord.

— *Journal du règne de Henri IV,*
avec des remarques historiques et
politiques du chevalier C. B. A. (le
P. Bouges). La Haye (Paris), 1741,
4 vol. pet. in-8. Figures.

Parle du Périgord.

Etat général des postes de France,
dressé par ordre de Mgr A. J. F.
duc de Polignac, etc., pour l'an
1787. Paris, Philipe Denis Pierres,
in-18.

*Etat général des départements,
districts, cantons et communes de
la République française.* An II.
In-fº.

Très-rare. Avec les indications des noms modifié
révolutionnairement.

FAUGÈRE (Armand-Prosper) littérateur, né à Bergerac, le 10 février 1810. — *Vie et bienfaits du duc de La Rochefoucauld-Liancourt.* Paris, 1835, br. in-8.

— *Du Courage civil, ou L'Hôpital chez Montaigne.* Paris, 1835, in-8.

— *Eloge de Gerson.* Paris, 1836, in-8.

— *Eloge de Blaise Pascal.* Paris, 1842, in-8.

Ces trois ouvrages ont remporté le prix d'éloquence au concours de l'Académie française.

— *Un mot de vérité sur la crise ministérielle, et de sa solution possible.* Paris, 1839, in-8.

— *Pensées, Fragments et Lettres de Blaise Pascal.* Paris, 1844, 2 vol. in-8.

— *Lettres, Opuscules et Mémoires de Madame Périer et de Jacqueline, sœurs, et de Marguerite Périer, nièce de Pascal.* Paris, 1845, in-8.

— *Abrégé de la Vie de Jésus-Christ, par Pascal, avec le Testament du même.* Paris, 1846, in-12.

— *Lettres de la mère Arnauld.* Paris, 1858, 2 vol. in-12.

— *Le Zollverein ou l'avenir des douanes de la Prusse et des Etats allemands.* Paris, 1859, in-8.

— *Journal du voyage à Paris de deux jeunes seigneurs hollandais en 1657-1659.* Paris, 1862, in-8.

— *Mémoires de Madame Roland.* Paris, 1864, 2 vol. in-8.

— *La Vérité vraie sur la publication des Mémoires de Madame Roland.* Paris, 1864, in-8.

— *Fragments de littérature morale et politique.* Paris, 1865, 2 vol. in-18.

— *Défense de Blaise Pascal, Newton, Galilée, etc., contre les faux documents accueillis par M. Chasles.* Paris, 1868, in-4.

— Il fonda en 1836 le *Moniteur religieux*, et a collaboré au *Temps*, à la *Revue du XIXᵉ siècle*, au *Correspondant*, etc.

FAURE-DUJARRIC, de Montignac, docteur-médecin. — *Mémoire sur quelques cas de chirurgie pratique.* Périgueux, Dupont, 1830, in-4. Planches.

FAURE-LAPOUYADE (J.). — *Notice sur quelques monuments anciens du midi dé la France.* Bordeaux, 1854, br. in-8.

— *Souvenirs historiques.* Vesone, Périgueux. Br. in-8.

FAYARD (Hervé), né à Périgueux en 1507. — *Galien sur la faculte des simples medicamans avec l'addiction de Fusce en son herbier, du Siluius, et de plusieurs autres, Declayree l'analogie, et potissimes siunifié si plusieurs en a le simple, etc. Le tout mis en langage françoys par studieux home maystre Ervé Fayard, natif de Perigueux.* A Limoges, cheux Guilhaume de Noalhe, 1548, pet. in-8. Portrait de l'auteur.

FÉLETZ (Charles-Marie Dorimond abbé de) né à Gamond (Corréze), en 1767, d'une famille originaire du Périgord et y résidant, mort le 11 février 1850. Membre de l'Académie française, collaborateur au *Mercure de France* et au *Journal des Débats.* — *Mélanges de philosophie, d'histoire et de littérature.* Paris, 1828, 6 vol. in-8.

— *Jugements historiques et littéraires.* Paris, 1840, in-8.

FÉNELON (Bertrand de Salignac, marquis de La Mothe), diplomate, mort en 1599. — *Relation du siége de Metz en 1552.* Paris, Estienne, 1552, in-4.

— *Lettres du Roy escrites aux Princes et Estats du Saint-Empire.* Paris, Estienne, 1553, in-4.

— *Le Voyage du Roy* (Henri II), *au Pays Bas de l'Empereur en M.D.LIIII, briefvement récité par lettres missives que B. de Salignac escripvoit du camp du Roy à Monseigneur le Cardinal de Ferrare.* Paris, Ch. Estienne, 1554, in-4.

Très-rare.

— *Mémoires touchant l'Angleterre*, imprimés dans les *Mémoires* de Castelnau. Paris, 1659, in-f°.

— *Correspondance diplomatique de Bertrand de Salignac de La Mothe Fénelon, ambassadeur de France en Angleterre de 1568 à 1575*, publiée pour la première fois sur les manuscrits conservés aux Archives du royaume, par A. Teulet. Paris, 1830, 7 vol. in-8. *1840 ?*

FÉNELON (François de Salignac de La Mothe), archevêque de Cambrai, né au château de Fénelon le 6 août 1651, mort en 1715. — *Œuvres complètes.* Paris, Didot, 1787-1792, 9 vol. in-4. — Paris, 1810, 10 vol. in-8 ou in-12. — Paris, Dufour, 1826, 12 vol. in-8. — Versailles, 1820, 22 vol. in-8. — Paris, Didot, 1870, 3 vol. gr. in-8. — Toulouse, 1811, 19 vol. in-12.

— *Œuvres choisies.* Paris, 1799, 6 vol. in-12. — Paris, 1862, 4 vol. in-18.

— *Œuvres spirituelles.* Paris, 1731, 5 vol. in-12. — Rotterdam, 1738, 2 vol. in-4. — Paris, 1740, 4 vol. in-12.

— *Œuvres philosophiques.* Paris, 1843, in-12.

— *Responsio illustriss. ac reverendiss. archiepiscopi Cameracensis ad epistolam illustriss. ac reverendiss. episcopi S. Pontii.* Sans lieu (vers 1680), pet. in-8.

— *Education des ·Filles.* Paris, 1687, in-12. — Paris, Pierre Eymery, 1696, in-12. — Augmentée d'une lettre du même auteur à une dame de qualité. Paris, P. Alex. Martin, 1750, in-12, avec portrait de Messire Pierre de La Broüe, évêque de Mirepoix. — Paris, Renouard, 1807, in-12. Portrait.

— *Explication des Maximes des Saints sur la vie intérieure.* Paris, Pierre Auboüin, 1697, in-12. — Bruxelles, 1698, in-12.

— *Suite du quatrième livre de l'Odyssée d'Homère, ou les aventures de Télémaque, fils d'Ulysse* (sans nom d'auteur). Paris, veuve de Claude Barbin, 1699, in-12 de 208 pages.

Edition originale.

— *Les Avantures de Télémaque.* Paris, chez la veuve Claude Barbin, 1699, in-12 de 124 pages.

Contrefaçon parue la même année que l'édition originale. Curieuse figure.

— *Suite et fin des Avantures de Télémaque fils d'Ulisse.* Tome III. Bruxelles, François Foppens, 1703, in-12.

Rare.

— *Les Aventures de Télémaque, fils d'Ulysse.* La Haye, 1705, 2 vol. in-12. Figures. — Paris, Estienne et Delaulne, 1717, 2 vol. in-12. Figures. — Amsterdam, Wetstein, 1719, in-12. Figures. — Rotterdam, Hofhout, 1725, in-12. Figures. — Paris, Florentin Delaulne, 1730, 2 vol. in-4. Figures de Coypel. — Amsterdam, Wetstein et Smith, 1734, in-folio et in-4. Figures. — Londres, Dodsley, 1738, 2 vol. in-8. Figures. — Londres, Nourse, 1742, in-12. — Londres, Watts, 1745, pet. in-8. Figures. — Amsterdam, 1770, in-12. Figures. — Bruxelles, 1776, in-4. Figures. — Genéve, 1777, 2 vol. in-18. — Paris, Didot, 1781, 4 vol. in-18. — Paris, Didot, 1783, 2 vol. in-4. Figures. — Paris, Didot, 1783, 4

vol. in-18. — Paris, Didot, 1784, 2 vol. in-8. — Paris, imprimerie de Monsieur, 1785, 2 vol. in-4. — Paris, Didot, 1790, 2 vol. gr. in-8. Figures. — Paris, Crapelet, 1796, 2 vol. in-8. Figures. — Paris, Bleuet, 1796, 4 vol. in-18. Figures. — Dijon, Causse, 1795, 2 vol. in-4. — Paris, Crapelet, 1799, 2 vol. gr. in-18. — Paris, Duprat-Duverger, 1811, 2 vol. in-8. Figures. — Parme, Bodoni, 1812, 2 vol. in-folio. — Paris, Didot, 1814, 2 vol. in-8. — Paris, Bachelier, 1804, 2 vol. pet. in-8. Figures. — Paris, Lefévre, 1824, 2 vol. in-8. — Paris, Bourdin, s. d. gr. in-8. Figures. — Paris, Didier, 1861, gr. in-8. Figures. — Tours, Mame, 1873, gr. in-8. Eaux-fortes. — Paris, Olmer, 1877, in-8 et in-12.

— *Les Aventures de Télémaque* en français au verso et en anglais au recto, par John Hawkesworth. Paris, Bossange, 1804, 2 vol. in-8.

— *Première, deuxième, troisième et quatrième lettres de Monseigneur l'archevêque duc de Cambray à Monseigneur l'archeveque de Paris duc et pair de France, sur son instruction pastorale du 27e jour d'octobre 1697.* S. l. pet. in-12.

— *Lettre de l'archevêque de Cambray pour servir de reponse à celle de l'évêque de Meaux.* S. l. n. d. pet. in-12 de 224 pages.

— *Réponse de l'archevêque de Cambray à l'écrit de l'évêque de Meaux,* intitulé : Relation sur le Quiétisme. S. l. n. d. pet. in-12 de 152 pages.

— *Réponse de l'archevêque de Cambray aux remarques de l'evêque de Meaux sur la réponse à la Relation sur le Quiétisme.* S. l. n. d. pet. in-12 de 122 pages.

Editions originales, publiées clandestinement, de ces intéressantes réponses de Fénelon à Bossuet.

— *Ordonnance et instruction pas-*

torale de Mgr l'archevêque de Cambray.... portant condamnation d'un imprimé intitulé : Cas de conscience. Paris, 1704, in-12 de 255 pages.

— *Dialogues des Morts.* Amsterdam, 1719, 2 vol. in-12. — Paris, 1819, in-8.

— *Dialogues sur l'Eloquence en général et sur celle de la chaire en particulier, avec une lettre sur la rhétorique et la poésie.* Paris, 1718, in-12.

Publié par M. de Ramsay.

— *Direction pour la conscience d'un roi*, in-12.

— *Lettres sur divers sujets concernant la religion et la métaphysique.* 1718.

— *Abrégé des vies des anciens philosophes*, in-12.

Non terminé.

— *Démonstration de l'existence de Dieu par les preuves de la nature.* Paris, 1726, in-12.

— *Sermons.* Paris, 1744, in-12.

— *Maximes morales et politiques tirées de Télémaque , imprimées par Louis Auguste Dauphin.* A Versailles, de l'imprimerie de Mgr le Dauphin, dirigée par A.-M. Lottin, 1766, pet. in-8 de 36 p. et table.

On prétend que cette édition a été imprimée par Louis XVI dans son enfance, et tirée seulement à 25 exemplaires. — Il a été fait une réimpression de ce petit ouvrage, Paris, imprimerie P. Didot aîné, 1815, in-18, avec deux portraits et un fac-simile.

— *Recueil de lettres sur des matières importantes.* 1719, in-12 (Archives départementales).

— *Fables.* Paris, Saintin, pet. in-18.

— *Lettres de Fénelon à Louis XIV.* Paris, A. Augustin Renouard, 1825, br. in-8 (Catalogue des Archives départementales, 753. G.)

— *Lettres de Fénelon au maréchal de Noailles.* Paris , 1829 , in-8. Fac-simile.

— *Lettres spirituelles ,* édition revue par M. Silvestre de Sacy. Paris, Techener, 1866, 3 vol. in-12.

— *Documents et Lettres originales de F. de Fénelon et de l'abbé de Beaumont son neveu à M. de Clairambaut* (Cabinet historique, t. XX, p. 310).

— *Histoire de la vie et des ouvrages de messire François de Salignac de la Mothe-Fénelon, archevêque, duc de Cambray* (par le chevalier de Ramsay). La Haye, 1723, in-8. Portrait. — Bruxelles, 1725, in-12. — Amsterdam, 1729, in-12.

— *Eloge de Fénelon ,* par le cardinal Maury , qui a obtenu l'accessit à l'Académie française. Paris, Vᵉ Renouard, Demonville, 1771 , in-8.

— *Fénelon*, poëme en un chant, 1787, par François Marchant de Cambrai. 1761-93.

— *Fénelon*, par Lamartine. Paris, 1851, in-12.

— *Histoire littéraire de Fénelon,* par l'abbé Gosselin. Paris, 1843, gr. in-8.

Voir Brunet et Quérard pour plus amples renseignements, surtout Quérard dont l'article est très complet.

FÉNELON (Gabriel-Jacques de Salignac), petit-neveu de l'archevêque de Cambrai, tué à Raucoux en 1710. — Editeur du *Télémaque*, 1717 , 2 vol. ; de *l'Histoire de Fénelon*, publiée par Marchant ; des *Mémoires diplomatiques.*

FÉNELON (François de Salignac, marquis de la Mothe), frère du précédent. — *Alexandre*, tragédie. Paris, 1761, in-8.

FEUGÈRE (Léon-Jacques). — *Etienne de la Boëtie, ami de Montaigne ; étude sur sa vie et ses ouvrages, etc.* Paris, 1845, in-8 de 300 pages.

FEYTAUD (Urbain), juge de paix à Thiviers. — *Moyens de salut.* Paris, Dentu, 1874, in-16.

FEYTOUT, principal du collége de Bergerac, officier de l'Université, mort à Neuvic en décembre 1877, âgé de 84 ans. — *Le Talisman de la Jeunesse.* Bergerac, Faisandier, 1874, in-8.

FIGUIER (Louis). — *L'Homme primitif.* Paris, Hachette, 1870, gr. in-8. Figures.

Y voir ce qui concerne les grottes du Périgord.

**Fœdera, conventiones, litteræ et cujuscumque generis acta publica, inter Reges Angliæ et alios quos vis Imperatores, Reges, Pontifices, etc., ab anno 1101, ad nostra usque tempora 1654.* Londini (Londres), 1704 et seq., 17 vol. in-fº. — 2ᵉ édit. Londres, 1727 à 1735 en 20 vol. — 3ᵉ édit. La Haye, 1739-1745, 10 vol. in-fº.

Ouvrage à consulter surtout pour ce qui regarde la domination anglaise en Périgord.

FONSALADA (Elias), troubadour du XIIIᵉ siècle, né à Bergerac. Il reste de lui deux chansons ou sirventes.

FOSSE-LANDRY (marquis de). — *Mémoires sur les journées de septembre 1792,* imprimés dans un des volumes de la *Collection des Mémoires relatifs à la Révolution française.*

FOUCAULT (vicomte de), ancien colonel de la gendarmerie de Paris. — *Mémoires sur les événements de juillet 1830.* Paris, 1851, in-8.

Ces mémoires sont remplis de détails très intéressants et peu connus; la position de l'auteur lui a permis de savoir bien des choses. Le vicomte de Foucault est célèbre pour avoir fait *empoigner* Manuel

sous la Restauration. — A la suite on a mis le *Récit complet et authentique des événements de décembre 1851,* par A. Granier de Cassagnac, dans lequel on trouve des faits très-curieux.

FOULLIÈRE (Charles), né à Paris, mort à Nontron en 1832 ou 33. — *Sur la peine de mort.* Périgueux, Dupont, 1816, in-8.

— *Mémoire pour la commune de Thiviers,* etc. S. l. n. d. br. in-8. (Bibliothèque Lapeyre.)

FOURGEAUD-LAGRÈZE. — *La Petite Presse en Province.* Ribérac, 1869, in-8.

— *Le Périgord littéraire. Introduction.* Br. in-8.

— *L'Imprimerie en Périgord, 1498-1874.* br. in-8.

— *Etude sur Marc de Maillet, poète, 1568-1628,* br. in-8.

— *Etude sur Cyrano de Bergerac, 1620-1655,* br. in-8.

FOURNIER-SARLOVÈZE (François), général de division, né à Sarlat en 1772, mort en 1827. — *Considérations sur la législation militaire.* 1814.

N'a pas été publié.

FOURNIER-VERNEUIL (Pierre), ancien notaire, né à Brantôme en 1789, mort vers 1840. — *Curiosité et Indiscrétion.* Paris, Ponthieu, 1824-25, in-8.

— *Le Huron de Montrouge.* Paris, 1824, gr. in-8.

Reproduit en 1826 sous ce titre : *Les Revenants.*

— *Paris, tableau moral et philosophique.* Paris, chez les principaux libraires. 1826, in-8, avec la clef des personnages.

Rare. Cet ouvrage fut saisi à la requête du ministère public.

— *Mémoire à l'appui du livre :* Paris, tableau moral, *etc.* Paris, Belin, 1826, broc. de 32 pages.

— *Mémoire de M. Fournier-Verneuil en Cour Royale.* Paris, Belin, 1826, br. in-8 de 6 pages.

— *Lettre à M. Odilon Barrot, député, contre le divorce.* Paris, Delaunay, 1831, br. in-8.

— *Lettre à M. le baron de Schonen, procureur-général à la cour des comptes, contre le divorce.* Paris, 1831, in-8.

FOURTEAU (J.-B.), ancien professeur au collége de Périgueux, bibliothécaire de la ville. — *Discours prononcé à la distribution des prix du collége de Périgueux en 1846.* Périgueux, 1846, br. in-8.

— *Le Socialisme ou Communisme et la Jacquerie au XVI° siècle.* Paris, Dupont, 1852, in-8.

— *Solution des principales difficultés de la langue française résolues par des exemples tirés des grands écrivains et de l'Académie.*

FRA-PAOLO. — *Discours dogmatique et politique.* Périgueux, Joseph Dauriac, 1791, in-8.

**Fraternité , liberté , égalité. Constitution populaire de Bergerac l'Union.* Br. in-8 lithographiée.

FROIDEFOND (Alfred de), né à Périgueux en 1813. — *Cercle de la philologie,* gravure. Périgueux.

— *Armorial de la noblesse du Périgord.* Périgueux , Dupont , 1858, in-8. Gravures.

— *Liste chronologique des Maires de la ville et de la cité de Périgueux.* Périgueux, Dupont, 1873, br. gr. in-8.

— *Quelques mots sur les armoiries de la ville et de la cité de Périgueux.* Périgueux , Dupont , 1875, br. in-8. Gravures.

FRIZON, (Léonard)., jésuite , poète et théologien, né à Brantôme en 1628 (à Périgueux , d'après Feller qui a commis une erreur), mort à Bordeaux le 22 février 1700.
— *Musæ parthenicæ libri tres accessit fidei triumphus.* Paris, 1657.

— *De nostrorum temporum rebus claris sinus poëmata varia.* Poitiers, 1661, in-12.

— *Poëmata libri sex.* Lyon , 1666.

— *Panegyricus in Franciscum Salesium.* Lyon, 1667.

— *Opera poetica, libri XXIV.* Paris , S. Bernard , 1675 , in-8. Vignettes.

Rare.

— *Henrici Bethunii archiepiscopi Burdigalensis Aquitaniæ Primatis immortalitas. (Versibus Latinis , etc.)* Burdigalæ, 1680, in-4 de 19 pages.

— *De poëmatæ libri tres, ad usum familiarem et christianum accommodati.* Bordeaux , 1682 , in-12.

— *Furstembergiana, libri IV.* Bordeaux, 1684.

— *Opera poëtica, subjuncto libro solutæ orationis in Psalmos Theandricis intex-tos (cum not.).* Burdigalæ, ap. Jac. Mongironem Millangium , 1689, gr. in-12.

— *Sylvarum libri IV.* Paris , 1693.

Dans ses œuvres, un poëme sur le Saint-Suaire de Cadouin.

— *La Lunade.*

Ce titre d'ouvrage se trouve dans une lettre du P. Frizon à Baluze. Voir le *Bulletin* de la Société historique et archéologique du Périgord, t. V, p. 329.

FROISSART (Jean). 1337—1410.
— *Chroniques de 1326 à 1410.*

La meilleure édition est de Lyon, 1559, 4 vol. in-fº. — Continuées par Monstrelet jusqu'en 1467. Edition de Buchon dans le *Panthéon littéraire*, Paris, 1838, 3 vol. gr. in-8.

FRONTO (Marcus-Cornélius), attribué au Périgord par M. l'abbé Audierne, vivait encore en 164. — On a de lui quelques extraits d'un *Traité sur la propriété des mots*, dans les *Recueils des anciens grammairiens et auteurs de la langue latine*, Bâle, 1537, ou Leipsick, 1569. — *Harangue pour Attia Viriola*. — *Harangue à la louange de Titus-Antonin*, vers 138. — *Harangue* (fragment) *à Marc-Aurèle*.

Voir le *Périgord illustré*, p. 130 et suiv.

GADAUD-LAFAYE
(Léon), commissaire ci-
vil en Afrique , né à
Manzac, mort en Afri-
que. — *Question d'Afri-
que.* Paris, Dupont, 1843, in-8.

GADONNER (Edgard). — *L'Enfant de la France.* Bergerac, Faisandier, 1869, in-8.

GAGEAC (baron de). — *Epître
à la Société d'agriculture, sciences
et arts de la Dordogne.* Périgueux,
Dupont, 1830, br. in-8.

GAGNERIE , ancien receveur
des contributions indirectes. —
*Poésies sur la nécessité et les avan-
tages de l'extinction de la mendicité
dans la ville de Périgueux.* Périgueux, Faure et Rastouil, 1839,
br. in-8.

— *Poésies diverses.* Périgueux,
Faure et Rastouil, 1840, in-8.

— *Poésies diverses.* Périgueux,
Faure et Rastouil, 1844, br. in-8.

GALLET (Jacques), prêtre atta-
ché à Fénelon, supérieur du sémi-
naire de Saint-Louis à Paris. —
*Recueil des principales vertus de
Fénelon.* Nancy, Cresson ; Paris,
Le Mercier, 1725, in-12.
Ouvrage intéressant et très-rare.

**Gallia Christiana, in provincias
ecclesiasticas; secunda editio.* Parisiis, 1720, 13 vol. in-f°.

GALY (docteur E.), conservateur
du Musée de Périgueux, président
de la Société archéologique du
Périgord. — *Mémoire sur l'épidémie de la suette milliaire qui a
régné de 1841 à 1842 dans la
Dordogne.* Bordeaux, Faye, 1842,
in-8.

— *Le Livre Caumont ou dits et
enseignements du sieur de Caumont
à ses enfants.* Paris, Techener,
1845, gr. in-8. Armes et fac-simile.

— *Vésone et ses monuments sous
la domination romaine; visite au
musée de Périgueux.* Caen, 1859,
in-8, accompagné de deux planches
coloriées et d'un plan.

— *Le Fauteuil de Montaigne.* Périgueux, Dupont, br. in-8.

— *Catalogue du Musée archéologique du département de la Dordogne.* Périgueux, 1862, in-8 avec planches.

— *Catalogue de l'exposition des Beaux-arts à Périgueux.* 1864.

— *Les Tombeaux du Pont-Vieux à Périgueux.* Périgueux, 1864, br. in-8 accompagnée d'une grande planche.

— *L'Eglise de Saint-Amand de Coly*, etc. Périgueux, Dupont, 1865.

— *Note sur une Mosaïque trouvée à Périgueux et décrite par le docteur É. Galy.* Périgueux, 1865, br. in-8. Planche photographiée.

— *La Sépulture de Jacob. Le pèlerin d'Arménie à l'église Saint-Georges-des-Barris de Périgueux.* Périgueux, 1865, br. in-8.

— *Inauguration du buste de Félix de Verneilh au Musée de Périgueux, 29 novembre 1866.*

— *G. Bouquier, député à la Convention nationale, peintre de marines et de ruines, etc. — Notes sur l'état de la Peinture en France et en Italie, à la fin du XVIIIe siècle.* Périgueux, 1868, in-8. Portrait.

— *Catalogue des tableaux, dessins, statues, etc., du Musée de la ville de Périgueux.* Périgueux, Dupont, 1875.

— *Faux murale trouvée au Pouyoulet*, etc. Périgueux, Dupont, 1879, gr. in-8. Gravure.

— *La Chanson de Marie Stuart.* Périgueux, Cassard, 1879, in-4.

— *M. Pierre Magne, notice nécrologique.* Périgueux, Dupont, 1879, br. in-8.

GARDIEN, ingénieur des mines.
— *De l'exploitation des substances minérales et de la recherche des eaux souterraines du département de la Dordogne.* Périgueux, Dupont, 1824, brochure.

GARRAUD (Emmanuel). — *Antiquités périgourdines ou l'histoire généalogique de Villamblard et de Grignols.* Paris, Dumoulin, 1868, br. in-8.

— *M. l'abbé Audierne, 48e évêque de Périgueux.* Paris, 1869, br. in-8.

GAULLE (de). — *Les Sanctuaires illustrés de la Sainte-Vierge.* Paris, Bertin, 1876, gr. in-8. Gravures.

GÉNÉALOGIES. — *Généalogie historique de la maison de Saint-Astier, extraite du tome XVII du Nobiliaire universel de France,* par le chevalier de Courcelles. Paris, Moreau, 1820.

— *Généalogie de la maison de Talleyrand. Précis historique sur les Comtes de Périgord, extrait du Nobiliaire de M. de Saint-Allais.* Paris, A. Guyot, 1836, in-4. Armes.

— *Généalogie de la maison de Faubournet de Montferrand, extraite du tome XVII du Nobiliaire universel de France,* par M. le chevalier de Courcelles. Paris, Moreau, 1820, in-32.

— *Généalogie de la famille de Vaucocour,* par M. Du Mas Payzac. br. in-8.

— *Généalogie de la maison de Sanzillon, extraite du tome VI de l'Histoire généalogique et héraldique de France, etc.,* par M. le chevalier de Courcelles. Paris, Plassan, 1825, br. in-4. Armes.

— *Généalogie de la maison de Touchebœuf, extraite du tome XIV du Nobiliaire universel* de M. de

Saint-Allais. Paris, Valade, 1818, in-8.

— *Généalogie de la maison de Lostanges, extraite du tome XIV du Nobiliaire* de M. de Saint-Allais. Paris, Valade, 1818. Armes.

— *Généalogie de la maison de Fayolle, extraite du tome X du Nobiliaire universel* de M. de Saint-Allais. Paris, Valade, 1817.

— *Histoire généalogique de la maison de Beaumont.* Paris, imprimerie du cabinet du roi, 1779, 2 vol. in-f°. Armes.

— *Généalogie de la maison de La Roche-Aymon.* Paris, Veuve Ballard, 1776, in-f°. Armes.

— *Généalogie de la maison de Taillefer, extraite du tome XI de l'Histoire généalogique des Grands Officiers de la Couronne,* par M. le chevalier de Courcelles. Paris, 1830. Armes.

— *Généalogie de la maison de Lubersac, extraite du tome IX du Nobiliaire de France* de M. de Saint-Allais. Paris, Valade, 1816.

— *Généalogie historique de la maison de Chasteignier, en Gascogne et en Périgord,* rédigée par M. Clabault. Paris, 1778, in-4.

Très-rare.

— *Généalogie de la maison de Constantin en Périgord et en Quercy,* par M. de Courcelles, gr. in-4 de 24 pages.

GEOFFROY (de la maison de Breuil), prieur du Vigeois au diocèse de Limoges, né à Clermont d'Excideuil (XII° siècle). — *Chronique de l'Histoire de France de 986 à 1184,* dans la *Nouvelle Bibliothèque des ouvrages manuscrits* du P. Labbe.

GÉRARD-LATOUR (Armand de), docteur en théologie, chanoine de l'église cathédrale de Sarlat, vicaire-général de Mgr François de Salignac-Fénelon, né à Sarlat en 1618, mort en 1691. A fourni aux frères Sainte-Marthe les matériaux pour l'histoire de l'Eglise de Sarlat dans la *Gallia Christiana,* et dressa la liste des abbés et des évêques de Sarlat. — Il envoya aux Bollandistes la *Vie de Saint Sacerdos, patron de Sarlat,* et des notes sur ce saint (T. II du mois de mai; Notes, t. VII, mai, supplément). — Il eut une longue polémique avec Baluze, Lecointe, Dadine de Hauteserre, sur la date de l'épiscopat de Saint Sacerdos (Bibliothèque nationale, fonds Leydet). — Il écrivit une *Description de la Cathédrale de Sarlat,* une *Monographie de Sarlat* et des Commentaires sur les *Chroniques* du chanoine Tarde. — Il fut chargé par l'évêque de Sarlat de réviser le Propre des Saints du diocèse (Bollandistes). — En 1662, il fit une enquête officielle sur le B. Pierre-Thomas, Patriarche de Constantinople, né à Salles de Belvés.

— *Le Caractère de l'honneste homme morale. Dédié au Roy,* 2ᵐᵉ édition. Paris, Amable Auroy, 1688.

— *La seconde partie de la Philosophie des gens de cour, ou le Caractère de l'honneste homme morale.* Paris, Amable Auroy.

— *Le Véritable Chrétien qui combat les abus du siècle.* Paris, Amable Auroy.

— *Entretiens de Phisique.* Paris, Amable Auroy.

Ouvrage de morale.

L'abbé de Lespine, Bibliothèque nationale, vol. 87, p. 272, cite Armand de Gérard comme ayant écrit une chronique sur le Sarladais. Dom Cl. Estiennot (*Antiquitatis Benedictinæ,* Petragor. fonds latin, chap. V, fol. 58) cite cette chronique à peu près dans les mêmes termes. Qu'est-elle devenue?

GÉRARD (Gaston de), docteur en droit, né à Sarlat. — *Procès-verbal officiel du siége de la ville de Sarlat en décembre 1587.* Sarlat, Michelet, 1873, br. in-8.

— *Etat général des gentilhommes de l'élection de Sarlat, etc., en 1666.* Sarlat, Michelet, 1873, br. in-8.

GERMILLAC (Antoine), né à Périgueux. — *Instruction sur les accouchements en faveur des élèves.* Périgueux, J. Dauriac, 1792, in-8.

GERMILLAN (Mademoiselle Victorine). — *Lettres à Elmire sur les fleurs.* Périgueux, Lavertujon, 1829, br. in-8.

— *La Veuve ou le Pélerinage en Ecosse*, poésie.

GILBERT PRIMEROSE. — *Le Vœu de Jacob opposé aux vœux des moines.* A Bergerac, par Gilbert Vernoy, 1610, 2 vol. in-8. Beau frontispice.

Ouvrage dédié à messire Jacques Nompar de Caumont, marquis de la Force. Gilbert Primerose était ministre de la parole de Dieu en l'église de Bordeaux.

— *La Trompette de Sion ou la reprehension des pechez.* Bergerac, G. Vernoy, 1621, in-8.

GILLIBERT DE MERLHIAC, membre correspondant de la Société des Antiquaires de France pour la Dordogne. — *Recherches historiques sur le tracé ancien et moderne de la route de Lyon à Bordeaux.* Brives, Laffargue, 1858, br. in-8.

GIMET fils aîné. — *Navigation de l'Isle et du Drot, construction des ponts de Bergerac, Agen et Aiguillon, transformation des Dunes, etc.* Bordeaux, Brossier, 1821, br. in-8.

GIRARD (B. de), sieur du Haillan. — *Histoire generale des rois de France.* Paris, 1616, in-f°.

Parle du Périgord.

GODARD. — *Fondation à Périgueux d'hôtelleries chrétiennes pour les employés, les ouvriers et les apprentis.* Périgueux, Cassard, 1874, in-8.

GOURGUES (vicomte Alexis de). — *Des Communes en Périgord.* Périgueux, Dupont, 1843, br. in-8. Planches.

— *Lettre sur le Périgord.* S. d. Faure et Rastouil.

— *Monnaie inédite du Bourbonnais.* Bordeaux, Faye, 1849, br. in-8.

— *Attribution à Brioude du denier Guilhelmo Victoria.* Bordeaux, Faye, 1850, br. in-8.

Extrait de la *Revue numismatique.*

— *Réflexions sur la vie et le caractère de Montaigne*, publiées à l'occasion d'un manuscrit d'éphémérides de sa famille conservé à Bordeaux par M. O. de la Rose. Bordeaux, Gounouilhou, 1856, br. in-8. Fac-simile de signatures de divers membres de la famille de Montaigne.

— *Découverte d'une Sépulture aux environs de Bergerac en janvier 1859.* Bordeaux, Gounouilhou, 1859, brochure.

— *Sur quelques questions relatives à l'époque celtique.* Caen, Hardel, 1859, br. in-8.

— *Noms anciens de lieux du département de la Dordogne.* Bordeaux, Justin Dupuy, 1861, br. gr. in-8.

— *Forêt royale de Ligurio.* Bordeaux, J. Dupuy, br. in-8.

— *Défense du Dragon de Bergerac, etc.* Bergerac, Faisandier, 1865.

— *Foyers divers de silex taillés en Périgord (Bords de la Vézère).*

Bordeaux, Coderc, Degréteau et Poujol, 1866, br. in-8.

— *Le Saint-Suaire à Jérusalem, Antioche et Cadouin.* Périgueux, Bounet, 1868, in-8.

— *Dictionnaire topographique du département de la Dordogne.* Paris, imprimerie nationale, 1874, in-4.

Voir à l'*Introduction*, p. LXXXI, la liste alphabétique des sources où il a puisé ses renseignements. — Table par M. Léopold Delisle de la collection de l'abbé de Lespine à la Bibliothèque nationale, 106 vol. in-f°, et p. LXXXIV, la liste des imprimés.

GOURDON DE GENOUILLAC. — *Dictionnaire des Fiefs, Seigneuries, Châtellenies de l'ancienne France*, contenant le nom des terres et ceux des familles qui les ont possédés et leur situation provinciale. Paris, Dentu, 1861, in-8.

GOUSSET (Mgr), évêque de Périgueux. 1836—1840. — *Mandement de Mgr l'évêque de Périgueux pour la publication des statuts de son diocèse.* Périgueux, Lavertujon, 1839, br. in-4.

GOYON DE LA PLOMBANIE (Henri), né à Brassac en Périgord dans le XVIIIe siècle, mort près d'Agen en 1808. — *L'Unique moyen de soulager le peuple et d'enrichir la nation française.* Paris, 1755, in-8.

— *La France agricole et marchande.* Avignon (Paris), 1762, 2 vol. in-8.

— *L'Homme en société, ou nouvelles vues politiques et économiques pour porter la population au plus haut degré en France.* Amsterdam, Marc-Michel Rey, 1763, 2 vol. in-12.

— *Vues politiques sur le commerce des denrées.* Amsterdam et Paris, Vincent, 1766, in-12.

GOUZOT (abbé), curé de la cathédrale de Saint-Front de Périgueux. — *La Chartreuse de Vauclaire.*

— *Discours sur le patriotisme.* Périgueux, 1872, br. in-8.

— *L'abbé Dumoulin, archiprêtre de Ribérac.* Périgueux, Cassard, 1874, brochure.

GRANGER (abbé), curé de Château-l'Evêque. — *Ordination de Saint Vincent de Paul dans l'église de Château-l'Evêque.* Périgueux, Cassard, 1872, br. in-8.

GRATIEN LE PÈRE, ingénieur en chef des mines du département de la Dordogne. — *Articles géologiques sur les terrains du Périgord,* dans l'*Almanach général de la Dordogne.* 1818.

— *Notes sur la grotte de Miremont, plan et coupe.* 1822, br. in-8.

Extrait des *Annales des Mines.*

— *Mémoire sur les anciens projets de navigation des rivières de la Vézère, de la Corrèze et de la Dordogne.* Périgueux, J. Danède, septembre 1821, br. in-4.

— *Observations sur divers objets du service des travaux publics du département.* Périgueux, J. Danéde, oct. 1822.

GRÉHAN (Georges de). — *Comédie* jouée à Périgueux.

GROSSOLES DE FLAMARENS (Emmanuel-Louis), évêque de Périgueux. 1773—1815. — *Supplementum Breviarii Petrocorensis, etc., illustrissimi et reverendissimi in Christo DD. Emmanuel Ludovici de Grossoles de Flamarens, episcopi Petrocorensis auctoritate; etc.* Parisiis, typis Cl. Simon, 1781, 4 vol.

GUEUDEVILLE. — *Critique générale des Aventures de Téléma-*

que. Cologne, 1700, in-18. Gravures.

GUICHEMERRE (J.), professeur de rhétorique au collége de Périgueux. — *Discours prononcé le 24 août 1821 à la distribution des prix du collége de Périgueux.* Périgueux, Danède, 1821, br. in-4.

— *Première et deuxième olympiques de Pindare*, traduites en vers français. 1843.

**Guide pittoresque du Voyageur en France.* Paris, Didot, 1835, 5 vol. in-8. Gravures.

Article Dordogne.

GUILBERT (Aristide). — *Histoire des Villes de France*, etc. Paris, Furne et Cᵒ et Perrotin, 1853, 6 vol. gr. in-8.

Voir les livraisons 121 et suiv. p. 412. Articles Périgueux, Brantôme, Bourdeilles, Excideuil; et p. 426, articles Sarlat, Terrasson, Le Bugue, Montignac.

GUILHAUD DE LAVERGNE (Léonce), publiciste, memrre de l'Institut, né à Bergerac en 1809, mort le 18 janvier 1880. — *Essai sur l'économie rurale de l'Angleterre, de l'Ecosse et de l'Irlande.*

— *Economie rurale de la France depuis 1799.*

— *L'agriculture et la population.*

— *Les Assemblées provinciales sous Louis XVI.*

— *Les Economistes français au XVIIIᵉ siècle.*

— Articles dans la *Revue du Midi;* collaborateur de la *Revue des Deux-Mondes.*

GUYARD DE BERVILLE 1697—1770. *Histoire de Bertrand du Guesclin.* Paris, 1767, 2 vol. in-12.

HAILLAN (Bernard de Girard de), né à Bordeaux en 1535, mort en 1610. — *Histoire de France depuis Charles VIII.* Paris, 1627, 2 vol. in-f°.

HAPDÉ. — *Relation historique heure par heure des événements funèbres d'après des témoins oculaires.* Périgueux, Dupont, 1820, broc. in-12.

HELYOT (Pierre), de l'ordre de Picpus. 1660—1716. — *Histoire des Ordres monastiques religieux et militaires et des Congrégations séculières de l'un et de l'autre sexe qui ont été établies jusqu'à présent.* Paris, 1714, 8 vol. in-8.

HÉNAULT (Charles-Jean-François, président). 1685—1770. — *Abrégé chronologique de l'Histoire de France.* Paris, 1768, 2 vol. in-4 ou 3 vol. in-8.

HERMAN DE PÉRIGORD, fils d'Hélie, comte de Périgord , en 1166; grand-maître des Templiers en 1239 ; tué dans une bataille contre les Sarrazins le 17 octobre 1247. — *Lettre sur l'état du royaume de Jérusalem,* rapportée par Mathieu Paris.

Histoire littéraire des Troubadours (par l'abbé Millot). Paris, Durand, 1774, 3 vol. in-12.

Contient des notes sur Elias Clairel, Aimeri de Sarlat, Pierre de Beynac.

HOCQUART (Edouard). — *Le Clergé de France.* Tours , A. Mame, 1868, in-32. Gravures.

Dans cet ouvrage sont insérées :

1° Une notice sur l'abbé de Fénelon né à Saint-Jean d'Estissac en 1714.

2° Une notice sur la charité chrétienne de Mgr de Belzunce pendant la peste de Marseille en 1720.

3° Une notice sur Mgr Du Lau, archevêque d'Arles.

HUGO (A.). — *France pittoresque.* Paris, Delloye, 1835, 3 vol. gr. in-4. Cartes et gravures.

Article Dordogne.

IMBERT (P. L.). — *La Comédie périgourdine*, en deux parties. Bordeaux, Gounouilhou, 1863, in-18 jésus.

**Itinéraire d'Antonin.* Première édition. Amsterdam, 1735, in-4.

Mal à propos attribué à l'empereur Antonin.

JACQUEL (Gustave). — *Les Enfants de Bergerac à Notre-Dame de Lourdes.* Paroles et musique de G. Jacquel. Bergerac, Faisandier, 1874, in-8.

JAMET-BOISSERIE. — *Les Mémoires d'un Fou.* Bergerac, Faisandier, 1869, in-18.

JARJAVAY (J.-F.). — *Traité d'anatomie chirurgicale ou de l'anatomie dans ses rapports avec la pathologie externe et la médecine opératoire.* Paris, 1852-54, 2 vol. in-8.

JAUBERT, docteur-médecin. — *Rapport sur le phylloxera.*

JOANNE (Adolphe). — *Géographie de la Dordogne*, avec carte et 14 gravures. Paris, Hachette, 1877, pet. in-8.

JODOCUS SINCERUS (Zinzerling). — *Itinerarium Galliæ, cum appendice de Burdigalâ.* Amstelodami (Amsterdam), apud Janssonium, 1655, pet. in-12. Figures gravées.

JOUANNET, bibliothécaire de la ville de Bordeaux, ancien régent de rhétorique au collége de Périgueux, né à Rennes en 1765, mort à Bordeaux en 1845. — *Eloge de M. de Tourny.* Périgueux, Dupont, 1809.

— *Eloge du Cardinal de Sourdis.* Périgueux, 1813, br. in-8.

— *Eloge d'Elie Vinet, professeur de belles-lettres et principal du collége de Guyenne au XVIe siècle.* Périgueux, Dupont, 1816, br. in-8.

— Voir les *Calendriers du département de la Dordogne* de 1815 et suiv. Périgueux, Dupont.

— *Le Musée d'Aquitaine.* 4 vol. in-8. Planches.

— *La Ruche d'Aquitaine.* Bordeaux, Racle, 1817, 4 vol. in-8.

— *Notice sur les antiquités de Montignac.* 1819.

Ruche d'Aquitaine, t. IV, p. 124.

— *Antiquités du Sarladais.* 1819.

Bulletin Polymathique de Bordeaux, p. 260 et suiv.

— *Notice sur Périgueux.* 1820.

Bulletin polymathique, p. 108 et 134.

— *Notice sur Sarlat.* 1820.

Bulletin polymathique, p. 289 et 322. Déjà publié dans l'*Annuaire de la Dordogne.*

— *Notice statistique sur l'arrondissement de Bergerac.* 1820.

Bulletin polymathique, p. 68, 98, 121, 161, 182 et 226.

— *Dessin de deux mosaïques gallo-romaines trouvées à Périgueux antiquités de Vésone.* Périgueux, Dupont, 1821, in-4.

— *Voyage de deux Anglais en Périgord, fait en 1825, etc.* Périgueux, 1826, in-18, 107 pages.

— *Second voyage de deux Anglais dans le Périgord et Un voyage à Rocamadour fait en 1827.* Périgueux, Dupont, 1827, in-18 de 107 pages.

— *Notice géologique sur divers gisements de fossiles de la famille des rudistes, situés dans le département de la Dordogne.* Périgueux, Dupont, 1827, in-18, 9 pages.

*Voir l'*Annuaire de la Dordogne* en 1827.*

— *Notice sur Sourzac et Saint-Louis* (canton de Mussidan (Dordogne). Périgueux, Dupont, 1829, in-18, 48 pages.

— *Lettres de Madame S*** à sa fille, écrites en 1828.* Périgueux, Dupont, 1830, in-18, 75 pages.

— *Le Portefeuille périgourdin.* Périgueux, Dupont, 1832, in-18.

*Voir l'*Annuaire de la Dordogne.*

— *Essai de statistique communale. Saint-Lazare.* Périgueux, Dupont, 1834, in-18.

*Voir l'*Annuaire de la Dordogne.*

— *Notice statistique sur La Mongie Saint-Martin.* Périgueux, Dupont, 1835, in-18.

— *Quelques lettres sur les antiquités du Périgord.* Périgueux, Dupont, 1836, in-18.

— *Notice historique sur Cyprien-Prosper Brard.* Périgueux, Dupont, 1839, br. in-8 de 32 p. Portrait.

N. B. L'auteur de la *Bibliographie périgourdine* n'a pas cru devoir ajouter à cette liste les titres des mémoires qui n'ont pas trait à la province. On les trouvera à la bibliothèque Lapeyre dans le carton relatif à M. Jouannet.

JOUBERT (Joseph), inspecteur-général de l'Université, né à Montignac le 6 mai 1754, mort à Paris le 4 mai 1824. — *Recueil des pensées de M. Joubert.* Paris, 1838, in-8.

Première édition tirée à petit nombre et donnée par l'auteur à ses amis.

— *Pensées, essais et maximes de J. Joubert, suivis de lettres à ses amis et précédés d'une notice sur sa vie, son caractère et ses travaux.* Paris, Gosselin, 1842, 2 vol. in-8.

— *Pensées, essais, maximes et correspondance recueillis et mis en ordre par P. Raynal, précédés d'une notice sur sa vie, son caractère et ses travaux.* Paris, 1850, 2 vol. in-8.

Voir les *Portraits littéraires* de Sainte-Beuve, t. V, p. 396-427, et *Biographie universelle,* supplément.

JOUBERT (Léo), littérateur, né à Bourdeilles le 13 décembre 1826. — *Variétés littéraires* publiées de 1850 à 1852 dans le journal l'*Ordre.*

— Attaché de 1852 à 1862 à la rédaction de la *Nouvelle Biographie universelle* de Didot y publia les articles : *Homère. — Démosthènes. — Shakespeare. — Lamartine. — V. Hugo*, etc.

— *Essais de critique et d'histoire.* Paris, 1863, in-12.

— Rédacteur en chef de la *Revue contemporaine* depuis 1862.

JOURDAIN DE LA FAYARDIE, né à Montpont au XVIIᵉ siècle ; il vivait encore en 1769. — *Description et représentation des anciens monuments de la ville de Périgueux et de ceux qu'on a découverts dans les environs*, présentée à l'Académie de Bordeaux en 1759, 1760, 1761, 1762 et 1764.

Cette description est conservée dans le dépôt de cette Académie; elle concerne l'amphithéâtre de Périgueux, les bains publics qu'on y découvrit en 1758 et 1759, le puy de Chalus, deux tours anciennes au lieu de Vernodes, un camp de César et des médailles trouvées en différents endroits du Périgord.

JOURNAUX ET PUBLICATIONS PÉRIODIQUES. — *Echo de la Dordogne*, quotidien. Rédacdeur, E. Roux. Fondé en 1827.

— *Le Périgord*, quotidien. Rédacteur, Rolland. Fondé en 1850.

— *Avenir de la Dordogne*, quotidien. Rédacteur, E. Joucla. Fondé en 1875.

— *Courrier de la Dordogne*, quotidien. Rédacteur, E. Delpit. Fondé en 1876.

— *Annales de la Société d'agriculture, sciences et arts de la Dordogne*, mensuel. Périgueux, Dupont, 40 vol. in-8; se continue. Secrétaire-général, E. de Lentilhac.

— *Bulletin de la Société historique et archéologique du Périgord*, bi-mensuel. Périgueux, Dupont, 1874, 7 vol. gr. in-8, planches; se continue. Secrétaire-général, F. Villepelet.

— *Bulletin de la Société d'horticulture de la Dordogne.* Secrétaire général, Auzely.

— *Bulletin du Comice central de la Double.* Secrétaire-général, Baron d'Arlot de Saint-Saud.

— *Bulletin du Comice agricole de Brantôme.* Président, Gaillard, professeur d'agriculture.

— *Semaine religieuse*, mensuelle. Périgueux, Cassard, 13 vol. in-8.

— *Journal de Bergerac.* Gérant, Blanquie.

— *Progrès de Bergerac.* Gérant, Froment.

— *L'Eclaireur de la Dordogne*, fondé en 1880 à Bergerac. Gérant, A. Brut.

— *Le Sarladais.* Gérant, Dauriac.

— *Le Glaneur de Sarlat.* Gérant, Michelet.

— *Union Sarladaise.* Gérants, Rhodes et Lafoysse.

— *Etoile de Ribérac.* Gérant, Delecroix.

— *Journal de Ribérac.* Gérant, Condon.

— *Le Nontronnais.* Gérant, Gouhaud.

— *Union Nontronnaise.* Gérant, Ranvaud.

— *Le Périgourdin* et *Les Ephémérides.* Rédacteur-gérant, Ivan de Valbrune, à Saint-Astier.

JUMILHAC (Dom Pierre, Benoît de). 1611—1682. — *Science et pratique du plain-chant.* Paris, 1677, in-4.

JUMILHAC (Antoine-Pierre, marquis de). 1764—1816. — *Relation sur l'affaire de Quiberon.* Londres, 179…

JUMILHAC (baron de Chapelle de), mort en 1820. — *Réflexions sur l'Etat des finances.* Paris, 1816, in-8.

— *Opinion sur la proposition tendant à rendre aux ministres de la religion les fonctions de l'état civil.* 1816.

JUSTEL (Christophe), conseiller et secrétaire du roi, de la maison et couronne de France et des finances. — *Histoire de la maison de Turenne par chartes, titres et histoires anciennes et autres.* Paris, vᵉ Mathurin Du Puy, rue Saint-Jacques, à la Couronne d'or, 1645, gr. in-4. Armoiries.

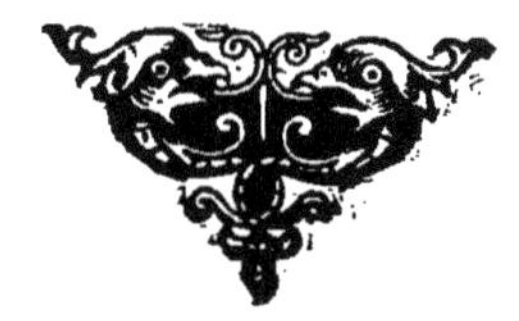

LABAT, docteur-médecin. — *Mémoires divers sur les eaux minérales de Nauhedin, de la Styrie, de Wilbad, etc.* Paris, 1874, in-8.

LABBE (Philippe) , jésuite. 1607—1666. — *Nova bibliotheca manuscriptorum.* Paris, 1657, 2 vol. in-f°.

— *Bibliotheca bibliothecarum.* 1664, 1672, 1686, in-f°.

Voir au t. II de sa *Nouvelle bibliothèque des manuscrits : Fragmentum de Petragorisensibus Episcopis ab anno 972 ab annum 1182, auctore anonymo.* On trouve aussi cette pièce dans André Duchesne, *Historiæ Francorum scriptores,* t. II, Paris, 1636, in-f°.

LA BOÉTIE (Etienne de), conseiller au parlement de Bordeaux, né à Sarlat en juin 1530, mort à Germignat en Médoc le 18 août 1565. — *Œuvres complètes d'Etienne de La Boétie,* publiées par Léon Feugère. Paris, Delalain, 1856, in-8.

— *De la Servitude volontaire* (1548), avec une préface par F. de La Mennais. Paris, 1835, in-8.

— *De la Servitude volontaire ou le contr'un,* ouvrage publié en 1559, et transcrit en langage moderne, par A. Rechastelet. Bruxelles et Paris, 1836, in-18.

— *La Servitude volontaire.* Paris, Jouaust, librairie des bibliophiles, 1872, in-16.

Le traité de *La Servitude volontaire* fut publié pour la première fois, dans les *Mémoires d'État* de La Planche, en 1576, à l'insu de Montaigne, héritier des papiers de son ami, et qui dès lors renonça à le mettre au jour dans l'édition qu'il donna des œuvres de La Boétie, pour des causes politiques trop longues à rapporter ici.

— *Ménagerie d'Aristote et de Xénophon, ou la manière de bien gouverner une famille.* Paris, Federic Morel, 1571, in-8. — Paris, Claude Morel, 1600, in-8.

— *Vers françois de feu M. Etienne de La Boétie.* Paris, Federic Morel, 1572, in-8.

— *Historique description du solitaire et sauvage pays de Medoc dans le Bourdelois,* par feu M. de la Boétie. Bourdeaux, Millanges, 1593, in-8.

Cet ouvrage est mentionné dans la *Bibliothèque*

historique de France, n° 2230; on n'en connaît aucun exemplaire.

— *Remarques et corrections d'Estienne de La Boétie sur le traité de Plutarque intitulé :* Erotikus, avec une introduction et des notes, par Reinhold Dezeimeris. Paris, 1867, in-8. Eau-forte de Léo Drouyn.

Extrait des Publications de la Société des Bibliophiles de Guyenne.

— *Testament de La Boétie*, publié pour la première fois par Léon Lapeyre (Bibliothèque Lapeyre).

— *Etude sur La Boétie*, par Prévost-Paradol. Périgueux, J. Bounet, 1864, in-8.

— *Un mot sur La Boétie, sa famille, etc.*, par l'abbé Audierne. Sarlat, Michelet, 1875, br. in-8. Armes de La Boétie.

— *Conférence sur La Boétie*, par E. Magne. Périgueux, Dupont, 1877, br. in-8.

— *Notes bibliographiques sur La Boétie*, par le docteur Payen.

LA BROUSSE (Pascal-François de), né à Sarlat, conseiller au parlement de Bordeaux en 1649, mort en 1689. — *Pro Clemente quinto Pontifice maximo vindicia sive de primatu Aquitaniæ disputatio.* Paris, Cramoisi, 1657, in-4 de 100 pages.

Ce traité est cité par Ménage dans son Dictionnaire étymologique.

LABROUSSE (Clotilde-Suzanne Courcelles de), né à Vauxains le 8 mai 1741, morte en 1821. — *Recueil des ouvrages de la célèbre Mlle Labrousse, du bourg de Vauxains, en Périgord, canton de Ribeyrac, dép. de la Dordogne, actuellement prisonnière au château Saint-Ange, à Rome, on y a joint deux lettres concernant sa détention* (publié par M. Pontard). Bordeaux, Brossier, 1797, in-8 de 269 pages.

Volume très rare contenant un précis de la vie de cette célèbre prophétesse, ses prophéties sur la révolution, sa réponse à l'abbé Maury, son voyage à Rome, etc.

— *La Sybille gallicane ou les destinées de la France prédites par une villageoise du Périgord.* S. l. 1790, br. in-8. Figure coloriée.

— *Prophéties de Mademoiselle Suzette de la Brousse, concernant la révolution française.* N° 1, in-8 de 16 pages.

— *Manière et procédés à employer pour avoir des enfants qui soient beaux et bons au physique et moral, etc.*, ouvrage de la célèbre et vraiment étonnante mademoiselle Clotilde Courcelle Labrousse.

Manuscrit sur papier de 113 feuillets, daté de Poitiers, 1813.

LABROUSSE. — *Utilité de la translation du canton de Jumilhac à Lacoquille.* Nontron, Ranvaud, 1870, br. in-8.

LABROUSSE, de Bergerac. — *La Querelle de Bossuet et de Fénelon.* Bergerac, Faisandier, 1873, in-8.

LABOUILLE (abbé), curé d'Aubas. — *Journal d'un aumônier militaire pendant le blocus de Metz.* Sarlat, Michelet, 1873, br. in-8.

LABONNE (Jules), de Celles. — *Essai sur la vie.* Strasbourg, Mme Silbermann, 1825, in-8, 24 p.

LAC (Joseph du). — *Bergerac et son arrondissement*, notice historique. Périgueux, Dupont, 1872, br. in-8.

LA CALPRENÈDE (Raymond de Coste, seigneur de), romancier et poète, né à Targon près de Salignac en Sarladais vers 1612, mort au Grand Andely sur Seine en 1663. — Romans : *Sylvandre.*

— *Cassandre.* Première édition en 1644. — Nouvelle édition. Paris, 1731, 10 vol. in-12. — Le même, abrégé par A. N. de La Rochefoucauld, marquis de Surgères. Paris, Dumesnil, 1752, 3 vol. in-12.

— *Cléopatre*, roman historique; abrégé par Lebret. Paris, 1769, 3 vol. in-12. 3 figures non signées. — Abrégé par Benoît. Paris, Maradan, 1789, 3 vol. in-12.

— *Faramond*, ov *l'Histoire de France.* Paris, Sommaville, 1661, 12 vol. in-8. Titre gravé à chaque volume. — Le même, abrégé par M. de La Rochefoucauld, marquis de Surgères et publié par J. P. Molt. Paris, 1753, 4 vol. in-12.

— Pièces de théâtre : *La Mort de Mithridate*, tragédie. 1635. — Paris, Sommaville, 1637, in-4.

— *Bradamante*, tragi-comédie. 1636.

— *Jeanne d'Angleterre*, tragédie. 1637.

— *La Clarionte ou le Sacrifice sanglant*, tragi-comédie. 1637.

— *Le Comte d'Essex*, tragédie. 1638. — Paris, Sommaville, 1650, in-4.

— *La Mort des enfants d'Hérodes, ou la suite de Marianne.* Paris, Courbé, 1639, in-4.

— *Edouard*, tragi-comédie. 1639. Paris, Courbé, 1640, in-4.

— *Phalante*, tragédie. 1641.

— *Herménégilde*, tragédie en prose. 1643.

— *Bélisaire*, tragi-comédie. 1657.

LACHAMBEAUDIE (Pierre), poète fabuliste, né à Montignac-sur-Vézère en 1806. — *Essais poétiques.* Sarlat, Dauriac, 1829, in-12 de 70 pages.

— *Fables populaires;* introduction par E. Souvestre. Paris, librairie sociale, 1839, in-18. — 2e et 3e éditions. Paris, Juillat, 1841, in-18. — Avec préface de Béranger. Paris, Perrotin, 1845, in-32. — Paris,

Pierre Vinçard, 1847, in-12. — Précédées d'une introduction par P. Leroux. Paris, 1851, gr. in-8. Nombreuses figures et portrait.

— *Chansons nationales.* Paris, 1831, in-8.

— *Le Médecin*, stances à M. Ricord. 1838, in-8.

— *La Vapeur.* Paris, 1846, in-8.

— *Les Hors-d'œuvre de Pierre Lachambeaudie.* Bruxelles, 1852-1853, in-8.

Tiré à 50 exemplaires seulement. Lachambeaudie exilé en Belgique y fit imprimer ses gaités qui passent à peine la permission, dit la *Bibliographie des ouvrages relatifs à l'amour.*

— *Les Fleurs de Villemonble* (poésies). Chez l'auteur, à Villemonble, 1861, br. in-12.

— A collaboré à plusieurs revues démocratiques.

— *Lachambeaudie*, par Eugène de Mirecourt (*Les Contemporains*, 2e série, n° 74). Paris, Havard, 1867, in-32. Portrait et fac-simile.

LA CHESNAYE DES BOIS (François-Alexandre Aubert de). 1699—1784. — *Dictionnaire de la Noblesse.* Paris, 1770-1784, 12 vol. in-4 avec un supplément de 3 vol.

Très bon à consulter.

LA COLONIE (Jean-Martin), maréchal de camp sous les ordres du prince Eugène dans la campagne de 1717 contre les Turcs. — *Mémoires sur les événements de la guerre, depuis le siége de Namur en 1692 jusqu'à la bataille de Belgrade, 1717.* Francfort, P. Nicole, imprimeur-libraire, rue de la Mercerie, 1730, 2 vol. in-12. — Bruxelles (Blois), 1737. — Utrecht, 1738.

— On lui attribue l'*Histoire de la ville de Bordeaux.* Bruxelles

(Bordeaux), Ve Bergeret, 1757 ou 1760 et 1769-1770, 3 vol. in-12.

Le style en est négligé, mais les recherches sont exactes et abondantes.

LACOMBE (P. Sabin). — *Scènes et Comédies de salon.* Paris, Dentu, 1863, in-18.

LACOSTE, né à Gramat (Lot), le 15 mars 1755, mort à Sainte-Marguerite le 15 mai 1831. — *Manuscrit sur l'Histoire du Quercy* en 6 volumes, à la Bibliothèque de Cahors.

Voir dans le sixième volume, dix-neuvième partie, pages 1 et suiv. une Vie du V. Alain de Solminihac.

LACOSTE (Elie), conventionnel, né à Montignac. mort en 1803. — *Rapport et projet de décret présentés à la Convention nationale au nom du comité de sûreté générale,* br. in-8.

LACOSTE (J.-B.). — *Les Eymétines, ou mélanges poétiques.* Paris, Firmin Didot, 1829, in-8.

LADEVIE-ROCHE , docteur-médecin de Saint-Germain de Salembre. — *Poésies.* 1871.

LADOUZE (de). — *Aux représentants de la Nation.* Périgueux, Dupont, 1848, br. in-8.

LADREIT DE LACHARRIÈRE, préfet de la Dordogne. — *Rapport fait par M. Ladreit de Lacharrière au conseil général en 1861.* Périgueux, Dupont, 1861, br. in-8.

LAFON (Pierre), acteur de talent, né à Lalinde en Périgord le 10 septembre 1775, mort à Bordeaux en mai 1846. — *La Mort d'Hercule,* tragédie en cinq actes et en vers. Libourne, 1792, in-8.

— *Discours prononcé à l'occasion de l'inauguration de la statue de P. Corneille, le 19 octobre 1834, suivi d'un Discours sur la mort de Talma.* Paris, 1834, in-8.

LAFONT-LABATUT (Joseph), peintre et devenu aveugle, poète, né à Messine en 1820, mort en 1877. — *Insomnies et regrets.* Paris, Furne, 1865.

— *La Femme du Diable.* Périgueux, 1878, in-16.

LA GRANGE (Guillaume de). — *Didon,* tragédie de feu Guill. de La Grange, natif de Sarlat en Périgort, excellent poète tragique françois. Lyon, par Benoist Rigaud, édition in-16 (XVIII° siècle).

LA GRANGE (Louis-Joseph de), ou LAGRANGE-CHANCEL, né à Antoniat près Périgueux en 1676, mort en 1758. — *Œuvres,* corrigées par lui-même. Paris, P. Ribou. 1699, in-12.

Six tragédies en éditions originales avec un titre collectif.

— *Œuvres meslées.* La Haye, chez Ch. Le Vier, 1721, pet. in-8. Vignettes. — La Haye, 1724, pet. in-8.

— *Œuvres,* revues et corrigées par lui-même. Paris, veuve de P. Ribou et P. Jacques Ribou, 1734-35, 3 vol. in-12. — Paris, 1759, 3 vol. in-12. — Paris, libraires associés, 1758, 5 vol. in-12.

— *Œuvres choisies.* Edition stéréotype. Paris, Didot, 1810, in-18. — Paris, Didot, 1817, in-18.

— *Les Philippiques,* odes. En Hollande (Paris), 1723, in-12. — Publiées par le fils de l'auteur, suivies de ses poésies fugitives. Bordeaux, Puynesge, 1797, in-8. — Nouvelle édition, revue sur les éditions de Hollande, sur le manuscrit de la bibliothèque de Vesoul, et sur un manuscrit aux armes du régent, précédée de Mémoires pour servir à l'histoire de la Grange-Chancel et de son temps, en partie écrits par lui-même, avec des notes historiques et littéraires par M. de

Lescure. Paris, 1858, in-12. — Edition définitive, collationnée sur un manuscrit de l'époque avec remarques inédites par L. de Labessade. Paris, 1876, in-8.

Cette édition est augmentée des strophes qui avaient jusqu'ici échappé à toutes les recherches.

— *Les Philippiques* de Lagrange-Chancel, publiées d'après le manuscrit et les annotations de l'auteur avec une préface, par M. A. Dujarric-Descombes. Périgueux, Dupont, 1878, in-18.

— *Adherbal, roi de Numidie,* tragédie en cinq actes en vers. — Nouvelle édition. Amsterdam, Jacq. Desbordes, 1702, in-12.

L'édition originale est de Paris, 1694; plus tard l'auteur lui donna le titre de *Jugurtha.*

— *Alceste,* tragédie en cinq actes en vers. Paris, Ribou, 1704, in-12. — La Haye, 1733, in-8.

— *Amasis,* tragédie en cinq actes et en vers. Paris, Ribou, 1701 et 1702, ou veuve de P. Ribou, 1729 et 1731, in-12. — La Haye, 1702, in-12.

, — *Ariane,* tragédie lyrique en cinq actes en vers et prologue. Paris, Ribou, 1717, in-4.

— *Athenaïs,* tragédie en cinq actes en vers. Paris, Ribou, 1790, ou veuve de P. Ribou, 1739 in-12. — La Haye, 1702.

— *Cassandre,* tragédie lyrique avec prologue en vers libres. Paris, Chr. Ballard, 1706, in-4. — Amsterdam, 1707, in-12.

— *Cassius et Victorinus, martyrs,* tragédie chrétienne en cinq actes en vers, tirée de Grégoire de Tours. Paris, veuve de P. Ribou, 1733, in-8. — Bruxelles, 1735, in-8.

Dédiée à la princesse de Conty. La scène se passe à Clermont en Auvergne.

— *Erigone ,* tragédie en cinq actes en vers. Paris, veuve de P.

Ribou, 1732, in-12. — Utrecht, 1732, in-22.

— *Ino et Mélicerte,* tragédie en cinq actes en vers. Paris, P. Ribou, 1713 ou 1715. in-12. — La Haye, 1732, in-12.

— *Médus, roi des Mèdes,* tragédie lyrique en cinq actes en vers libres. Paris, Ch. Ballard, 1702, in-4. — Amsterdam, 1705, in-12.

— *Méléagre,* tragédie en cinq actes en vers. Paris, P. Ribou, 1699. — Amsterdam, Jacq. Desbordes, 1702. in-12.

— *Oreste et Pilade,* tragédie en cinq actes en vers. Paris, P. Ribou, 1709, in-12. — Amsterdam, 1707, in-12.

— *Histoire du Périgord,* manuscrite, qu'il avait léguée aux Chanoines de Chancelade.

Voir le Dictionnaire de Brunet et le Dictionnaire de Quérard pour plus amples renseignements.

LA HARPE. 1739—1803. — *Cours de littérature ancienne et moderne.* Paris, 1813, 16 vol. in-18.

— *Eloge de François de Salignac de La Mothe Fénelon, archevêque, duc de Cambray, etc.* Paris, V° Regnard, 1771.

LAJUGIE (abbé), curé de Saint-Alvère. — *Discours prononcé à l'occasion du service funèbre que Mgr l'Evêque (Mgr de Lostanges) y a célébré à la mémoire de ses aïeux, le 6 février 1824.*

LAMARQUE , avocat , né à Montpont en Périgord, le 2 novembre 1773, mort à Montpont le 3 mai 1839. — *Vues de tolérance et d'union proposées par un citoyen.* Périgueux, Dalvy, 1798, broc. de 21 pages.

LAMARQUE (François), membre du tribunal de Périgueux, député de la Dordogne à l'Assemblée législative et à la Convention, préfet du Tarn, né en Périgord en 1756. — *Opinion sur les Théâtres, au Conseil des Cinq-Cents* (séance du 2 germinal an VI). Paris, imprimerie nationale, an VI, in-8.

— *Statistique du département dn Tarn.* Paris, de l'imprimerie des Sourds-muets, an IX (1801), in-8 de 101 pages.

— *Essai politique sur quelques articles de l'acte additionnel aux Constitutions de l'Empire.* Paris, Dabin, 1815, in-8 de 64 pages.

LAMBERT (Antoine), chanoine régulier de Chancelade. — *Eloge historique de Jean-Antoine Gros de Beler, abbé de Chancelade.* 1720.

LAMOTHE frères, de Bergerac, tous deux avocats au Parlement de Bordeaux, ont donné une édition des *Coutumes* de Bergerac et de Bordeaux.

LAMOTHE (Louis de), ancien secrétaire-général de la Société d'agriculture, sciences et arts de la Dordogne et de la Société d'horti-culture, né à Périgueux en 1813.
— Collaborateur à la *Gazette de Périgord* depuis 1836; plus tard à d'autres journaux de Périgueux.

— Nombreux articles dans les *Annales* de la Société d'agriculture et de la Société d'horticulture de la Dordogne.

LAMOTHE (Alexandre Bessot de), littérateur, archiviste du départe-ment du Gard, né à Périgueux le 8 janvier 1828. — *Musée de l'Ermitage impérial de Saint-Pétersbourg,* notice sur la formation de ce Musée et description des diverses collec-tions qu'il renferme et une intro-duction historique sur l'Ermitage par le bibliothécaire de l'Empereur. Saint-Pétersbourg, F. Gille, 1860, in-8.

Voir le t. XXV de la *Bibliothèque de l'Ecole des Chartes.*

— *Inventaire des archives de la ville d'Uzès.* Paris, Dupont, 1864, in-4.

— *Inventaire des archives du département du Gard, série C.* Paris, Dupont, 1866, in-4. — *Série G.* 1872.

— *Description de la cathédrale de Nîmes.* Nîmes, Catélan, 1870.

— *Apothéose de Dumonchel.* Nî-mes, Catélan, 1873.

— *Promenades d'un Curieux dans Nîmes.* Nîmes, Catélan, 1871.

— *Coutumes de Saint-Gilles.* Nî-mes, 1870.

— *Vitraux de Saint-Bandile.* Nîmes, Catélan, 1876.

— *Exécution des Camisards à Nîmes.* Nîmes, Catélan, 1875.

— *Les Camisards, suivis des Cadets de la Croix.* Paris, Blériot, 3 vol. in-12, illustrés. 20 éditions.

— *Les Faucheurs de la Mort.* Paris, Blériot, 1868, 2 vol. in-12, illustrés. 30 éditions. — Edition gr. in-8 de 360 pages. 130 gravures.

— *Les Martyrs de la Sibérie.* Paris, Blériot, 1869, 4 vol. in-12, illustrés. 25 éditions.

— *Marpha.* Paris, Blériot, 1870, 2 vol. in-12. 20 éditions.

— *Histoire d'une Pipe.* Paris, Blériot, 1864, 2 vol. in-12, illust. 12 éditions.

— *Les Soirées de Constantinople.* Paris, Blériot, 1859, in-12. 5 édi-tions.

— *Histoire populaire de la Prusse.* Paris, Blériot, 1872, in-12. 4 édi-tions.

— *Les Mystères de Machecoul.* Paris, Blériot, 1870, in-12.

— *Le Gaillard d'arrière de la Galathée.* Paris, Blériot, 1870, in-12.

— *Légendes de tous pays. Les Animaux.* Paris, Blériot, in-18, 100 gravures.

— *Mémoires d'un Déporté à la Guyane française.* Paris, Blériot, 1859, in-18, 40 éditions.

— *L'Orpheline de Jaumont.* Paris, Blériot, 1872, in-18, 16 éditions.

— *Le Taureau des Vosges.* Paris, Blériot, 1872, in-18. 16 éditions.

— *Aventures d'un Alsacien prisonnier en Allemagne.* Paris, Blériot, in-12. 16 éditions.

— *Journal de l'orpheline de Jaumont.* Paris, Blériot, 1872, in-18. 16 éditions.

— *L'Auberge de la Mort.* Paris, Blériot, 1872, in-18. 16 éditions.

— *La Reine des Brumes et l'Emeraude des Mers,* impressions de voyage en Angleterre et en Irlande. Paris, Blériot, 1873, in-18. 7 éditions.

— *Les Métiers infâmes.* Paris, Blériot, in-18. 4 éditions.

— *Le Roi de la Nuit.* Paris, Blériot, 1873, 2 vol. in-18.

— *Les Compagnons du Désespoir.* Paris, Blériot, 1875, 3 vol. in-18.

— *Pia la San-Pietrina.* Paris, Blériot, 1876, 2 vol. in-18.

— *Les Fils du Martyr.* Paris, Blériot, 1876, in-18.

— *Les Deux Reines.* Paris, Blériot, 1876, in-18.

— *Le Proscrit de la Camargue.* Paris, Blériot, 1877, in-18. Portrait photographié de l'auteur.

— *La Fille du Bandit,* scènes et mœurs de l'Espagne contemporaine. Paris, Blériot, 1877, gr. in-8 de 800 pages, orné de 500 gravures.

— *Le Secret du Pôle.* Paris, Blériot, 1878, in-18.

— *A travers Pologne et Russie.* Paris, Blériot, 1864, in-18

LA NAUZE (abbé de). — *Histoire de l'Eglise de Sarlat.* Paris, Lecoffre, 1855, in-8.

Extrait de la *Gallia christiana.*

— *Histoire des abbayes du diocèse de Périgueux.* Périgueux, Boucharie, 1857, in-8.

LANGLADE (Jacques de), baron de Saumières, né à Limeuil en Périgord en 1720, mort en 1765. — *Mémoires sur la vie du duc de Bouillon.*

LANDES (Justin), ancien professeur a l'Institution nationale des Sourds-Muets de Paris, mort à Sarlat en juin 1877. — *Une lettre de l'impératrice Marie Theodorowna de Russie à l'abbé Sicard.* Sarlat, Michelet, 1876, br. in-8.

LANDRIOT (Mgr), évèque de La Rochelle. — *Eloge funèbre de Mgr Baudry, évêque de Périgueux* (1863). Périgueux, Bounet, broc. in-8.

LANXADE (de). — *L'Amour à la redoute,* poème en deux chants. A Paris, la dame Esprit, 1783, br. gr. in-8.

LA PLACE, avocat au présidial de Périgueux, né à Périgueux au XVIIe siècle, mort en 1763. — *Introduction aux droits seigneuriaux.* Paris, 1749, in-12.

— *Dictionnaire des Fiefs et autres droits seigneuriaux.* Paris, 1757, in-8.

— *Maximes de Droit français.* In-4.

LAPOUYADE (J. F.). — *Essai ur la vie et les travaux de Vatar-Iouannet.* La Réole, 1848, br. in-8.

— *Etude du Contrat de métayage.* Bordeaux, Henri Faye, 1850, br. n-8.

— *Explication des légendes des nédailles consulaires.* Bordeaux, or. in-8.

— *Explication des légendes des nédailles romaines.* Bordeaux, br. n-8.

— *Etudes numismatiques.*

LA REYNIE DE LA BRUYÈRE (Jean-Baptiste-Marie-Louis), chanoine de Limoges, prieur commandataire de Saint-Léger, né à Sarlat le 5 mai 1760. — *Candide ou l'élève du philosophe chrétien.* Paris, Cailleau, 1787, 2 vol. in-18.

— *Caron, amiral de l'Achéron, à Mesmer, etc.,* épitre. 178.. in-12.

— *Eloge de M. de Beaumont, archevêque de Paris.* Paris, 1782, in-8.

— *Eloge de M. de Montesquiou de Poilbon, évêque de Sarlat.* 1784, in-8.

— *Les Hameaux fortunés,* pastorale sur l'avenement de M. de Juigné à l'archevêché de Paris. Paris, 1782, in-8.

— *Lettres Indiennes, etc., pour servir de supplément et de correctif à l'Histoire des Etablissements, etc.,* de l'abbé Raynal. Paris, Lottin jeune, vers 1780, in-12.

— *L'Oracle accompli,* églogue sur la naissance de Mgr le Dauphin. Paris, 1781, in-8.

— *Petit Journal du Palais-Royal.* 5 numéros in-8.

LA REYNIE DE LA BRUYÈRE (Louis), adjudant, commandant, etc., agent politique du gouvernement. — *Manuel des Commissaires et des relations commerciales, des négociants maritimes et des armateurs en charge.* Paris, Royez, 1803, in-8 de 148 pages.

LAROUVERADE (M.-E.). — *Lettres à Julie.* 1833.

LARTET ET CHRISTY. — *Les Cavernes du Périgord.* Paris, 1864.

Extrait de la *Revue archéologique.*

— *Note relative à une lame d'ivoire fossile trouvée dans un gisement ossifère du Périgord,* brochure.

Extrait des *Annales des sciences naturelles.*

— *Lettre adressée à M. Milne-Edwards,* par M. Lartet, br. avec planche.

— *Mémoire sur une sépulture des anciens troglodytes du Périgord,* par M Lartet, brochure avec planches.

— *Remarques sur la Faune du Cros-Magnou,* par M. Lartet, brochure.

— *Reliquiæ Aquitanicæ,* texte en anglais, planches nombreuses.

LASCOUX (J.-B.). — *Documents sur Domme.* Paris, Everat, 1836.

Voir l'article *Sarlat.*

LA SELVE (Edouard), ancien professeur de rhétorique au lycée de Port au Prince. — *Histoire de la Littérature Haïtienne depuis ses origines jusqu'à nos jours.* Versailles, Cerf et fils, 1875, gr. in-8.

— *Pensées de Janetto Silva.* 1 volume.

— *Feuilles mortes de Janetto Silva,* poésies.

— *Sous les Mangliers*, récits. 1 volume.

— *Fleurs des Tropiques*, 10 sonnets. 1 volume.

— *Une République noire*. 2 volumes.

— *Les Mystères d'Haïti*, en six parties.

— *Mélaïna*, étude de la femme noire. 2 volumes.

— *Madame Mathon*, étude de la femme créole. 2 volumes.

— *Le Comte Juan de Acero*. 2 volumes.

— *Comment finissent les amours*. 2 volumes.

— *Voyage à l'imprévu dans les Deux-Mondes*. 2 volumes.

— *Scènes de la vie de Maître d'Etude*. 2 volumes.

— *Le Père Chabrol*. 2 volumes.

LASERRE (A.), avocat. — *Mémoire dédié au Conseil municipal*. Sarlat, Michelet, 1876, br. in-8.

LEBLANC (Denis-Alexandre), abbé de Saint-Cyprien, nommé évêque de Sarlat le 2 septembre 1721. — *Ordonnances synodales du diocèse de Sarlat, synode du 12 juillet 1729*. Bordeaux, Delacourt, 1729, in-8.

LAS FORGES-LAGRANGE (Adhémar). — *Chez les Sauvages*. Nontron, Deschamps, 1868, in-8.

LATOUR (Guillaume de), troubadour, né au XIIe siècle au château de Latour, paroisse de Sainte-Nathalène en Sarladais, a laissé treize pièces de vers.
Voir le *Périgord illustré*, p. 155.

LATOUR (Jean-Baptiste Tenant de), bibliographe, bibliothécaire de Louis-Philippe à Compiègne né en Périgord en 1779. — A édité *Poésies de Malherbe*, avec des note d'André Chénier. Paris, 1842. — *Œuvres de Chapelle et de Bachau mont*. Paris, 1854. — *Œuvres complètes de Racan* en 1857.
Ces deux derniers ouvrages font partie de l *Bibliothèq.e elzévirienne* de Jannet.

— *Six lettres sur la bibliographie* in-12.

— *Mémoires d'un Bibliophile* Paris, Dentu, in-12.

— *Deux lettres à Madame la comtesse de Ranc...* Paris, Béthune, 1842, in-12 de 24 pages.
Tiré à 100 exemplaires. Ces deux lettres ont été d'abord imprimées : la première dans la *Revue de Paris* du 1 octobre 1839; la seconde en tête des *Poésies de Malherbe*, 1842, in-12; elles sont annoncées comme devant faire partie d'un recueil intitulé : *Lettres sur la bibliographie*.

— *Un Cabinet de M. Turgot*, nouvelle lettre à Madame de Rancé. Paris, Ducessois, 1843, in-8 de 24 pages.

LATOURBLANCHE. — *Encomium Joannis Bertaudi Petragorici turris albæ in ducatu Engolismensi alumni, de Cultu trium Mariarum adversus Lutheranos cum missa solemniore et officio canonico earumdem auspiciis augustissimæ principis Ioannæ Aurelianensis Gyverentium dominæ, ac comitis du Barcq.* Ouvrage en trois parties : 1º *Encomium*, titre ci-dessus; 2º Une partie sans titre; 3º *Divinarum humanorumque rerum principium Ioannis Bertaudi.... de cognatione sacerrimi Ioannis Baptistæ cum filiabus et nepotibus beatæ Annæ, libri tres ab eodem expurgati et aucti....* Imprimebat Iodocus Badius Ascensius jam finem prospectans a X Calendas Decembris 1525. Petit in-4, papier, gravures sur bois.
Voir fo LXXII verso : Lettre à François de Marcillac, premier-président, au Parlement de Rouen, et fo LXXII, verso : Lettre à Nicolas Grand dans laquelle Bertaud donne la filiation de la famille de Bourdeil-

les. Voir Biblioth. Baluze, t. 1, p. 177 n° 2362; Brunet, t. I, col. 113.

LAURENS (V.-A.), membre de l'Institut historique de France. — *Le Tyrtée du Moyen-âge, ou histoire de Bertrand de Born, vicomte d'Hautefort.* Paris, Gedalge jeune, 1863, in-8.

LAVAU, médecin à Périgueux a fait en 1735 un *Traité sur le moyen de corriger le défaut d'articulation dans la prononciation des mots.*

LAURIÈRE (Brou de), docteur-médecin à Saint-Mayme. — *Traitement de la suette par le froid et les purgatifs.* Périgueux, Lavertujon, 1843, in-8 de 44 pages.

LAVERTUJON (André). — *La Législature de 1857—1863.* Bordeaux, 1863, gr. in-8.

LEBEUF (abbé). — *Mémoire sur les antiquités de Périgueux.*

Histoire de l'Académie des Belles-Lettres, t. XXIII, p. 201. Dans ce mémoire lu en 1751, l'abbé Lebeuf rapporte « huit inscriptions des mieux conservées, sur treize ou quatorze, encastrées dans les murs des casernes »; il décrit la colonne milliaire trouvée dans la Cité et reproduit la table pascale de l'ancienne cathédrale de Périgueux. Le t. XXXVII de l'*Histoire de l'Académie des Inscriptions* contient un autre mémoire de l'abbé Lebeuf sur l'inscription découverte en 1754 à Périgueux : L. MARVLLIVS. L. MARVLLI, etc.

LE BOUX (Guillaume), né en 1621, mort en 1693, évêque de Périgueux de 1666 à 1693. — *Sermons.* Rouen, 1776, 2 vol. in-12.

— *Conférences de Périgueux.* 3 vol. in-12.

— *Theologia Moralis. jussu et auctoritate illustrissimi et reverendissimi Episcopi Petrocorensis ad usum sui seminarii.* Parisis, apud viduam Ludovici Guérin, edita anno 1720, 4 vol. in-12.

Ouvrage estimé publié à la fin de l'épiscopat de Mgr Le Boux.

LE LABOUREUR (Jean). 1625—1675. — *Mémoires de Michel de Castelnau.* 2 vol. in-f°.

— *Histoire de Charles VI.* 1663, 2 vol. in-f°.

LE FRÉRE (Jean), historien; cité par le P. Dupuy.

LEMOYNE (Jean-Baptiste MOYNE, dit), musicien, né en 1752 à Eymet en Périgord, mort à Paris le 30 décembre 1796. — Sa première œuvre connue est une scène d'orage introduite dans l'ancien opéra de *Toinon et Toinette.*

— *Le Bouquet de Colette,* opéra en un acte joué à Varsovie en 1777 ou 1778.

— *Electre,* grand opéra en trois actes joué à Paris en 1782.

— *Phèdre,* opéra joué à Paris. 1786.

— *Nephté,* opéra en trois actes joué à Paris. 1789.

— *Les Prétendus,* opéra en deux actes, joué à Paris. 1789.

De tous ses opéras celui qui eut le plus de succès.

— *Les Pommiers* et *Le Moulin,* joués à Paris. 1790.

— *Elfride,* opéra en trois actes joué à Paris. 1792.

— *Le Mensonge officieux,* opéra en un acte joué à Paris. 1795.

LENET (Pierre), mort en 1671. — *Mémoires sur les guerres civiles des années 1649 et suivantes principalement de celles de Guienne.* 1729, 2 vol. in-12.

LENTILHAC (E de). — *Précis d'agriculture théorique et pratique.*

— *Monographie de l'arrondissement de Ribérac.* Périgueux, Dupont, 1782, in-8.

— *Notices historiques sur Guillaume et Dominique-François de Bastard,* en collaboration avec L.

G. Michaud. Paris, Dupont, 1835, in-8 de 16 pages.

LESPINASSE (Jean), de Grignols en Périgord, médecin et poète, vivait au XVIe siècle. On a de lui deux pièces de vers, une en latin en l'honneur de Laurent Joubert, chancelier de l'école de médecine de Montpellier, et l'autre en tête du *Traité de chirurgie* de Guy de Chauliac, Lyon 1579

LESPINE (Pierre), né à Leyfourcerie, paroisse de Vallereuil, le 17 septembre 1757, mort à Paris le 11 mars 1841, chanoine de Saint-Front de Périgueux, employé aux archives du département de la Dordogne, garde manuscrit de la Bibliothèque Impériale, et plus tard directeur de l'Ecole des Chartes, auteur de la plupart des généalogies périgourdines. Ses nombreux manuscrits sont à la Bibliothèque Nationale : ils contiennent presque toute l'histoire du Périgord.

Voir la table de ses 106 volumes au *Dictionnaire topographique* de M. de Gourgues.

LEYDET (Guillaume-Vivien), chanoine régulier de Chancelade, né en Périgord, professeur de philosophie en 1764. — *Mémoire pour servir à l'histoire des monnaies des provinces de France.*

— Une portie de ses manuscrits est à la Bibliothèque Nationale, fonds Leydet et Prunis.

Voir le *Périgord illustré,* p. 162.

LEYMARIE (J.-B.-Edouard). — *Quelques mots sur un ouvrage d'un Périgourdin et quelques mots sur l'histoire du Périgord.* 1854.

— *De la traverse de Périgueux.* Périgueux, Dupont, 1857, br. in-8.

LIGUEUX (abbaye de). — *Statuts et constitutions sur la règle du glorieux père Saint Benoît pour l'abbaye de Ligueux.* A Lyon chez Jean Ayme Gaudy, avec approba-tion, 1642, in-12 de 96 pages. Titre gravé, d'un côté Saint Benoît, de l'autre une abbesse crossée. Au bas, armes de la famille de Saint-Aulaire surmontées d'une crosse.

— *Statuts et constitution sur la règle du glorieux père Saint Benoît pour l'abbaye de Ligueux sous le glorieux titre de Notre-Dame de la Purification.* Avec approbation, 1668. Même titre gravé, mêmes armes.

Ce volume contient 131 pages avec cette dédicace. « A mes très chères et bien aymées filles les religieuses de l'abbaye de Notre-Dame de Ligueux sous le glorieux titre de la Purification de la Vierge » signé (vostre très humble et très affectionnée mère abbesse, Suzanne de Ste-Aulaire, 3e du nom). Voir le *Chroniqueur du Limousin et du Périgord,* t. II, p. 97.

LINGARD (John docteur). — *Histoire d'Angleterre.* Paris, 1825, 14 vol. in-8.

Y voir les guerres entre la France et l'Angleterre en Guyenne.

LINGENDES (Jean de), prédicateur remarquable sous Louis XIII et Louis XIV, évêque de Sarlat puis de Macon, né à Moulins, mort en 1665. — *Oraison funèbre du roy Louis XIII surnommé le juste, prononcée en l'Eglise de Saint-Denis le XXIIe jour de juin 1643 au service solennel de ses obsèques, par Messire Jean de Lingendes, évêque de Sarlat, conseiller du roy en ses conseils, etc., prédicateur ordinaire de Sa Majesté.* A Paris, chez Charles Saureux sur le Terre-Cambray, vis-à-vis le collége des 3 évêques, M.DC.XLIII. avec privil. du roy. Pet. in-f° de 75 pages (Bibliothèque de l'Arsenal. *Recueil des Oraisons funèbres.* A bis. 1729 B.).

LIRIS (Léonard de), récollet, mathématicien, né à Eymoutiers en Périgord au commencement du XVIIe siècle. — *Secret ou théorie des longitudes.* Paris, 1647, in-4.

— *Apologie du Secret des longitudes.* Paris, 1648.

— *Ephémérides maritimes*. Paris, 1655, in-f°.

LOISEL (Antoine). — *Antiquités de Périgueux ;* elles se trouvent dans sa *Remontrance*, Paris, Lanzelier, 1605, in-8.

Le vrai titre de l'ouvrage est : *Le Périgueux ou continuation de l'homonore.* Il contient deux remontrances prononcées à Périgueux, l'une à l'ouverture de la chambre de justice le 4 juillet 1582, et l'autre à sa cloture le 10 janvier 1584 (*Bibliothèque historique de la France* de J. Le Long).

LOISEL (Guillaume), né à Bergerac. — *Guillelmi Loselli medici et chirurgi regii, etc. Opera.* Burdigalæ, Gilb. Vernoy, 1617, in-18.

LONG (Jacques Le), oratorien. 1665—1721. *Bibliothèque historique de France*, in-f°. — Nouvelle édition par de Fontette. 1768, 5 vol. in-f°.

C'est le catalogue de 48,825 ouvrages différents dont 52 concernent le Périgord

LONGUERUE (Louis Dufour le), abbé de Septfontaines et du Jard, né en 1652, mort en 1733. — *Description historique de la France.* Paris, 1719, in-4°.

LORTAL (Mademoiselle de Lavermondie de). — *Amour et Miséricorde.* Périgueux, 1873.

LOSSE (comte de), ex-capitaine au 4e bataillon des mobiles de la Dordogne, né au château de Banes, près Beaumont. en 1831. — *Quelques lettres de l'armée de la Loire.* Périgueux, Dupont, 1874, in-8.

LOSTANGES (Alexandre-Charles-Louis-Rose). évêque de Périgueux. 1817—1835, né à Versailles en 1763, mort à Bergerac en 1835. — *Mandement de Mgr l'évêque de Périgueux, annonçant une association pour venir au secours du séminaire du diocèse de Périgueux.* Périgueux, J. Danède. 2 feuilles in-4 (Bibliothèque de Cahors).

— *Statuts du diocèse de Périgueux.* Périgueux, Danède, 1822, broc. in-12.

— *Instructions pour le jubilé de 1826, avec un Mandement de Mgr de Lostanges.* Périgueux, 1826, pet. in-32.

— *Relation de ce qui s'est passé depuis l'arrivée de Mgr de Lostanges, évêque de Périgueux.* Périgueux, J. Danède. 1821, br. in-8 (Bibliothèque de Cahors).

LOUCHE (Jules), prêtre. — *Petit Cathéchisme protestant et catholique raisonné ou les croyances protestantes et catholiques devant la Bible et la raison.* Périgueux, Dufour, in-18 de xix-617 pages.

MACHECO DE PRE-MEAUX (Jean-Chrétien de), évêque de Périgueux de 1732 à 1771. — *Instruction en forme de catéchisme sur l'obligation et la manière de sanctifier les jours de dimanche et de fêtes et les différents temps de l'année, selon l'esprit de l'Eglise, accompagnée d'un Mandement.* Périgueux, Pierre Dalvy, 1760, in-8.

Extrait du catalogue de sa bibliothèque : Notes fournies par M. de Montégut, procureur de la République à Ribérac.

— *Missale Petragoricense.* 1541, in-4.

— *Histoires de toutes choses mémorables,* par Jacques Estourneau, Xainctongeois. Paris, Guill. Chaudière, 1571, in-4.

— *Rituel de Périgueux.* 1559, in-8.

— *Avertissement aux confesseurs,* dressé par le commandement de *Mgr l'évêque de Périgueux.* Périgueux, Pierre Dalvy, 1650, in-12.

— *Conférences ecclésiastiques du diocèse de Périgueux* ; nouvelle édition. Paris, Théodore Muguet, 1689, 5 vol. in-12.

— *Introduction aux droits seigneuriaux,* par Me Antoine La Place, conseiller au présidial de Périgueux. Paris, de Luens, 1749, in-12.

— *Direction pour la conscience du roy,* composé par Fr. de Salignac de la Mothe-Fénelon. 1747, in-12.

— *Breviarum Petragoricense.* 1559, 2 vol. in-16.

— *Instructions chrétiennes,* par le P. Paradol de la S. de Jésus. Paris, Dupuis, 1718, in-12.

— *Du Calcul ecclésiastique ou la manière de compter le temps dans l'Eglise catholique et romaine,* par M. Antoine Tourtel. Paris, Martin, 1677, in-12.

— *Dissertation ecclésiastique sur le pouvoir des évêques pour la diminution ou l'augmentation des fêtes*, par MM. les évêques de Saintes, de La Rochelle et de Périgueux. Paris, Ant. des Olliers, 1691, in-12.

— *Explication des Maximes des Saints sur la vie intérieure*, par M. de Fénelon, archevêque de Cambray. Paris, 1697, in-12.

Édition originale la seule qui ait été faite. — Erreur de M. de Montégut puisque à l'art. Fénelon on peut voir qu'il y en a eu une en 1698, à Bruxelles.

— *Constitution sur la règle de Saint Benoît pour l'abbaye du Bugue, diocèse de Périgueux*. Périgueux, Arnaud Dalvy.... in-16.

— *Leonardi Frizon, e societate Jesu, opera poëtica*. Paris, 1675, 2 vol. in-8.

N. B. Le catalogue complet comprenait 243 pages in-4. Le chanoine Leydet de Chancelade, comme le constate une note de sa main à la fin du catalogue, y avait relevé 98 ouvrages de choix sur l'histoire et le Périgord.

Magasin pittoresque, sous la direction d'Edouard Charton. Paris, rue Jacob, actuellement rue des Grands-Augustins. Gravures.

T. VII et suiv. *Etudes d'architecture en France*; t. XVIII, *Périgueux*; t. XIX, *Les quatre baronies du Périgord*; t. XL, p. 319, *Habitants préhistoriques des cavernes*.

MAGNE (Pierre), ancien ministre, sénateur, né à Périgueux. — *Réponse pour la ville de Périgueux contre le département de la Dordogne au mémoire de M. Mérilhou sur la propriété de l'hôtel de la préfecture*, signée par Magne, avocat, et Chouri, avoué. Périgueux, Faure et Rastouil, 1835, br. in-4.

— *Discours de M. Magne, ministre sans portefeuille, au Corps législatif (mars 1861)*. Paris, 1861, br. in-8.

— *Discours de M. Magne, ministre, prononcé le 14 mars 1862*. Paris, Panckouke, 1862, br. in-8.

— *Esquisse sur Daumesnil*. Périgueux, Rastouil, 1873, br. in-8.

MAGNE (Alfred), ancien trésorier payeur général, membre du conseil général de la Dordogne, mort à Paris en juin 1878, a publié: *Quelques lettres relatives à l'histoire de la Fronde en Périgord*. Périgueux, Dupont, 1876, br. gr. in-8.

MAGUEUR (abbé), missionnaire. — *Oraison funèbre de J. B. Macerouze, curé-archiprêtre de Bergerac*. Périgueux, Boucharie, 1870, br. in-8.

MAIGNE (docteur). — *Journal anecdotique de Madame Campan, ou Souvenirs recueillis dans ses entretiens*. Paris, 1824, in-8. Portrait. — Londres, Colburn, 1825, in-8.

MAINE DE BIRAN (Marie-François-Pierre-Gonthier), né à Grateloup près Bergerac en 1766, mort à Paris en 1824. — *Œuvres philosophiques*, publiées par V. Cousin. Paris, Ladrange, 1841, 3 vol. in-8.

— *Œuvres inédites*. Paris, Dezobry et Madeleine, 1859, br. in-8.

— *Influence de l'habitude de la faculté de penser*. Paris, an XI, in-8.

— *Mémoire sur la décomposition de la pensée*.

— *Examen des leçons de La Romiguière*.

— *Rapports du physique et du moral*.

— *Nouvelles considérations sur le sommeil, les songes et le somnambulisme*.

Le colonel Staaf dans son livre *La littérature française* attribue à Maine de Biran : *Les Nuits élyséennes et en agrestes*, poëmes, et *Le Christianisme expliqué ou l'unité des croyances pour tous les chrétiens*, en prose.

— *Notice historique et bibliographique sur les travaux de Maine de Biran.* 1851, in-8.

— *Vie et pensées de Maine de Biran,* publiées par Ernest Naville. Paris, Didier, 1874, in-12.

— *Maine de Biran et la critique italienne,* par Elie de Biran.

— *Etude sur Maine de Biran, d'après le Journal intime de ses pensées,* par A. Nicolas. Paris, Vaton, 1858, in-18.

Voir les *Causeries du Lundi* de Sainte-Beuve, édition Garnier, 1858, t. XIII, p. 249.

MAINE DE BIRAN (Elie). — *Soulèvement des Croquants en Périgord* (1636-1637). Périgueux, Dupont, 1877, in-8.

— *David Livingstone.* poëme. Paris, 1877.

— *Notice sur Gonthier de Biran, député de la sénéchaussée du Périgord aux Etats généraux de 1789.* Périgueux, 1879, in-8.

— *Notes et documents inédits relatifs aux institutions de la ville de Bergerac avant 1789.*

MAISON DE LA GARDE *(Généalogie de la) en Limousin, Auvergne et Périgord,* par Lainé, in-8 de 40 pages.

MALAURIE (abbé), ancien professeur au séminaire de Bergerac, ancien curé de Montpont, mort en *1881.* — *Vie de Madame de Chantal.*

— *Mal et remède.*

— *Fables.*

MALEVILLE, sieur de Cazals en Quercy. — *Esbats sur le Quercy,* manuscrit à la bibliothèque de Cahors.

Copie du manuscrit original de la bibliothèque de Grenoble, par les soins de Champollion-Figeac, en 1806. 2ᵉ partie. La première partie se trouve dans les 13 premiers livres de J. Scaliger contre Cardan. Maleville signale p. 197, les Constitutions synodales de Messire Antoine de Luzech, évêque de Cahors, de l'an 1500, imprimées à Périgueux, chez Jean Carant.

MALEVILLE (Guillaume), curé de Domme, né à Domme, en Sarladais en 1699. — *Lettres sur l'administration du sacrement de la pénitence.* 1740, 2 vol. in-12.

— *Les Devoirs du chrétien.* 1750, 4 vol. in-12.

— *Prières et bons propos pour les prêtres et particulierement pour les pasteurs.* 1752, in-16.

— *La Religion naturelle et révélée ou Dissertations philosophiques, théologiques et critiques contre les incrédules.* 1736-1758, 5 vol. in-12.

— *Histoire critique de l'Eclectisme.* 1766, 2 vol. in-12.

— *Doutes proposés aux théologiens sur des opinions qui paraissent fortifier les difficultés des incrédules contre quelques dogmes catholiques.* 1768, in-12.

— *Examen approfondi des difficultés de l'auteur d'Emile contre la religion chrétienne.* 1769, in-18.

— *Mémoire sur la prétendue défense de la tradition orale de l'abbé Gissou.* 1759, in-12.

MALEVILLE (Jacques, marquis de), né à Domme en 1741, mort à Caudon en 1824, coopéra à la rédaction du Code Civil, publia une brochure contre l'adoption du divorce intitulée : *Du Divorce et de la séparation de corps.* Paris, 1801, in-8.

MALEVILLE (Pierre-Joseph, marquis de), né à Domme en 1778, mort à Paris en 1832. — *Discours sur l'influence de la réformation de Luther.* 1805, in-8.

— *Adresse au Sénat, le 1ᵉʳ avril 1814, pour demander le retour des Bourbons.*

— *Les Benjamites rétablis en Israël*, poëme traduit de l'hébreu. 1816, in-8.

— *Conférence des Mythologies ou les Mythes et les mystères des différentes nations païennes anciennes et modernes.*

N'a pas paru. Cet ouvrage devait avoir 8 vol. in-8.

MALEVILLE (comte E. de). — *Bibliographie du Périgord (XVIe siècle).* Paris, Aug. Aubry, 1861, in-8.

Tiré à cent exemplaires numérotés. — J. de Amelin. — Arnaud de La Borie. — A. Boyer. — Branthôme. — P. Brun. — J. de Champaignac. — J. Dupuy. — E. Fayard. — E. de La Boëtie. — J. Nompar de Caumont, duc de La Force. — G. de La Grange, seigneur de La Place. — G. Loiseau. — M. de Maillet. — M. de Montaigne. — J. du Peyrat. — A. de Ranconnet. — J. Rey. — F. de Saint-Aulaire. — De Salignac de La Mothe-Fénelon. — J. de Saliguac. — J. Talpin. -- Jean Tarde. -- Ant. Vivien.

MALLES (Mad., née de Beaulieu), morte à Nontron en 1825. — *Contes d'une mère à sa fille.* Paris, 1818, 2 vol. in-12. — 2me édition, 1820, 2 vol. in-12.

— *Le Robinson de 12 ans, histoire curieuse d'un mousse.* Paris, 1818, in-12. — 2me édition. 1824, in-12. — 6me édition, 1826, in-12.

— *Le La Bruyère des jeunes demoiselles*, etc. Paris, 1821, in-12. — 5me édition. 1824, in-12.

— *Conversations amusantes et instructives sur l'Histoire de France.* etc. Paris, 1822, 2 vol. in-12. 2 planches.

— *Lucas et Claudine.* 1816, 2 vol. in-12.

— *Lettres de deux jeunes amies ou les leçons de l'amitié.* Paris, 1820, 2 vol. in-12.

— *Geneviève dans les bois.* Paris, 1820, in-12.

— *Quelques scènes de ménage.* Paris, 1820, 2 vol. in-12.

— *Instructions familières d'une institutrice sur les vérités de la religion, etc.* Paris, 1824, in-12.

— *La Jeune Parisienne au village.* Limoges, 1824, in-12.

MALTE-BRUN (Conrard). 1775—1826. — *Précis de Géographie universelle.* Paris, Dentu, 5 vol. in-8.

MAREUIL (Arnauld de), troubadour, vivait au XIIIe siècle, a laissé plusieurs pièces de vers.

Voir le *Périgord illustré*, p. 87.

**Manuel (Le) des révolutions.* Périgueux, veuve Faure, 1816, in-8.

**Manuel philosophique.* Périgueux Dupont, 1825, in-8.

MARAVAL (J.-B.), de Saint-Cyprien en Périgord. — *Considérations sur les événements qui ont eu lieu dans l'assemblée primaire de Cyprien, département de la Dordogne, le 1er germinal an VIIe (21 mars 1799)*, par J.-B. Maraval, citoyen de ce canton. Périgueux, Dupont, br. in-8.

MARCHE (Ph.). — *Quelques mots à propos du synode et de la circulaire adressée aux protestants des consistoires de Gensac, Montcarret et Sainte-Foy.* Bergerac, Rooy, 1874, in-8.

MARCON (J.). — *Etudes sur la viticulture.* Périgueux, Dupont, 1872, in-18.

MARROT (L.), ingénieur des mines à Périgueux. — *Tableau des communes du département de la Dordogne, pour servir de légende à la carte géologique du département.* Périgueux, Dupont, 1870, in-8.

MARTEILHE (J.), de Bergerac, protestant, né à Bergerac au XVIIe siècle, mort en 1777. — *Mémoires* d'un *Protestant condamné aux galères de France, écrits par lui-même.* La Haye, 1774, in-8. — Réédité en 18...

M. Audierne, *Périgord illustré*, p. 169, cite cet ouvrage comme imprimé à Rotterdam, Bernau et fils, 1757, in-8.

MARTIN DU THEIL, d'Hautefort. — *J.-J. Rousseau apologiste de la religion chrétienne.* Paris, 1841, in-8.

— *Le Livre terrible.* Paris, 1842, in-8.

MARTY (colonel). — *Histoire du troisième bataillon des mobiles de la Dordogne.* Périgueux, Bounet, 1872.

MARQUEYSSAC (vicomte de). — *Vie de Godefroi de Damas.* Paris, Vaton, 1851, in-18.

MARVAUD, chef d'institution à Brantôme. — *Huit Messéniennes, suivies des Lamentations du Tasse,* poésies. Paris, Dupont, 1825, br. in-8.

MARY-LAFON, littérateur. — *Bertrand de Born.* Paris, Ambroise Dupont, 1839, 2 vol. in-8.

MAS-LATRIE (de). — *Archevêchés, évêchés, monastères de France.* Paris, 1837, in-18.

MAS-PAYZAC (Henri du). — *Généalogie de la maison de Vaucocour.* Périgueux, Bounet.

MASSOUBRE (Eugène), rédacteur en chef de l'*Echo de Vésone,* né à Périgueux en 1813, mort en 1875. — *Les Fouilles de Vesone, découverte d'antiquités romaines à Périgueux.* Périgueux, Dupont, 1857, br. in-8.

— *Une excursion au centre de la Double.* Périgueux, Dupont, 1868, br. in-8.

— *Réponse à un adversaire de la société pour le développement de l'instruction primaire.* Périgueux, Dupont, 1869, br. in-8.

MATAGRIN (Amédée). — *Notice snr H. L. J. B. Bertin.* Périgueux, Boucharie, 1856, br. in-8.

— *De Périgueux à Coutras.* Périgueux, Boucharie, 1857, br. in-8.

— *Bernard Palissy, sa vie et ses ouvrages.* In-8.

Extrait de la *Revue des races latines*.

MAUREAU (Jean-Placide-Télémaque-Charles), né à Fonroque (Dordogne), le 5 octobre 1818. — *Constitution de l'édifice social.* Périgueux, Dupont, 1871, in-8, 116 pages.

— *Les Sauveurs de la société.* Périgueux, Dupont, 1873, in-8, 16 pages.

— *Leçons obligatoires.* Périgueux, Dupont, 1874, in-8, 16 pages.

— *Etude de l'ordre moral* (poésie). Périgueux, Dupont, 1875, in-8, 16 pages.

MAURIAC (Charles), médecin en chef de l'hôpital du Midi. — *Leçons sur les Laryngopathies syphilitiques,* etc. Paris, 1876, in-8.

— *Etude sur les Névralgies,* etc. Paris, Savy, 1870, in-8.

**Maximes du droit français.* Paris, Durand, 1749, in-4.

MELLET (Charles, comte de). — *Observations sur un mémoire de M. de La Quérière,* etc. Paris, imprimerie impériale, 1866.

— *Un mot sur la Peinture chrétienne.* Caen, Le Blanc-Hardel, 1868, br. in-8.

— *Les Délégués cantonaux.* Châlons, Le Roy, br. in-8.

Tiré du n° 156 de la *Semaine champenoise*.

— *De la Réparation et de l'entretien des Eglises.* Epernay, 1843, br. de 15 pages.

— *Deux Discours sur l'archéologie.* Reims, Jacquet, 1843.

Mémoires pour servir à l'histoire des égarements de l'esprit humain, ou Dictionnaire des hérésies, des erreurs et des schismes, etc. Paris, 1768, in-12.

T. I, p. 567, article Calvin, paragraphe ayant trait à La Renaudie.

MÉRILHOU (Joseph), né à Montignac le 15 octobre 1788, jurisconsulte, pair de France, ministre de l'instruction publique, mort en 1856. — *Plaidoyer prononcé pour MM. Comte et Dunoyer, auteurs du Censeur européen, prévenus d'écrits séditieux* (Police correctionnelle de la Seine, du 5 août 1817). Paris, Delaunay, 1817, in-8.

— *Plaidoyer à l'audience de la police correctionnelle de Paris le 17 janvier 1818 pour Ch. Ant. Scheffer, etc.* Paris, Delaunay, 1818, in-8.

— *Procès intenté par le conseil municipal de Bordeaux à l'auteur de la Tribune de la Gironde, etc.* Périgueux, 1820, in-8.

— *Discours à l'occasion de la Fête de la Saint Jean d'été, le 20e jour du 5e mois de l'an de la V. L. 5821.* Paris, Cordier, 1822, in-8 de 16 pages.

— *Plaidoyer devant la Cour royale de Paris, etc. avril 1823 pour le Courrier français poursuivi pour tendance contraire à la paix publique.* Paris, Everat, 1823, in-8 de 72 pages.

— *Plaidoyer pour le Courrier prononcé devant la Cour royale de Paris le 28 novembre 1825.* Paris, Warée, 1825, in-8.

— *Procès du Constitutionnel et du Courrier.* |Paris, Warée, 1826, in-8.

— *Pièces officielles du procès soutenu par M. Kératry et Me Mérilhou avocat pour le Courrier français.* Paris, A. Dupont, 1827, in-8.

— *Essai historique sur la vie et les ouvrages de Mirabeau.* Paris, 1827, in-8. Portrait et fac-simile.

MÉRILHOU (Fr.). — *Etude sur la Chambre des Comptes de Paris.* Paris, 1851, in-8.

— *Deuxième étude sur la Chambre des Comptes de Paris.* Paris, 1852, br. in-8.

— *Cyrano de Bergerac.* Périgueux, 1856, br. in-8.

— *Le Périgord noir.* Paris, Dupont, 1869, in-12.

— *Histoire des Parlements,* ouvrage récompensé par l'Institut.

MÉZERAI (François-Eudes de). 1610—1683. — *Histoire de France.* 1643, 1646, 1652, 3 vol. in-f°.

— *Abrégé chronologique de l'histoire de France.* Paris, 1638, 3 vol. in-4.

— *Mémoires historiques.* 1732, 2 vol. in-12.

MERLHIE DE LAGRANGE (Joseph-Elisabeth-Georges), né à Périgueux, paroisse Saint-Silain, le 26 août 1769, mort en 1844, Jurisconsulte, a laissé de nombreux discours, consultations et plaidoiries imprimées à Paris, sous l'Empire, la Restauration et le Gouvernement de Juillet, dont le recueil forme plusieurs volumes in-f° que possède M. Joseph Dujarric à Périgueux.

— *Lettre d'un ancien jurisconsulte à M. de Châteaubriand.* Paris, Auguste Mie, 1830, 7 pages in-8.

MICHAUD. — *Biographie universelle ancienne et moderne.* Paris, Michaud, 1811-1834, 55 vol. in-8. Supplément, 22 vol. in-8.

On y trouve un grand nombre de noms périgourdins.

MIGNE (Encyclopédie de l'abbé). — *Dictionnaire héraldique*, par Charles Grandmaison. 1 vol. in-4. Planches.

On y trouve les armoiries de plusieurs familles périgourdines.

MILET de Miallet (Dordogne), capitaine d'infanterie, a publié un *Aide-mémoire des Sous-Officiers.* Paris, 18...

MILLET-LACOMBE. — *De la confraternité et de l'indépendance du Barreau* (discours). Périgueux, Dupont, 1859, br. in-8.

MISSIONNAIRES DIOCÉSAINS, fondés par Mgr Jean de la Cropte de Chantérac, érigés en communauté par lettres-patentes de Louis XIV en 1651. — On doit aux Missionnaires plusieurs ouvrages : *La Théologie morale* en 4 volumes. — *La Théologie dogmatique* en 2 volumes. — *Le Catéchisme des fêtes* en 1 volume. — *Les Conférences* en 3 volumes. — *Avertissement aux prédicateurs et aux confesseurs*, 1 volume. — *Les Discours des Missions*, 3 volumes. — *Un Traité de l'Eglise*, en manuscrit.

Voir la *Semaine religieuse*, 1875, p. 647.

MOILIN (Tony), docteur-médecin, né à Périgueux. — *Paris en l'an 2000.* Paris, 1869, in-12.

*Monasticon Gallicanum, 2 vol. in-f°.

Bibliothèque nationale. Recueil de gravures des divers monastères de l'ordre de Saint Benoit au XVIIe siècle. Saint-Pierre de Branthôme en Périgord.

MONNAIES PÉRIGOURDINES. — *Traité historique des Monnoyes de France*, etc. par M. Le Blanc. Amsterdam, M.DC.XCII. (1692) Pierre Mortier, in-4. Planches.

— *Recherches curieuses des Monnoies de France*, etc. par Claude Bouteroüe. Paris, 1666, in-folio. Planches.

Ouvrages à consulter.

MONSTRELET (Enguerrand de) mort en 1453. — *Chronique de 1400 à 1453.* Paris, Vérard, s. d. 3 vol. in-f°. — Edition Buchon. Paris, 1826-1827, 15 vol. in-8.

Ces chroniques sont la suite de celles de Froissart.

MONTAIGNE (Michel de), né au château de Montaigne en Périgord, le 28 février 1533, mort en 1592. — *Essais de messire Michel, seigneur de Montaigne, chevalier de l'Ordre du Roy et gentilhomme ordinaire de sa Chambre. Livre premier et second.* A Bourdeaus, par S. Millanges, imprimeur ordinaire du Roy, MDLXXX, 2 vol. in-8.

Première édition des Essais; elle ne contient que deux livres.

— *Essais de messire Michel, seigneur de Montaigne, chevalier de l'ordre du Roy, et gentil-homme ordinaire de sa chambre, maire et gouverneur de Bourdeaus. Edition seconde, revue et augmentée.* A Bourdeaus, par S. Millanges, 1582, pet. in-8.

Edition précieuse, publiée par Montaigne après son voyage à Rome, et qui contient de nombreux changements.

— *Essais de Michel, seigneur de Montaigne. 5e édition, augmentée d'un troisième livre et de six cents additions aux deux premiers.* Paris, Abel l'Angelier, 1588, in-4. Frontispice gravé.

Edition précieuse et la plus recherchée des bibliophiles, la dernière donnée du vivant de l'auteur et la première où se trouve le troisième livre. Bien qu'elle porte sur le titre la mention de cinquième édition, on ne connaît, comme l'ayant précédée, que les trois ci-dessus.

— *Les Essais de Michel, seigneur de Montaigne, édition nouvelle trouvée après le déceds de l'autheur, reveue et augmentée par luy d'un tiers plus qu'aux précédentes impressions.* À Paris, chez Sonnius, CIƆ.IƆ.XCV, in-fol.

Quand Montaigne mourut, il laissa deux exemplaires de l'édition de 1588 couverts de notes et d'additions. L'un d'eux se conserve à la bibliothèque de Bordeaux; sur l'autre, resté en ses mains, mademoiselle de Gournay, fille adoptive de Montaigne, donna cette édition de 1595. C'est la plus estimée des anciennes éditions de Montaigne comme authenticité de texte, et c'est elle qui a servi de modèle à presque toutes celles qui l'ont suivie.

— *Les Essais de Michel, seigneur de Montaigne. Edition nouvelle prise sur l'exemplaire trouvé après décéds de l'autheur, revue et augmentée d'un tiers oultre les précédentes impressions. Enrichis de deux tables curieusement exactes et élabourées.* A Paris, chez Abel Langellier, 1604, in-8. Frontispice gravé.

—'*Les Essais de Michel, seigneur de Montaigne.* Paris, 1617, in-4. Beau portrait de Montaigne, par Thomas de Leu.

— *Les Essais, édition nouvelle, enrichie d'annotations en marge, corrigée et augmentée d'un tiers outre les précédentes impressions.* (Paris), chez Jean Berthelin, 1627, pet. in-8, frontispice gravé (avec le le portrait de Montaigne) par Honeruogt.

Edition non citée par Brunet.

— *Essais de Michel Montaigne.* Paris, 1652, in-folio avec portrait.

— *Les Essais de Michel, seigneur de Montaigne.* Bruxelles, Fr. Foppens, 1659, 3 vol. in-12. Portrait.

— *Les Essais.* Paris, Journel, 1659, 3 vol. pet. in-12. Titres gravés.

Jolie édition qui a servi de type à celle des Elzevir, mais elle est plus correcte, et contient la grande préface de Mlle de Gournay, les noms des auteurs cités, et les traductions des citations sont portées en marge d'après le travail de Henry Estienne.

— *Les Essais de Michel, seigneur de Montaigne, avec des notes par Coste.* Paris, 1725, 3 vol. in-4.

— *Essais de Michel de Montaigne.* Paris, 1786, 4 vol. in-8.

— *Essais, notes d'Amaury Duval.* Paris, 1820, 6 vol. in-8.

— *Essais de Michel de Montaigne, avec des notes de tous les commentateurs, édition publiée par Le Clerc.* Paris, Lefévre, 1826, 5 vol. in-8.

De la collection des classiques français.

— *Essais.* Paris, Lavigne, 1842, in-12.

— *Essais de Michel de Montaigne, texte original de 1580 avec les variantes des éditions de 1582 et 1587, publ. par R. Dezeimeris et H. Barckhausen.* Bordeaux, 1871, 2 vol. in-8.

— *Essais de Montaigne, accompagnés de notices sur sa vie et ses ouvrages, de variantes, de notes et d'un glossaire, par E. Courbet et Ch. Royer.* Paris, Lemerre, 1872, 4 vol. gr. in-8.

— *La Théologie naturelle de Raymond Sebon, traduicte en françois par Michel, seigneur de Montaigne.* A Tournon, par Cl. Michel et Th. Soubron, 1605, in-8.

— *Journal du voyage de M..... M..... en Italie.* A Rome, 1774. 3 vol. in-12.

— *Des Vaines Subtilités, par Messire Michel, seigneur de Montaigne.* Suivant la copie imprimée à Bordeaux, 1580, in-18.

Réimpression faite par un amateur du quartier Martainville de Rouen.

— *Eloge de Michel Montaigne, par l'abbé Talbert.* Paris, 1775, in-12.

— *Eloge de Montaigne*, par Henriette Bourdic-Viot. Paris, Pougenc, an VIII, in-18.

— *Eloge de Montaigne*, par J. Droz. Paris, 1812, in-8.

— *Eloge de Montaigne*, par Vict. Fabre. Paris, 1812, in-8.

— *Eloge de Montaigne*, par J.-V. Leclerc. Paris, 1812, in-8.

— *Eloge de Montaigne*, par Jay. Paris, 1812, in-8.

— *Eloge de Montaigne*, par Em. Vincens. Paris, 1812, in-8.

— *Eloge de Montaigne*, par Villemain. Paris, 1812, in-8.

— *Eloge de Montaigne*, par Biot. Paris, 1812, in-8.

— *Eloge de Montaigne*, par Du Roure. Paris, 1812, in-8.

— *Eloge de Montaigne*, par Mazure. Paris, 1812, in-8.

— *Eloge de Montaigne*, par Dutens. Paris, Didot, 1818, in-8.

— *Le Christianisme de Montaigne ou pensées de ce grand homme sur la religion*, par M. L. (Jean Labouderie). Paris, 1819, in-8.

— *Esprit de Montaigne*, avec une préface et des notes, par M. Laurentie. Paris, 1829, in-18.

Ce livre est une espèce d'anthologie. M. Laurentie a fait un choix des plus jolies pensées de Montaigne.

— *Du Courage civil, ou l'hôpital chez Montaigne*, par Prosper Faugère, discours qui a remporté le prix d'éloquence décerné par l'Académie française, le 11 août 1836, br. in-4.

— *Promenade d'amis au château de Montaigne*, par Charrière. Périgueux, 1838, in-12.

— *Les Essais de Michel de Montaigne*. Leçons inédites recueillies par un membre de l'Académie de Bordeaux. Paris, Techener, 1844, in-8.

— *Une lettre inédite de Montaigne à Henri IV*, par Ach. Jubinal. Paris, Didron, 1850, in-8.

— *Une lettre inédite de Montaigne accompagnée de quelques recherches à son sujet*, par A. Jubinal. Paris, 1850, in-8. Fac-simile.

Cette lettre est suivie de l'indication détaillée d'un grand nombre de soustractions et mutilations qu'a subies depuis un certain nombre d'années le département des manuscrits de la Bibliothèque nationale.

— *Observations du Conservatoire au ministre de l'instruction publique sur une brochure de M. Jubinal relative à un autographe de Montaigne, avec une réponse de M. Paulin Paris*. Paris, Panckouke, 1850, in-8.

— *Visite au château de Montaigne*, par M. Bertrand de Saint-Germain. Paris, Techener, 1850, br. in-12.

— *Réponse à une incroyable attaque de la Bibliothèque nationale touchant une lettre de Michel Montaigne*, par Feuillet de Conches. Paris, 1851, gr. in-8. Fac-simile.

— *Nouveaux documents inédits ou peu connus sur Montaigne*, publiés par le docteur Payen. Paris, Jannet, 1850, in-8. Fac-simile.

— *Documents inédits sur Montaigne*, recueillis et publiés par le docteur Payen. Paris, Jannet, 1855, in-8. 11 fac-simile.

Tiré à 100 exemplaires.

— *La Vie publique de Michel Montaigne, étude biographique* par A. Grün. Paris, 1855, in-8.

— *Recherches sur Montaigne*, documents inédits par J. F. Payen. Paris, 1856, in-8. 7 planches et 3 fac-simile.

— *Le César de Michel Montaigne* par Cuvillier-Fleury. Paris, Techener, 1856, br. in-8.

— *Recherches sur l'auteur des épitaphes de Montaigne, lettres à M. le docteur Payen*, par R. Dezeimeris. Paris, 1861, in-8. Fac-simile.

Tiré à petit nombre.

— *Montaigne chez lui ; visite de deux amis à son château. Lettres à M. le docteur J.-F. Payen*, par le docteur E. Galy. Périgueux, 1861, in-8. Plan.

Tiré à petit nombre.

— *Le Fauteuil de Montaigne, suite à Montaigne chez lui*, par le docteur E. Galy. Périgueux, 1865, in-8. Planche.

— *Recherches sur la recension du texte posthume des Essais de Montaigne*, par Reinhold Dezeimeris. Bordeaux, Gounouilhou, 1866, br. in-8, suivi d'un spécimen d'une nouvelle édition de Montaigne en préparation.

— *Michel de Montaigne. Son origine. — Sa famille*, par Théophile Malvezin. Bordeaux, 1875, beau vol. in-8, avec carte, fac-simile des signatures de Michel de Montaigne, E. de La Boetie, Ant. de Loupes, etc.

— *Inventaire de la collection des ouvrages et documents sur Michel de Montaigne, réunis par le docteur J. F. Payen et conservés à la Bibliothèque nationale*, rédigé et précédé d'une notice par Gabriel Richou, archiviste paléographe. Bordeaux, Emile Crugy, 1877, in-8.

Dans le tome II des *Tablettes des Bibliophiles de Guyenne.*

— *Notice bibliographique sur Montaigne*, par le docteur Payen, 48 pages gr. in-8.

— *Appel aux érudits, citations,* faits historiques, allusions, allégations, etc., qui se trouvent dans les œuvres de Montaigne et dont la source n'a point été indiquée par les éditeurs, par le docteur Payen. Paris, Jouaust, br. in-12.

— *Opinion de Montaigne sur nos troubles*, par Ed. de Labarre-Duparcq. Paris, Ch. Tanera, in-12 de 23 pages.

Mémoire lu à l'Académie des Sciences morales et politiques.

Voir l'*Histoire des Moralistes et des Législateurs modernes*, t. I, in-12, article *Montaigne*, page 1, portrait. 29 pages, par l'auteur de l'*Histoire des métaphysiciens modernes*. 17...

MONTAIGNE, curé de la Roquette, diocèse de Périgueux. — *Heures à l'usage des peuples de la campagne mêlés parmi les protestants*. Bergerac, J. B. Puynesge, 1777, in-8.

MONMONT, curé de Marnac. — *Souvenir du Pèlerinage des Périgourdins à N. D. de Lourdes*. Périgueux, Cassard, 1872, br. in-18.

— *Pèlerinage à Cadouin.*

MONTAN (Mathurin), de Périgueux, auteur du XVIIe siècle, médecin et jurisconsulte. — *Genialium dierum commentarii*, etc. in-f°. *Van der Linden de scriptor. medic.* (*Dictionnaire* de Moreri, t. IV, p. 271, édition de 1712).

MONTFAUCON (Bernard de), bénédictin. 1655—1741. — *Monuments de la Monarchie française.* 1729, 5 vol. in-f° avec figures.

— *L'Antiquité expliquée*, avec figures. 1719, 10 vol. in-f°. Supplément en 1724, de 5 vol. in-f°.

— *Bibliotheca bibliothecarum manuscriptorum nova.* 1739, 2 vol. in-f°.

Catalogue des pièces concernant le Périgord contenue dans cet ouvrage : (Notes dues à M. le docteur Machenaud) .

1° *Bibliotheca regia Parisiensis.* Tables des titres et

autres actes tirés des archives du duché de Bretagne. — T. III. Procuration de Charles duc d'Orléans pour vendre la comté de Périgord, du 2 avril 1437. Arm. H. case B, inventorié 1, f° 81.

2. T. VIII. Traités d'alliance entre les ducs de Bretagne et les rois'd'Angleterre, ducs de Bourgogne et autres. — Alliance faite par Archambaud, fils aîné du duc de Périgord avec le duc Jean de Bretagne, du 12 mars 1392. Arm. G, case F, invent. 4, sol. 29.

3. *Histoire étrangère*, petit in-fol. — Catalogue des pièces de MM. de la Chambre des Comptes, cot. 8406 de la Bibliothèque du roi, dont les uns sont en latin et les autres en vieux françois, fol. 32. — Interprétation d'une ordonnance de l'an 1325 pour les acquisitions faites dans les sénéchaussées de Xainctonge et de Périgord.

4. Catalogue des pièces du manuscrit de la Bibliothèque du roi, cot. 9459, sur les chambres de justice. Codex 9402, fol. 96, verso. — Le Parlement établit en 1327 quels doivent être les gages des procureurs du roi lorsqu'ils sont en voyage pour les affaires du roi; leurs gages ordinaires étaient de trois sols par jour et on y ajoutoit dix sols par jour quand ils étoient en marche; il fixe ainsi leurs journées : Le procureur du Poitou prend pour aller et pour venir douze journées; le procureur du Périgord, vingt journées.

5. Armoiries du comte de Périgord, cod. 4763 de la Bibl. Colbert, à la Bibl. du Roi : de gueules à trois lions d'or.

6. Catalogue des volumes de la Bibl. manuscrite de MM. Dupuis et de Thou au nombre de 607. Vol. 239 : Guyenne, Armagnac, Foix, Bazadois, Limosin, Périgord, Béarn.

7. Vol. 366-367. Inventaire des titres du roi concernant le comté de Périgord et vicomté de Limoges, qui étoient ci-devant au château de Nérac et à présent à celui de Pau.

8. Vol. 368-369-370. Inventaire des titres de la maison d'Albret, Nérac, etc. Rieux, Périgord et Limosin, Bergerac, Montagnac, Puynormand.

9. Bibliotheca Colbertina, in regia Parisiensi. — Le comte de Pierregort, Périgort : de gueules à trois lions d'or, d'argent au nile de sinople, au baston de gueules.

10. Bibliotheca Coisliniana in S. Germanensis à Pratis. — Table du contenu au vol. 922, cot. au dos 980 et plus bas 1340-937 : Inventaire des chartres du château de Montignac, concernant le Périgord et Limoges.

11. 943 Inventaire des titres d'Armagnac, Périgord et Vendôme.

12. 1429 Antiquitates in Pago Petragoricensi, è diocœsibus Petracoriorum et Sarelatensium benedictinæ à D. Claudio Estiennot et Fr. Renato Ducher. 1574, in-4 (Bibl. nat. manuscrit latin S. G. 556).

13. 1441 Fragmenta historiæ Aquitanicæ, par le même. 3 vol. in-4.

14. Bibliotheca Colbertina in regia Parisiensi. Cod. 2136. Recueil de divers titres concernant la maison d'Albret.

MONTESQUIOU (Jacques de), évêque de Sarlat. — *Règle et Constitution pour les Sœurs du Bon Pasteur de Sarlat.* Paris, Jacques Chenau, 1767.

MONTLUC (Blaise de). 1502—1577. — *Commentaires de Blaise de Montluc, maréchal de France.* 1592, in-folio.

Publié par les soins de Florimond de Raymond, conseiller au parlement de Bordeaux. Y voir plusieurs faits concernant les guerres de religion en Périgord.

MONZIE (Eugène de). — *Le Barreau d'autrefois.* Paris, Amyot, 1871, in-16.

Biographies de Barry, Loïs, Lavelle, Lacalprade, avocats à Sarlat.

— *La Journée de Reichshoffen*, carte. Paris, V. Palmé, 1876, in-12.

MONZIE-LASSERRE (Paul-Joseph-Henri de), né à Carlux en Périgord en 1828. — *L'Esprit et la Chair.* Paris, in-12. 5 éditions.

— *Le Treizième apôtre.* Paris, in-18. 6 éditions.

— *L'Evangile selon Renan.* Paris, 1864, in-32.

— *L'Auteur du Maudit.* Paris, 1864, in-32.

— *Les Etrennes.* Paris, sans date.

Pour la famille et les amis.

— *Les Serpents.* Paris, 1863, in-8. — Même édition, in-32.

— *La Pologne et la catholicité.* Paris, 1862. 2 éditions.

— *La Prusse et les Traités de Vienne.* Paris, 1861, gr. in-8.

— *Notre-Dame de Lourdes.* 1re édition. Paris, 1869, in-8. — Plus de 100 éditions in-8 et in-18 jésus. — Edition artistique et monumentale illustrée d'encadrements variés à chaque page et de chromolithographies; cartes, vues à vol d'oiseau, paysages, portraits, etc. Paris, Victor Palmé, 1877, in-4.

— *Mois de Marie de N.-D. de Lourdes.* 1870, in-18.

— *Les Guérisons miraculeuses.* 1870, in-18.

— Nombreux articles critiques dans le *Contemporain* et la *Revue du Monde catholique.*

MORÉRE (abbé), docteur en théologie. — *Thèse sur l'Eglise et le Protestantisme.* Paris, 1873, br. in-8.

— *Thèse de Doctorat.* Périgueux, Cassard, 1873, br. in-8.

— *Coup d'œil sur l'état actuel de la Société.* Périgueux , Cassard , 1870, br. in-8.

— *Les Parfums des Pères de l'Eglise,* en collaboration avec M. l'abbé Goyenéche. Périgueux, Bounet, 1873, in-8.

MORÉRI (Louis). 1643—1680. — *Dictionnaire.* 1678, in-f°. — 1718, 5 vol. in-f°. — 1732, 6 vol. in-f°. — Drouet en a donné une édition refondue, 1759, 10 vol. in-f°.

MORILHON (Hélie de). — *Le Persée françois, avec les mariages et entrée royale à Bourdeaus.* A Bourdeaus, par Gilbert Vernoy, 1616, in-12.

— *Le Pancraste d'Alcandre.* 1627.

N. B. Gilbert Vernoy avait précédemment été imprimeur à Bergerac.

MORTEYROL dit SOULELIE, ancien chef de bureau à la préfecture de la Dordogne. — *Epître à M. Graves, naturaliste, etc. de l'Oise.* 1827, brochure.

— *Marletout, lous rats de cavo e lous commis dè l'octroi dè la villo dè Périgueux en l'annado 1814.* Périgueux, Dupont, 1847, br. in-8.

— *Prumiéro Eiglogo de Virgilo, verseii perigourdino, suivant lou patois que parlen ô Excideuil et din sous envirouns.* Périgueux, s. d. in-8 de 8 pages.

— *Carte indicative de la situation des forges à bras . dites des Grands bois, qui dominent les plateaux situés entre l'Ille et l'Auvézère, près de Cubjac.*

— *Carte géographique servant à indiquer les routes et les forges gauloises situées dans la partie de l'ancien Périgord qui s'étend d'Escoire à Hautefort et d'Excideuil à Beauzen.*

— *Tracé de la route gauloise de Saint-Yrieix à Bergerac , et de celle de Périgueux à Excideuil et à Saint-Yrieix.*

— *Carte géographique du Périgord traversé par les routes gauloises allant de Vannes à Narbonne et à Marseille.*

— *Plan d'une butte en terre appelée La Mothe, près de Notre-Dame de Sanilhac.*

MOULIN (Jean). — *Dénonciation aux administrateurs du district de Périgueux, contre le ci-devant comité révolutionnaire de cette ville et divers particuliers prévenus de terrorisme.* S. l n. d. 40 pages in-4.

MOURCIN (J.-Jos.-Théoph. de Meymi de Lanaugarie de), helléniste et archéologue, né à Périgueux en 1784, mort à Périgueux en 1850. — *Lexique grec-français.* Paris, Delalain, 1812, in-8.

— *Serments prêtés à Strasbourg, en 842, par Charles le Chauve, Louis le Germanique et leurs armées respectives,* traduit en françois avec des notes. Paris, 1815, in-8.

— *Notice sur les noms de quelques auteurs célèbres du Périgord,* br. in-8 de 12 pages.

— *Essai sur le Mécanisme des Langues.*

— *Franchises de la ville de La Linde en Périgord en 1249.*

MOURIÉ (J.-F.-H.), ancien conseiller de cour d'appel, né à Lordat (Ariége), en décembre 1810, a pris sa retraite à Périgueux. — *La Guyane française*. Paris, Dupont, 1874, in-12.

MURAT (J.-A.) docteur-médecin de la Dordogne. — *Topographie physique et médicale du dictrict d'Aubin (Aveyron) et analyse des eaux minérales de Cransac*. Rodez, Carrère, an VIII (1805), in-8.

— *De l'influence de la nuit sur les maladies*. Bruxelles, 1806, br. in-8.

— *Mémoire : Déterminer les avantages et les inconvénients de la multiplicité des nomenclatures en médecine et en chirurgie*. 1807, in-8.

— *Des causes de l'origine et de l'établissement des hôpitaux civil et militaires*, etc. Montpellier Tournel aîné, 1813, in-8.

— *Réflexions médico-légales sur les art. 209 et 411 du Code pénal*. Montpellier, 1817, in-8.

Tiré à 50 exemplaires.

— Plusieurs articles dans le *Dictionnaire des sciences médicales* 1812 et suivantes.

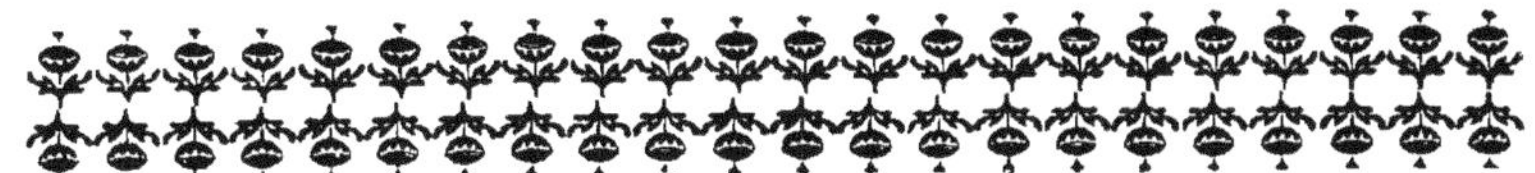

NABUNAL (Elie de), né en Périgord au XIIIᵉ siècle, patriarche de Jérusalem et cardinal, mort à Avignon le 4 octobre 1367. — *Commentaire sur les quatre livres de Pierre Lombard.*

— *Commentaire sur l'Apocalypse.*

— *Traité de la Vie contemplative.*

— *Recueil de Sermons.*

NADAUD (Auguste). — *Chansons d'Auguste Nadaud.* Périgueux, Baylé, 1848, in-8.

— *Chansons nouvelles.* Périgueux, Bounet, 1860, in-12.

— *Encore des Chansons.* Périgueux, Bounet, 1870, in-12.

NAVILLE (L.), ministre du Saint Evangile. — *De la Charité légale, de ses effets et de ses causes.* Périgueux, Faure et Rastouil, 1844, br. in-8.

Extrait de l'ouvrage publié en 1836 en deux volumes

⋆Notice biographique sur Mgr Jean Jacoupy, ancien évêque d'Agen, par un prêtre du Périgord. Ribérac, Delecroix, 1868, br. in-8.

NOULENS (J.). — *Maisons historiques de Gascogne, Guyenne, Béarn, Languedoc et Périgord.* Paris, Aubry, 1865-1866, 2 vol. gr. in-8. Blasons.

— *Documents historiques sur la maison de Galard,* recueillis, annotés et publiés par J. Noulens. Paris, 1871-1874, 3 vol. gr. in-8. Planches.

Ouvrage très-rare qui n'a pas été mis dans le commerce, tiré seulement pour les membres de la famille.

⋆Nouveau Dictionnaire historique ou Histoire abrégée de tous les hommes qui se sont fait un nom par leurs vertus, leurs talents, etc., par une société de gens de lettres. 6ᵉ édition. A Caen, chez G. Le Roi, 1786, 8 vol. in-8.

Ouvrage recommandé par les détails qu'il donne et que les autres ouvrages de ce genre ont copiés, ou qu'ils n'ont pas reproduits.

Tome I. *Chronologie.* P. 147. Duché de La Force.

Ordonnance de Monseigneur l'évêque d'Angoulême sur la Sainte Epine provenant de l'abbaye de Beaulieu dite de Sia de Douai en Flandres et conservée dans l'église de Saint Cyprien, du 8 février 1804, an XII de la République Française. A Limeuil, chez I.-B. Boyer, imprimeur. 2 feuillets.

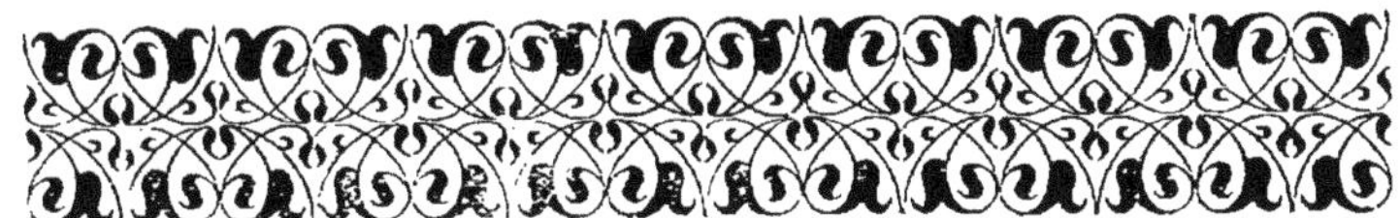

PACOT (Antoine). jésuite, né à Périgueux au XVIe siècle, mort à Rome le 26 février 1629. — *Commentaire sur le Symbole.* Lyon, chez Ab. Eloquemin, 1608.

PAPIRE-MASSON (Jean), né en Forez en 1544, mort en 1611. — *Notitia Episcoporum Galliæ,* in-8.

PARIS (Louis), ancien bibliothécaire de la ville de Reims. — *L'Impôt du sang ou la Noblesse de France sur les champs de bataille.* Paris. Champion, 1875. 4 vol. in-8.

— *Le Cabinet historique.* revue mensuelle, etc.. contenant le catalogue général des manuscrits que renferment les bibliothèques de Paris et des départements. Paris. 1855 à 1875, 50 vol. in-8.

PARROT (J.), docteur-médecin, professeur agrégé de la faculté de Paris. — *Note sur la Fièvre herpétique.* Paris, 1871. br. in-8.

— *Du Muguet gastrique.* Paris, br. in-8.

PARROT (Henri), docteur-médecin à Périgueux. — *De l'épidémie de suette miliaire.* Paris, Paul Dupont, 1833, in-8.

— *Leçons élémentaires d'hygiène.* Paris, 1875, in-8.

PARROT-LARIVIÈRE (A.). — *Mes Pérégrinations aux Antilles françaises et aux Etais-Unis d'Amérique.* Périgueux. Boucharie, 1868, in-8.

PASCHAL (Jean), médecin, né à Sarlat le 1 avril 1662, mort en 1744. — *Fermentation de la matière ou la nouvelle découverte et les effets admirables des ferments dans le corps humain.* Paris, 1681, in-12.

PAULIN de Périgueux, poète latin, mort en 476. — *Vie de Saint Martin de Tours.* en vers hexamètres.

— *Poëme sur la guérison miraculeuse de sa fille et de son petit-fils adressé à Saint Perpétue, archevêque de Tours.*

— *Œuvres, suivies du poëme de V. H. Cl. Fortunat sur la vie de Saint Martin.* Revues sur plusieurs manuscrits et traduites pour la première fois par E. Corpet. Paris, Panckoucke, 1850, in-8.

PAVILLON (Jean-François du Cheyron du), major-général de la flotte du marquis de Vaudreuil, né à Périgueux en 1730, tué sur le *Triomphant* le 12 avril 1782. — *Traité de Tactique navale.* 1778.

PEIX (abbé). — *Observations sur les eaux d'un lac creusé aux environs de Périgueux, qui s'enflamment à l'approche d'une torche allumée,* lues à l'Académie de Bordeaux le 25 août 1755, par M. l'abbé Peix, ancien professeur de philosophie à Périgueux, supérieur du séminaire de Saint Raphaël à Bordeaux et de l'Académie de cette ville.

Ce manuscrit est conservé au dépôt de l'Académie de Bordeaux (Note due à M. le docteur Machenaud).

PERGOT (A. B.), curé de Terrasson. — *La Vie de Saint Sour, ermite et abbé de Terrasson.* Paris, 1857, in-8.

— *La Vie de Saint Front.* Périgueux, Auguste Boucharie, 1861. in-8.

— *Réponse de M. l'abbé Dion et de M. l'abbé Pergot à l'écrit de M. Dessalles ayant pour titre Etablissement du Christianisme en Périgord.* Périgueux, Lenteigne et Bounet, 1862, br. in-8.

— *La Vie de Saint Sacerdos, évêque de Limoges et patron de Sarlat.* Périgueux, 1865, in-8.

— *Pélerinage à Rome.* 1867.

— *Vie de la mère Marie-Angélique Lacoste.* Périgueux, 1872, in-8.

— *Le Passage de l'âme.* Périgueux, 1875, in-8.

PÉRIGORD, PÉRIGUEUX. — *Archives de Périgueux* (Bibliothèque publique) : *Le livre noir de 1360 à 1449. — Le livre jaune de 1446 à 1541. — Le livre vert de 1618 à 1716. — Le livre rouge de 1686 à 1750.*

On croit que le cinquième volume comblant la lacune de 1541 à 1618 et portant le titre de *Grand Livre noir* se trouve à Paris aux Archives nationales.

— *Archives départementales* (Préfecture de la Dordogne).

— *Archives de la Mairie de Périgueux* (à la Mairie).

— *Papier terrier de la seigneurie de Saint Maurice, appartenant à très haut et très puissant seigneur. Monseigneur Charles-Philippe comte de Pons,* fait par MM. Pierre Laurent, Dejean de Fonroque. commissaire aux droits seigneuriaux, lieutenant-civil et criminel de la ville de Belvéz en Périgord. 1769 et 1770, gr. in-folio de 570 pages.

Manuscrit très important. Sur le titre étaient les armes des seigneurs de Pons qui ont été enlevées.

— *Livre-terrier de la seigneurie de Beauregard en Périgord,* manuscrit du XVIIIe siècle.

Se trouve à Cahors chez M. Greil, négociant et collectionneur.

— *Extrait de l'inventaire des archives du château de Pau par M. Raymond. archiviste des Basses-Pyrénées.*

Cet extrait fait par M. F. Villepelet, archiviste de la Dordogne, a été publié sous ce titre : *Inventaire sommaire des pièces qui concernent le Périgord,* dans le *Bulletin* de la Société archéologique et historique du Périgord, t. III, p. 260 et suiv. 1876.

— *Supplément du Catalogue de la Bibliothèque de Périgueux.*

Page 42 et suiv. article Périgord, Périgueux, où l'on trouvera la nomenclature d'un grand nombre de brochures. — Au même supplément, voir le catalogue de la bibliothèque Lapeyre.

— *Constitutiones synodales Ca-*

urcenses. Périgueux, Jean Carant, 1503, in-f°.

Ces constitutions synodales furent données par Antoine de Luzech, évêque de Cahors (1493-1509).

— *De l'accord et union des subjects du Roy soubs son obeissance, remonstrance faicte en la ville de Périgueux à l'ouverture de la Cour de Justice envoyée par le Roy en ses païs et duché de Guyenne le 4 juillet 1583.* Paris, Rob. Le Mangnier, 1583, in-8.

Pièce fort rare.

— *Priviléges, franchises et libertés de la vicomté de Turenne.* Paris, 1640, in-4.

On sait que la vicomté de Turenne s'étendait jusqu'au Périgord.

— *Tableau de l'archi-confrérie du Saint Scapulaire de Notre-Dame du Mont-Carmel.* Périgueux, J. Dalvy, 1646, in-32.

Rare.

— *Le Thresor spirituel des congregations de Notre-Dame*, par I. H. B. de la Société de Jésus. Périgueux, Jean Dalvy, s. d. pet. in-32.

Très-rare.

— *Declaration du roi de Navarre sur les calomnies publiées contre lui.* Ortés, 1585, pet. in-8 de 18 p.

Cette déclaration est datée de Bergerac le 10 juin 1585. Pièce très-rare.

— *Forme et destination de la valeur des mezures du bled*, etc. Périgueux, Dalvy, vers 1652.

— *Liquidation d'intérêts au denier dix.* Périgueux, Dalvy, vers 1652.

— *La défaite des troupes du marquis de Sauvebœuf, par celles de M. le Prince, sous la conduite du Sr Baltasar* (aux portes de Périgueux). Paris, 1652, pet. in-4.

— *Origine et droits de la seigneurie de la ville de Périgueux*, in-4.

Les plus anciennes chartes contenues dans ce volume sont de l'an 1204 (Communication de M. l'abbé Labat, chanoine de Saint-Front).

— *Privilèges, franchises, libertés de la ville, cité et banlieue de Périgueux.* Périgueux, de Forges, 1662, in-8, 32 pages.

Rare. — Se trouve aussi dans la *Bibliothèque historique de la France* du P. Lelong.

— *Lettres-patentes pour l'establissement de la chambre souveraine de la réformation de la justice ès provinces du Haut et Bas Limosin, Perigort, etc.* Paris, Antoine Fourmot, 1689, in-4 (Bibliothèque Lapeyre).

— *Les Delices de la France, ou description des provinces et villes capitales d'icelle.* Amsterdam, Pierre Mortier, M.DC.CXIX (1699), 2 vol. pet. in-12.

Articles Périgueux et Sarlat.

— *Pièces justificatives ou titres employés dans le mémoire pour les nobles habitants de Périgueux.* 1704, in-4.

— *Edits du Roy de 1714 à 1717 sur la suppression des offices de maire et autres officiers de ville.* (Bibliothèque Lapeyre).

— *Extrait d'une lettre sur le trou du Cluzeau en Périgord*, par M. D. C. N. D. S.

Mercure de France, décembre 1721.

— *Le Solitaire de Terrasson, histoire intéressante;* par Madame de ***. Paris, chez Pierre Huet, 1733, in-12.

—. *Géographie moderne*, par l'abbé Nicolle de La Croix. Paris, Th. Hérissant, 1762, in-12.

Tome I, p. 210, article Périgord.

— *In laudem Eminentissimi sanctissimisque Eliæ de Bourdeilles, S. R. E. Cardinalis, Elogia authore Antonio Durroux, sacerdote.* Tutellæ, apud Petrum Chirac, solum regis D. D. Episcopi cleri verbis et collegii typographum et bibliopolam propè Palatium. M.DCC.LXIII, in-4 de 12 pages.

— *De la Comté-pairie de Périgord érigée en 1399.*

Dans l'*Histoire généalogique* du p. Simplicien, t. III, p. 238.

— *Recueil sommaire des titres qui établissent l'antiquité et l'authenticité des immunités dont jouissent les citoyens, bourgeois et habitants de Périgueux, choisis parmi ceux qui ont échappé aux guerres et aux malheurs des temps.* 1770, in-8.

— *Mémoire pour les nobles habitants de Périgueux contre le fermier des Domaines et droits de Franc-fiefs de la généralité de Bordeaux, etc.* Paris, Quillac, 1773, in-4 de 650 pages.

— *Mémoire sur la constitution politique de la ville et cité de Périgueux, où l'on développe l'origine, le caractère et les droits de la seigneurie qui lui appartient, et dont tous ses citoyens et bourgeois sont propriétaires par indivis.* Paris, Quillac, 1775, in-4 de 311 pages.

— *Recueil des titres et autres pièces justificatives employées dans le mémoire sur la constitution politique de la ville de Périgueux.* Paris, Quillac, 1775, in-4.

— *Mémoire responsif pour le scyndic du chapitre de l'église cathédrale Saint-Étienne Saint-Front de Périgueux, contre M. de Bertin, ministre secrétaire d'Etat, demandeur.* 1785, in-4 (Bibliothèque Lapeyre).

— *Mémoires sur la propriété de l'hôtel de la préfecture à Périgueux,* signés Magne, Chouri, Mérilhou, in-4 (Bibliothèque Lapeyre).

— *Mémoire pour la noblesse de Guyenne, du Périgord, etc.* en 1788 (Bibliothèque Lapeyre à la bibliothèque de Périgueux).

— *Prières à l'usage du petit séminaire de Périgueux.* Limoges, Dalesme, 1789, in-32.

Rare.

— *Députés du Périgord aux Etats-généraux. 1302-1789. — Députés du département de la Dordogne aux assemblées législatives 1791-1855,* notes manuscrites de M. Lapeyre (Bibliothèque Lapeyre)

— *Procès-verbal de ce qui s'est passé à l'assemblée tenue le 23 août 1789 dans l'église cathédrale de Saint-Front de Périgueux, etc.* br. in-4.

Publié en vertu de l'arrêté du conseil des communes dudit jour 23 août 1789, signé Pipaud des Granges, président, suivi de l'acte d'union souscrit par tous les citoyens de Périgueux et du Périgord

— *Liste des noms des contribuables patriotiques* (dons patriotiques) *du 23 novembre 1789,* br. in-8 de 16 pages.

— *Discours prononcé par Jacques Malleville, président du département de la Dordogne à la réception des monuments formés des débris de la Bastille, extrait des registres du département de la Dordogne, séance du 26 novembre 1790,* br. in-4.

— THIVIERS. *Adresse à l'Assemblée nationale* (février 1790). S. l. n. d. in-8 (Bibliothèque nationale).

Réclamation de la ville de Thiviers contre l'établissement à Excideuil du chef-lieu du district.

— *A MM. de l'assemblée administrative de la Dordogne* (sur le même sujet). Paris, Crassart, 1790, in-8 (Bibliothèque nationale).

— *Mémoire pour la commune de Thiviers... sur le placement d'un tribunal de commerce, présenté aux deux conseils* (signé Ch. Foullière). S. l. n. d. in-8 (Bibl. nationale).

— *Tableau des valeurs successives de papier-monnaie dans la Dordogne.* 1791, in-18.

— *Calendrier pour la province du Périgord.* 1788, in-32.

Rare.

— *Adresse du Directoire de la Dordogne aux citoyens du même département.* Périgueux, Dubreuilh, s. d. in-4.

Réponse à une attaque du club de Oérigueux.

— *Observations des députés de la Dordogne sur le projet de répartement annexé à celui de la loi des finances de 1821.* Paris, Egron, s. d. in-4.

— *Rapport fait par le citoyen Prunis au nom du comité de l'instruction publique de la société populaire de Périgueux.* Périgueux, Dupont, s. d. in-4.

— *Journal patriotique du département de la Dordogne.* 1791, in-8 (Bibliothèque Lapeyre).

— *Département de la Dordogne, noms des communes.*

— *Pétition des habitants de Bergerac au Directoire exécutif.* Bergerac, 10 ventôse an V, br. in-4.

— *Instruction abrégée sur les mesures déduites de la grandeur de la terre, uniforme pour toute la République.* Périgueux, Dupont, in-8.

— *Instruction sur les mesures déduites sur la grandeur de la terre.* Périgueux, Dauriac, in-8.

— *Projet d'un établissement philanthropique présenté à la Société des amis de la liberté et de l'égalité,* par un de ses membres, br. in-8.

— *Principes élémentaires sur la minéralogie à l'école centrale du département de la Dordogne, le 3 fructidor an VII.* Périgueux, L. Canler, an VII, br. in-4.

— *Le Vœu patriotique d'un citoyen de la ville de Périgueux.* S. l. n. d. (fin du XVIIIe siècle).

— *Rapport fait par Godefroy Lanxade à la Société populaire de Périgueux dans la séance du 20 frimaire l'an IIe de la République.* Périgueux, Dupont, s. d. in-4.

— *Calendrier raisonné du département de la Dordogne.* Périgueux, Dubreuilh, 1792, in-32.

Rare.

— *Exercices littéraires des élèves du pensionnat de Périgueux.* Du 20 et 21 fructidor an X. Périgueux, Canler, 1801, br. in-4. — Des 16, 17 et 18 fructidor an XI. — De 1802.

— *Calendrier des corps administratifs et judiciaires du département de la Dordogne.* Périgueux, ve Dubreuilh, septembre 1803 à septembre 1804, in-32.

Rare.

— *Exercices littéraires des élèves de l'école du citoyen Bardon, 24 et 25 fructidor an XIII.* Périgueux, Dupont, 1803, br. in-4.

— *Monument triomphal voté par la ville de Périgueux* (à Napoléon). Extrait du registre des séances du conseil municipal, séance du 10 janvier 1806, brochure.

— *Notice historique sur les antiquités et monuments historiques de la cité de Vésone.* Périgueux, Dupont, 1806, br. in-4.

— *Histoire des évêques de Périgueux, depuis le Xe siècle à nos jours.* in-18.

— *Avis à la petite Eglise et aux ennemis de Pie VII, ou réflexions sur un écrit ayant pour titre : Rétractation publique du Concordat de 1801,* par un ecclésiastique du département de la Dordogne (Binos). Périgueux, J. Danède, 1809, in-12 (Bibliothèque de Cahors).

— *Eloge de M. de Tourny, ancien intendant de la Guyenne*, discours couronné le 2 septembre 1808. Périgueux, Dupont, 1809, br. in-8.

— *Forme d'estimation de la valeur des mesures des bleds.* Périgueux, Jean Dalvy, imprimeur du roi et de la ville, in-12.

— *Bulletin de la Dordogne.* 1811 et suivantes, 9 vol. in-8.

— *Procès-verbal de la distribution des prix aux élèves de l'école centrale du département de la Dordogne*, br. in-4.

— *Lettre de M. Chaumel, habitant du faubourg de la Cité de Périgueux à un de ses amis*, etc. Périgueux, V⁰ Faure, 1820, br. in-4.

Contre M. Gonzalez, curé de la Cité.

— *Mémoire pour dame Marie Lamarque, veuve d'Annet Léonardon, contre Jacques Cézard-Dubois, juge au tribunal civil de Ribérac.* Périgueux, Dupont, 1823, br. in-4.

— THIENON (C.). *Choix de vues pittoresques, châteaux, monuments et lieux célèbres, recueillis dans le département de la Gironde et les départements voisins*, avec notes explicatives. Paris, Delpech, 1820, in-f⁰ oblong.

Vues de Périgueux — Tour Barbecane.

— *De la surtaxe qu'éprouve en matière d'impot foncier le département de la Dordogne.* par les députés du département. Paris, Dupont, 1822, in-8.

— *Discours prononcé par M. le comte de Cintri, préfet du département de la Dordogne à l'ouverture de la session du conseil général en 1823* (impression votée par le conseil général). Périgueux, Dupont, 1823, br. in-4. — Périgueux, Dupont, 1825, br. in-8.

— *Discours de M. le Vicomte Caux, président du collége électoral du département de la Dordogne en 1827.* Périgueux, J. P. Faure, 1827, 2 feuilles in-4 (Bibliothèque de Cahors).

— WUILLEMIN (N. X.). *Monumens français inédits pour servir à l'histoire des arts, des costumes, etc* rédigés et dessinés par lui. Paris, l'auteur, de 1806 à 1833, in-f⁰.

Deux planches sur Périgueux : 1⁰ la cheminée la maison de Saint-Aulaire, maintenant au Musée de Périgueux; 2⁰ le tombeau de Jean d'Asside, Saint-Etienne de la Cité. Wuillermin a dessiné plusieurs planches pour M. de Taillefer et M. Mourcin.

— *Fragments religieux philosophiques et littéraires*, etc., publication periodique. Périgueux, Lavertujon, in-8.

Le premier numéro de mai 1829.

— *Recueil littéraire*, paraissant deux fois par mois. Périgueux, Lavertujon et Desmoutières, in-8.

Le premier numéro d'avril 1829.

— *Tableau des distances de chaque commune aux chefs-lieux de canton, d'arrondissement et de département dans la Dordogne.* Périgueux, veuve Faure, 1832, br. in-4.

— *Manuel de la Salubrité publique* (à l'occasion du choléra). Périgueux, veuve Faure, avril 1832.

Quelques numéros.

— *Recueil de différentes pièces qui ont mérité une distinction particulière dans le cours de philosophie et de rhétorique au collège de Périgueux.* Périgueux, Dupont. 1826, br. in-8.

— *Histoire naturelle du département de la Dordogne.* Périgueux, Canler, an VIII de la République, br. in-4.

— *Tableau de la garde royale du Périgord, Quercy et Agenais.*

— *Discours dogmatique et politique sur l'origine, la nature, les prétendues immunités et la véritable destination des biens ecclésiastiques,* ouvrage posthume de Fra Paolo. Traduit de l'italien. Périgueux, J. Dauriac, imprimeur des amis de la Constitution, 1791, in-12.

— *De l'accord et union des subiects du roy sous son obeyssance, remontrance faicte en la ville de Périgueux à l'ouverture de la cour de justice envoyée par le roy en ses païs et duché de Guyenne le 4 juillet 1583.* Paris, Robert le Mangnier rue neufve Notre-Dame à l'image de Saint Jehan Baptiste, 1583, in-8 de 28 pages.

Remontrance très-sévère pour la ville de Périgueux qui a toujours été, dit l'auteur, une ville d'armes, de violence et de guerre.

— *Recueil* de Tortorel et Périssin, graveurs du XVIe siècle.

Planche VI : Entreprise d'Amboise découverte, mars 1560 (La Renaudie). — Planche VII : Exécution d'Amboise, 15 mars 1560 (Exécution de La Renaudie).

— *Etat de la France et des pilleries et voleries commises dans les guerres,* par Barnaud. 1582 (Catalogue des Archives départementales 682. G.).

Pays de Périgueux, extraits.

— *Histoire des Evesques de Périgueux.*

Extraits d'un manuscrit sans nom d'auteur, ni date, en parchemin, à la Bibliothèque de Périgueux.

— *Correspondance inédite du chevalier Daydie, suite aux Lettres de Mademoiselle Aïssé,* publiée sur les manuscrits autographes. Paris, in-12 (Archives départementales).

— *Les Anglais en Guyenne,* par D. Brissaud. Paris, J.-B. Dumoulin, 1875, in-8.

— *Quatre assassinats à Périgueux.* 1844, placards populaires illustrés.

— *Géographie physique agricole, industrielle, commerciale, historique, etc., du département de la Dordogne.* Périgueux, Bounet, 1872.

— *Victoire obtenue par M.¹ le maréchal de Biron contre les perturbateurs de la Guienne, dont le Te Deum fut chanté en la grande Eglise Notre-Dame de Paris.* Lyon, Rigaud, 1580, in-8 de 15 pages.

— *Sur quelques antiquités de Périgueux,* in-4. Figures.

Extrait des Mémoires de l'Académie.

— *Débats sur le mariage des prêtres.* Périgueux, 1862, in-8 de 119 pages.

— *Rétablissement de la religion catholique, apostolique et romaine dans la ville de Bergerac, qui en avait été chassée il y a 40 ans par ceux de la R. P. R.* Saumur, par René Hernault, 1621, jouxte la copie imprimée à Paris.

— *Défense de la religion réformée sur les passages de l'Ecriture sainte.* A Bergerac, par Anthoine Vernoy, 1615, in-12.

Rare.

— *Traité de ce qui s'est passé au Conseil d'Etat contre le Marquis de La Force.* 1615, in-8 de 8 p.

— *La Prophétesse du Périgord.* Paris, Brulart, s. d. mai 1791, in-8.

Au sujet de Mademoiselle de Courcelle de la Brousse (Bib. nat. *Catalogue de l'hist. de France,* t. 11, p. 600).

— *Notes d'un voyage archéologique dans le sud-ouest de la France,* par M. J. Marion. 1848.

Périgueux (*Bibliothèque de l'Ecole des Chartes,* t. IV, 1847).

— *La Dinde aux Truffes ou le don patriotique des Périgourdins à l'assemblée nationale.* S. l. n. d.

1790, in-8 (Bibl. nat. *Catalogue de l'histoire de France*, t. II, p. 584).

— *Les Profanations Mazariniques, ou le truchement de Saint-Denis, apportant des nouvelles de sa désolation*, par le Sr de la Campie, gentilhomme périgourdin. Paris, P. Targa, 1649, in-4 (Bib. nat. *Catal. de l'hist. de France*, t. II, p. 39).

— *Paroissien complet contenant l'office des dimanches et fêtes à l'usage du diocèse de Périgueux.* Périgueux, Dupont, 1836.

— *Bref du diocèse de Périgueux.* Périgueux, Lavertujon, 1841.

On y trouve la liste des prêtres du diocèse de Périgueux morts pour la foi de 1791 à 1800.

— *Budget de Périgueux pour* 1844. Périgueux, 1844, br. in-4.

— *Compte administratif de 1846. Budget supplémentaire de 1847 à Périgueux.* Périgueux, 1847, br. in-4.

— *Budget de Périgueux pour 1847.* Périgueux, 1847.

— *Calendrier du département de la Dordogne pour les années de 1840-1841*, 2 vol. in-12.

— *Refus de sépulture, etc.* Périgueux, Boucharie, 1847, petite brochure.

— *Admiration du temple de la gloire*, par un catholique (poésie). Périgueux, Faure et Rastouil, 1847, br. in-8.

— *Simple silhouette*, par M**. Périgueux, Faure et Rastouil, 1848, brochure.

— *Bulletin de la société d'encouragement de la race chevaline dans le département de la Dordogne.* Périgueux, Faure et Rastouil, 1846.

— *Un mot au peuple*, par un citoyen. Périgueux, Baylé, 1848, brochure.

— *Dialogue entre un bourgeois et un communiste icarien.* Périgueux, Faure et Rastouil, 1848, brochure.

— *Jean Chabrol, cultivateur aux paysans du Périgord.* Périgueux, Faure et Rastouil, 1849, petite brochure.

— *Almanach de Jacques Bonhomme pour le département de la Dordogne.* Périgueux, Faure et Rastouil, 1850.

— *Distribution solennelle des prix au lycée de Périgueux.* Périgueux, Dupont, 1850, br. in-8. — Périgueux, Dupont, 1851, br. in-8. — Périgueux, Dupont, 1860, br. in-8.

— *Inauguration de la statue du maréchal Bugeaud sur la place du Triangle à Périgueux le 5 septembre 1853.* Périgueux, Dupont, 1853, in-16.

— *Quelques mots sur un ouvrage d'un Périgourdin, et quelques mots sur l'histoire du Périgord* (par Leymarie). Périgueux, Dupont, 1854, br. in-8.

— *Circulaire électorale. Les comités de l'opposition à MM. les électeurs de l'arrondissement de Périgueux.* Périgueux, Faure et Rastouil, feuille imprimée.

— *Tableau des distances en myriamètres et kilomètres de chaque commune aux chefs-lieux de canton, de l'arrondissement et du département, dans la Dordogne.* Périgueux, Faure et Rastouil, 1846, br. in-8.

— *Tableau des distances de chaque commune aux chefs-lieux de canton, d'arrondissement, de département dans la Dordogne.* Périgueux, Faure et Rastouil, 1858, in-4.

— *Catalogue des ouvrages et notices publiés sur les monuments anciens qui se trouvent dans le Périgord*, par M. Lapeyre, bibliothécaire de Périgueux. 1858 (*Congrès archéologique de France*. XXVe session à Périgueux, p. 654).

— *La Gazette de Marsaneix*, Périgueux, Boucharie, 1857-1858. 4 pages in-4.

Quelques numéros.

— *Recueil des actes de la préfecture de la Dordogne*. 1838 à...... in-8.

— *Enclos des Arênes. Périgueux le 24 juin 1862*; signé Veysset. Périgueux, Dupont, in-4.

Proposition de vente à la ville pour en faire un jardin public.

— *Concours régional à Périgueux du samedi 14 au 22 mai 1864 (Liste des prix)*. Périgueux, Rastouil, 1864, br. in-8.

— *Bulletin de Périgueux*, journal hebdomadaire. 1864.

30 numéros seulement.

— *Tableau des communes de la Dordogne*. Périgueux, Dupont, 1870, br. in-8.

— *Périgueux ville noble et libre*, etc., par A. Renouf, professeur au lycée. Périgueux, Rastouil, 1870, br. in-8.

— *Documents relatifs à l'acquisition des arênes de Périgueux*. Périgueux, Bounet, 1864, br. gr. in-4.

— *Historique du 3e bataillon de la garde mobile de la Dordogne (1870-1871)*. Périgueux, Bounet, 1872, br. in-8.

— *Le Conservateur républicain*, journal de la Dordogne quotidien. Périgueux, Bounet, imprimeur, 1873.

— *Le Progrès de Bergerac et de la Dordogne*, journal républicain. Bergerac, Rooy, imprimeur, 1873.

— *L'Avenir de la Dordogne*, journal républicain. Périgueux, Bounet, imprimeur.

— *Le Petit Courrier de la Dordogne*, journal royaliste. Périgueux, Cassard, imprimeur, 1877.

— *Le Messager*, journal impérialiste. Bergerac.

— *Le Périgord*. Périgueux, Cassard.

— *Echo de la Dordogne*. Périgueux, Dupont.

— *Ephémérides du Périgord*, périodique. Saint-Astier, I. de Valbrune, 1877.

— *Plan de l'ancienne ville de Périgueux*.

— *Projet de rues nouvelles entre le Pont-Vieux et le boulevard Michel-Montaigne*. Echelle de 0.005.

— *Projet d'élargissement de la rue Saint-Martin*. Echelle 0.002. 1858.

— *Projet de nouvelle rue du cours Tourny à la cathédrale de Saint-Front*. Echelle de 0.005.

— *Plan de la ville de Périgueux, de sa cité avec celui de l'emplacement qu'occupait l'ancienne Vésone jusqu'au Toulon*. Echelle de 500 toises de roy.

— *Projet d'ouverture de rues dans le jardin des Arênes, faubourg de la Cité et faubourg Saint-Ursule (sur la même feuille). Projet de squares et ouvertures de rues dans le jardin des arênes*. Echelle de 0.001.

— *Plan d'ensemble du projet d'amélioration de la voirie urbaine dans la ville de Périgueux*. Autographie Dupont.

— *Projet d'ouverture des rues dans le jardin des arênes, le quartier de la Cité, faubourg Sainte-Ursule, à Périgueux.* Lithographie Dupont.

— *Plan de la ville de Périgueux, de la Cité, avec celui de l'emplacement qu'occupait l'ancienne Vésone jusqu'au Toulon.*

— *Plan général du territoire de la ville de Périgueux et des communes limitrophes,* dressé par le délimitateur du département de la Dordogne.

— *Carte routière de la Dordogne.*

— SAINT FRONT, évêque de Périgueux. *Vita Sancti Frontonis,* auctore Gausberto, canonico Lemovicensi.

Cette vie est imprimée dans du Bosquet, part. 2 de son *Histoire des Églises,* p. 5, Parisiis, 1634, in-4. Saint Front a vécu au trois ou quatrième siècle et Gausbert au IX⁵. Ses actes sont insoutenables tant pour la composition que pour le fond. Un auteur du XI⁵ siècle dit que c'est une fable composée par Gausbert, évêque de Limoges (*Bib. h. de la France,* par J. Le Long).

— *Vie de Saint Front,* par François Giry.

Cette vie est imprimée dans son recueil des vies des saints au 25 octobre.

— *Vie de Saint Front,* par Adrien Baillet.

Cette vie est imprimée dans son recueil des vies des saints au 25 octobre.

— *La Vie de Saint Front, premier apostre et evesque de Perigord, etc.* Bourdeaus, Simon Millanges, 1612, pet. in-32.

Sur les antiquités de Périgueux, voir le *Recueil des antiquités égyptiennes, grecques, romaines et gauloises* par le comte de Caylus. T. V, p. 368 et suiv. Paris. 1765. — T. VII, p. 303, Paris, 1767. — Ce qui a trait à la tour de Vesone dans le t. VII est signé par M. Jourdain de la Fayardie, écuyer, académicien de Bordeaux (Notes de M. Lapeyre, in-4. Bibl. Lapeyre).

— LETTRES DE PERSONNAGES QUI Y SONT NÉS OU S'Y RAPPORTENT. — *Augereaud* (Ch.), colonel d'artillerie, un des plus braves officiers de l'armée d'Afrique, né à Excideuil. L. a. s. à M. Félix-Drouin; Bougie, 1855, 2 p. in-8.

— *Ballois* (L.-J.-P.), savant écrivain sur la statistique, né à Périgueux. 4 let. aut. sig. au citoyen Gaudin, an 10, 7 p. in-fº ou in-4.

Relatives à ses Annales de statistique.

— *Bertin* (H.-Léonard), ministre de Louis XV, auquel on doit l'établissement du Dépôt général des Chartes, né dans le Périgord. Note aut. avec une pièce y relative. 2 p. in-4.

Intéressantes pièces relatives à des recherches dans la bibliothèque de Saint-Germain-des-Prés, sur Arnaud de Bourdeille, qualifié de chevalier sénéchal de Périgueux en 1420. — On a joint à ces pièces une let. aut. sig. de Bertin, adressée à l'ingénieur Perronnet en 1768, avec un beau cachet à ses armes.

— *Le même.* L. a. s. au lieutenant de police. 1 p. in-4.

Sur M. Louis de Taillefer auquel le roi avait ordonné de se retirer en Périgord dans sa famille. Ordre est donné par Sa Majesté de le renfermer à la Bastille pour le punir de sa désobéissance.

— *Le même.* L. a. s. au maréchal de Richelieu; 14 avril 1761, 1 p. in-4.

Lettre très intéressante sur les encouragements à accorder aux missionnaires en Chine, dont le P. Amiot est *le principal ouvrier.* Leur correspondance a déjà procuré onze à douze volumes curieux et utiles, et beaucoup de dessins pour la manufacture de porcelaine. « Nous serions mieux, ajoute-t-il, si nous étions moins pauvres ».

— *Bugeaud.* maréchal de France, duc d'Isly, dérputé de la Dordogne, L. s. au général Bourjolly; bivouac de l'Oued-E lata. 19 juin 1843, 2 p. 1|2 in-fº.

Curieuses instructions sur les mesures à prendre pour la soumission des Flitas. Contrairement à l'opinion du général Bourjolly, il veut que l'on se serve des Arabes, qui sont très utiles à l'armée. « Reconnaissez enfin cette vérité, dit-il, que sans la soumission d'une partie des Arabes nous n'aurions jamais pu donner à la guerre l'extension que nous lui avons donnée... »

— *Le même.* L. s. au même; Gueleb el oued Rihou, 27 juin 1843, 3 p. in-fº.

Épître fort curieuse sur la soumission des Flitas

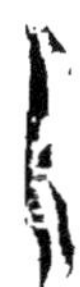

laquelle doivent concourir le colonel Cavaignac et le général Lamoricière. Le général Bourjolly ayant lancé à Bugeaud une pointe sur sa confiance dans la fidélité des Arabes, le maréchal lui répond : « Quelque flatteuse que soit pour moi la citation d'Annibal, permettez-moi de ne pas la trouver parfaitement juste. Son général de cavalerie (allusion au général Bourjolly) ne lui disait pas qu'il ne savait pas gouverner les Romains, car il n'avait pas à les gouverner, pendant que j'ai à gouverner les Arabes, que ne gouvernait pas M. de Rovigo, qui n'avait pas poussé à plus de quatre lieues d'Alger. On se bornait à dire à Annibal qu'il n'avait pas su profiter de la victoire de Cannes, et qu'il aurait dû marcher sur Rome, tandis que vous me donniez à entendre que je ne sais pas conduire les Arabes. Ce qu'il y a de certain, c'est qu'ils m'obéissent, qu'ils m'accompagnent à la guerre, qu'ils font mes convois, qu'ils payent à peu près l'impôt... »

— *Le même.* L. s. au même ; Alger, 21 oct. 1843. 2 p. in-f°.

Curieux détails sur les cadeaux à faire aux chefs indigènes soumis.

— *Chaulnes* (Paul de), évêque de Sarlat. L. s. ; le Monteil, près Bergerac, 1715, 3 p. in-f°.

Relative à la réparation de l'église du Monteil, détruite autrefois par les hérétiques. Les habitants de cette paroisse, tous nouveaux catholiques et très aisés, s'empresseront de contribuer à relever la maison de Dieu détruite par leurs pères.

— *Dulau* (J.-M.), dernier archevêque d'Arles, né au château de la Coste, près de Périgueux, victime des massacres de septembre 1792. L. a. s. à l'archevêque de Toulouse ; Paris, 10 juil. 1786, 1 p. pet. in-4.

— *Dusolier*, député de la Dordogne, commissaire du gouvernement provisoire dans ce département, né à Nontron. L. a. s. 1858, 1 p. in-4.

— *Fontaine* (Emile), publiciste et auteur dramatique contemporain, né près de Bergerac. L. a. s. 1 p. in-8.

— *Lamy* (le colonel), député de la Dordogne. Apostille sig. sur une lettre de M. Lafaye, curé de Nontron, à la reine Marie-Amélie. 1833, 3 p. in-4.

Demande d'un don pour compléter la dot d'une demoiselle qui doit entrer dans une maison de sœurs de charité. La reine a écrit de sa main : « Je prie M. Oudard de payer de ma part au colonel Lamy 500 fr. pour cette bonne œuvre ».

— *Lacoste* (Elie), célèbre conventionnel montagnard, représentant de la Dordogne. Arrêté aut. sig. comme membre du Comité de sûreté générale, aussi sig. de ses collègues *Voulland, Dumont* (André), *Louis, Bernard, Dubarran* ; 21 therm. an 2, 1 p. in-f°.

Mise en liberté du citoyen Bonneaud, de la section du Contrat-Social.

— *Lascoux* (J.-B.), magistrat, conseiller d'état, né dans la Dordogne. L. a. s. 1843, 1 p. 1/4 in-8.

— *Latrade* (Louis Chassaignac de), ingénieur, commissaire du gouvernement provisoire dans la Dordogne, représentant du peuple aux assemblées constituante et législative, exilé après le 2 décembre, né à Sauvebœuf. L. a. s. à M. Bixio ; Bruxelles, 1853, 2 p. in-8.

— *Le Boux* (Guillaume), évêque de Périgueux, célèbre prédicateur dont l'éloquence, pendant la Fronde, rallia beaucoup de mécontents au parti de Mazarin, né près de Saumur. L. a. s. (au cardinal de Bouillon) ; Périgueux, 23 oct. 1672, 2 p. in-4.

Curieuse épître au sujet de l'invitation qui lui est faite de prêcher devant le roi. « Ce qui a reçu quelques approbations dans les provinces, dit-il, ne sera peut estre pas du goust de la Cour ». L'évêque de Condom (Bossuet) l'y encourage, et il doit tant à ce digne prélat, qu'il ne peut refuser.

— *Lostanges* (Alexandre de), évêque de Périgueux, né en 1765, sacré en 1821. 1° L. s. 1825. 1 p. in-f°. 2° Apostille aut. sig. au bas d'une pétition au roi de Mᵐᵉ Cheylat, née de Corlieu, de Ribérac, pour obtenir des secours, 1825, 3 p. in-f°.

— *Luguet* (Henri), célèbre acteur de drame, né à Périgueux. L. a. s. Lille, 26 mai, 1 p. 1/2 in-8.

— *Macheco de Prémeaux* (J.-Chrétien), évêque de Périgueux, né à Dijon. L. a. s. à M. de Saint-Jullien ; Périgueux, 1742, 1 p. in-4.

Les communautés de son diocèse ne pourront que

peu contribuer à l'emprunt du clergé, car la misère est extrême dans le pays.

— *Malleville* (le Marquis Jacques de), député de la Dordogne au Conseil des Anciens, sénateur, un des auteurs du Code civil, né à Domme. L. a. s. an 13, 1 p. in-4.

Demande de la justice de paix de Sainte-Aulaye, pour M. Bourdin, son parent.

— *Malleville* (Pierre-Joseph, marquis de), fils du précédent, député de la Dordogne, préfet de la Vendée, né à Domme, mort du choléra en 1832. L. a. s.; 24 octobre 1828, 1 p. in-f° relative aux inondations de la Dordogne.

— *Marcillac* (le comte de), député de la Dordogne. L. a. s. à l'intendant de la liste civile, 1839, 1 p. in-4.

— *Meynard* (F.), conventionnel, représentant de la Dordogne, puis député aux Cinq-Cents. L. a. s. au cit. Petiet; Ribérac, an 5, 1 p. in-4.

— *Montesquiou-Poilebon* (H.-J. de), évêque de Sarlat, né à Mirande, près d'Auch, en 1710, sacré en 1747. L. a. s.; Sarlat, 1770, 1 p. 1/2 in-4.

Relative à l'abbaye de Terrasson, dans son diocèse.

— *Paignon* (Eug.), jurisconsulte et économiste, né à Mussidan en 1812. L. a. s. 1 p. in-8.

— *Périn*, député de la Dordogne. L. a. s. 1 p. in-4; relative à son élection.

— *Peyssard*, conventionnel montagnard, député de la Dordogne, proscrit comme complice du mouvement populaire du 1er prairial. L. a s. comme représentant près l'Ecole de Mars, au Comité de sûreté générale; Camp des Sablons, 4 therm. an 2, 1 p. in-f°.

Il signale la *femme Montesson*, « si justement détenue comme suspecte, » et dont les biens sont sous le séquestre, comme entretenant des intelligences avec un homme de confiance qui lui envoie des provisions de sa maison de Neuilly. Il espère que l'on fera cesser un tel abus à l'égard de cette femme et des autres ennemis de la Révolution.

— *Pons d'Albaret* (J.-Ant. de), évêque de Sarlat, né en 1736, sacré en 1778. L. a. s. à M. Desfranches; Paris, 1780, 2 p. in-4.

Relative à l'abbaye de Terrasson que vient de lui accorder le roi.

— *Roux-Fazillac* (Pierre), conventionnel montagnard, député de la Dordogne, littérateur. L. s. an 7, 1 p. in-4.

— *Salignac* (Louis de), évêque de Sarlat. Pièce sig. sur vélin, sig. aussi par les députés du diocèse de Sarlat, sur les décimes extraordinaires levés par le roi, 1582, in-8.

— *Sirey* (J.-B.), célèbre jurisconsulte, né à Sarlat. 1° L. a. s. 1807, 1 p. in-4, en partie déchirée en deux, mais facile à rétablir; 2° Pièce sig. signée aussi de sa femme née *Du Saillant*; plus deux autres pièces.

— *Verneilh-Puiraseau* (Joseph, baron de), célèbre député de la Dordogne, écrivain sur la statistique. L. a. s. Paris, 1819, 3 p. in-4. Curieuse pièce sur sa carrière judiciaire et politique.

— *Documents*. Nomination de maître *Joseph Martin*, par le roi Henry IV, à la place de conseiller au siége présidial de Périgueux, 1596, pièce sur vélin, double in-f°. — Trois quit. sig. sur vélin, de J. de *Montouzon*, conseiller en l'élection de Périgord, 1629 ; Pierre *Gaultier*, conseiller en l'élection de Périgueux, 1642 ; *Montagut* (Nic. de), cons. au présidial de Périgueux; plus 7 pièces : en tout 11 pièces.

Lettres et documents à rechercher.

— *Enquête agricole et industrielle* exécutée dans le département de la Dordogne en vertu du décret du gouvernement provisoire du 25

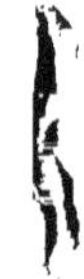

mars 1848. 1° 5 grands tableaux double in-f°, comprenant l'enquête des cantons d'Excideuil et de Montignac, signés par les agriculteurs et industriels chargés de ce travail; 2° 5 lettres de juges de paix du département relatives à l'enquête.

— *Extrait de l'inventaire de la collection Godefroy, à la Bibliothèque Mazarine à Paris*, par Ludovic Lalanne.

Edit de Loudun 1616, 6 mai. Premier et deuxième articles présentés par MM. de Sully et de La Force; pièces originales.

Caumont La Force à Villeroy, 1612, 29 janvier. Plaintes contre les Espagnols, en espagnol.

M. de Losse au roi Charles IX. 1567. Lettre sur la construction de la citadelle de Verdun.

Caumont La Force à Séguier, 1686, 6 nov. en faveur du sieur de Landresse.

Traité de pacification signé à Bergerac le 17 septembre 1577, original signé par les députés des deux partis.

Instructions données par le Maréchal de Biron, au sieur de la Chevallerie qu'il envoyait au roi 26 février 1580, original publié dans les *Archives historiques de la Gironde*, t. IV, p. 125.

Traité du Fleix, 26 nov. 1580, signé par François d'Alençon et Henri de Navarre; original, p. 28 de l'inv.

Les gens du roi tenant les grands jours à Périgueux, à Charles IX; 11 août 1572. Compte-rendu de leurs opérations. — Id. 23 août 1572, id. — 7 sept. 1572 sur les mouvements des troupes.

Les membres des chambres des vacations de Bordeaux à Charles IX contre la prolongation des grands jours du Périgord, 2 octobre 1572.

Les commissaires tenant les grands jours à Périgueux, au roi, clôture des grands jours, 30 octobre 1572.

De Labarre, président de la commission des grands jours au roi, compte-rendu de la commission 7 novembre 1572.

H. de Mesmes et Verteuil au roi, procès en Périgord de quelques complices du duc de Bouillon, 17 novembre 1605, p. 130.

De Pontcarré à Villeroy, 24 juillet 1584, deniers levés pour l'imposition du Périgord, p. 102.

Alain de Solminihac, évêque de Cahors à Séguier. 26 novembre 1649, demande une évocation au parlement de Toulouse, p. 227. — Id. à Séguier, affaires de son diocèse, p. 230. — Id. à Philibert de Brandon, évêque de Périgueux, 27 mars 1646, p. 208. — Id. à Séguier 6 juillet 1649, p. 214. — Id. à Séguier, 6 juin 1651, il se plaint de l'insuffisance des revenus de son évêché, p. 219.

Billet de Biron, 1602, p. 121 de l'inv.

Haultefort? Lettre de Henri III à Janin.

PERREYVE (Henri), abbé, chanoine honoraire d'Orléans, professeur d'histoire ecclésiastique à la Sorbonne. — *Monseigneur Baudry, évêque de Périgueux et Sarlat.* Paris, Douniol, 1863, in-12.

PERRIER (Madame C.). — *Une première nuit de noces.* Périgueux, Dupont, 1870, in-18.

PETIGARS (docteur). — *Ce que doivent savoir les nouveaux époux le jour de leur mariage.* Périgueux, Rastouil, 1870, in-8.

PETITOT (Claude-Bernard). — *Mémoires relatifs à l'histoire de France, de Philippe-Auguste à Louis XV*, terminé en 1824.

PEUTINGER (Conrad), né à Augsbourg en 1465, mort en 1547. — *Tables de Peutinger ou carte de l'Empire romain sous Théodose-le-Grand.* Edit. in-f°, Vienne, 1753, par les soins de François-Christophe de Scheib, avec notes et dissertations.

PEYRARÈDE (Jean de), gentilhomme périgourdin, poète latin, né à Bergerac au XVIe siècle, mort en 1660, acheva les vers non terminés de Virgile. — *Remarques sur Térence, Florus, etc.*

PEYREBRUNE (G. de), pseudonyme. — *Les Vierges de feu.* Paris, 1876, br. in-8.

PEYROT (abbé), chanoine honoraire de Périgueux, directeur du prytanée d'Azerat, supérieur au petit-séminaire de Bergerac. — *Lettre aux catholiques sur la liberté de l'enseignement.* Brives, Joseph Lalande, 1845, in-8.

PEYROT (J.-J.), aide d'anatomie à la Faculté de médecine de Paris. — *Etude sur le thorax des pleurétiques.* Paris, Baillière, 1876, br. gr. in-8.

PICHARD (Jean-Baptiste), archidiacre et théologal de Saint-Front (XVIe siècle). — *La Première trompette de Hiérico.* Paris, 1620.

Contre le protestantisme.

PICHON (Ludovic). — *L'Amant de la morte*, roman. Paris, Sartorius, 1872, in-12. Gravure.

PIE (Mgr), évêque de Poitiers. — *Oraison funèbre de Mgr J.-B. A. George-Massonnais, évêque de Périgueux*, prononcée le 30 janvier 1861. Paris, V. Palmé; Poitiers, Oudin, 1861, br. gr. in-8.

PIGEARD. — *Description et synonymes des variétés de vignes.* Bergerac, Rooy, 1872, in-8.

PINOTEAU (baron A.), ancien sous-préfet. — *Réponse à quelques objections sur le régime cellulaire.* Paris, Lenormant, 1843, in-8 de 36 pages.

PINET (aîné, de Bergerac, conventionnel. — *La Solitude*, poème.

Fragments dans le *Mercure de France* d'avril 1753, p. 3 à 15.

PINONDEL DE LA BERTOCHE (H.). — *De la nécessité du reboisement des Landes et d'un meilleur régime forestier dans le département de la Dordogne.* Périgueux, Dupont, 1841, in-4 de 20 pages.

PLINE L'ANCIEN (C. Plinius secundus), naturaliste, littérateur, géographe, né à Vérone, mort en l'an 79, à 56 ans. — *Histoire naturelle*, en 37 livres. Les meilleures éditions sont celles de l'abbé Brotier, Paris, Barbou, 1779, 6 vol. in-12, et celle du P. Hardouin, 1723, 3 vol. in-f°.

Poèmes en périgourdin; proverbes provençaux, écriture du siècle dernier (parchemin) à la bibliothèque de Middlchild, Wortershire. — Library of sir Thomas Philipp, baroner.

PONCELET (dom), récollet à Sarlat, moine de l'abbaye de Terrasson, prédicateur. — *La Chimie du goût.* In-8.

— *Traité sur l'éducation de la noblesse française.* In-8.

— *Traité sur l'électricité du tonnerre.* In-8.

PONTE D'ALBARET (Joseph Luc de), évêque de Sarlat. — *Catéchisme ou abrégé de la doctrine chrétienne*, dressé et publié par Mgr. J. L. de Ponte d'Albaret. Sarlat, Robin, 1787.

PONTARD (P.), nommé à l'évêché du département de la Dordogne. — *Discours à MM. les Electeurs, assemblée tenante.* Périgueux, J. P. Dubreuilh, 1791.

— *Adresse de Pontard, évêque constitutionnel du département de la Dordogne, à ses collègues des 82 départements, par forme de consultation sur le cas qui est ici proposé : Précis de la vie de Suzette Labrousse du bourg de Vauxain.* S. l. n. d. in-8 de 48 p.

POPELINIÈRE (Lancelot Voësin de La), gentilhomme gascon, mort en 1608. — *Histoire de France de 1550 à 1577.* 4 vol. in-8.

Parle du Périgord.

PORT (Célestin), archiviste du département de Maine-et-Loire. — *De Paris à Agen.* Paris, Hachette, 1867, in-12. Gravures.

De la collection des *Guides-Joanne.* Voir de la p. 278 à la p. 304.

Portefeuille (Le) périgourdin (année 1832). Périgueux, Dupont père, 1832, br. in-8.

POUILLÉS. — *Grand Pouillé des bénéfices de la France, archevêchés, évêchés, abbayes, prieurés, etc., patrons, présentateurs avec des Annales.* 1626, vol. de 700 p.

— *Pouillé des archevêchés de Bordeaux, de Bourges et de leurs suffragants.* Paris, 1748, 2 vol. in-4.

— *Pouillé général des bénéfices de l'archevêché de Bordeaux et des évêchés d'Agen, Condom, Angoulême, Périgueux, Luçon, Maillezais, Poitiers, Saintes et Sarlat.* Paris, Alliot, 1648, in-4.

— *Pouillé des bénéfices du diocèse de Bordeaux*, par Jérome Lopes.

Il est imprimé avec son histoire de Saint-André de Bordeaux, 1668, in-4.

— *Pouillé général de tous les bénéfices du diocèse de Bordeaux,* par un chanoine de Saint-Seurin de Bordeaux, manuscrit de 1724, in-4.

Bien plus étendu et plus complet que celui de Lopes.

POUMEAU , docteur-médecin. — *Du rôle de l'inflammation dans le ramollissement cérébral.* Paris, Asselin, 1866, br. in-8.

POUMEAU DE LAFFOREST (L.), licencié-ès-sciences, officier d'académie et de l'université, inspecteur des écoles. — *Rapport général sur l'instruction primaire de la Dordogne pendant les années 1841-1843.* Périgueux, Faure et Rastouil, 1844, br. in-8.

— *Louis à sa sœur.* Périgueux, Faure et Rastouil, 1847, in-8.

— A publié plusieurs ouvrages d'instruction élémentaire, une arithmétique, un cours de lectures familières, etc.

POUMEAU-LAPOUYADE. — *Eloge de M. de Martignac.* Limoges, in-4

POUMIÈS DE LA SIBOUTIE, docteur-médecin. — *Les Moments perdus,* poésies. Paris, Cosse, 1855, br. in-18.

POUYADOU (Ferdinand). — *Etude sur les origines du théâtre en France.* Paris, 1873, in-18.

— *Profils de Poètes.*

PRESLES (J. de). — *La Culture du tabac.* Périgueux , Dupont, 1873, brochure.

**Procès-verbal de la commission d'enquête; Chemin de fer de Grolejac à Gourdon (5 février 1875).* Sarlat, Michelet, 1875.

PROCÈS. — *Mémoire pour Messire Jacques-Jean Chapt, chevalier, Marquis de Rastignac, demandeur en cassation.* 1756, br. in-4.

— *Pièces du procès de Henri de Tallerand, comte de Chalais, décapité en 1626.* Londres (Paris), 1781.

— *Factum du procès de Messire Jean de Vinçenot, prêtre, archidiacre de l'église cathédrale Saint-Etienne Saint Front de Périgueux et scindic général du clergé, demandeur, contre Messire Jean d'Abzac, chevalier, seigneur de Montancès, etc., défendeur.* Périgueux , pet. in-f° (Fin du XVIIe siècle).

— *Factum pour Messire Henry-Joseph Deydie, seigneur de Ribérac, vicomte de Péluche, contre Messire Blaise Deydie, Marquis de Bernardière, défendeur.* Périgueux, pet. in-f° de 10 pages, avec un tableau généalogique annexé (Milieu du XVIIIe siècle).

— *Mémoire pour M. Lemoine de Serigny, défendeur, contre MM. de Puyferrat frères, demandeurs, et M. Dupont,* etc. Paris, 1831, in-4 de 66 pages.

— *Procès pour Antoine Dufraisse, maître architecte, intimé contre J. Plazanet et Jean Laborie, appelans d'une sentence du sénéchal de Périgueux.* 1737, pet. in-f°.

— *Manifeste apologétique et défi, etc., contre Jean Tamarelle ancien membre prêtre du ci-devant Institut des Jésuites.* 23 vendémiaire an 8.

— *Mémoire de M. Edouard d'Ab-zac de la Douse.* Périgueux, Laver-tujon, 1847, br. in-8.

— *Mémoire pour dame Laulanie-Dugrezeau, etc., contre le sieur Léonard Boisseau fils de Tony Debellet, se disant Boisseuil, etc.* Périgueux, Faure, 1814 ou 1815, in-4.

— *Au roi en son conseil d'état. Mémoire ampliatif pour M. le comte Nicolas de La Roche-Aymon, appelant d'une décision de la com-mission d'indemnité du 28 novem-bre 1828.* Paris, Pihan-Delaforest, br. in-4.

— *Consultation pour les créan-ciers de M. Froidefond-Duchatenet.* 1837, A. Lévy, in-4. — *Plaidoyer pour Madame de Flageat, veuve de M. d'Artinsec de Verneuih contre M. Noël de Flageat et M. de Froide-fond de Bellisle* (suite du même procès). Bordeaux, Lanefranque, mars 1839, in-4.

— *Affaire Mongenet. Cour d'as-sises de la Dordogne. Session d'oc-tobre 1823.* Périgueux, Dupont, br. in-8.

— *Affaire Victorine Cumon, juillet 1840.* Périgueux, Dupont, br. in-8.

— *Procès intenté par le Conseil municipal de Bordeaux à l'auteur de la Tribune de la Gironde, rela-tivement à la journée du 12 mar 1814.* Périgueux, F. Dupont 1820, in-8 (Bibliothèque de Cahors)

PRUNER-BEY (docteur). — *Description sommaire des restes humains découverts dans les grottes de Cros-Magnon. près Les Eyzies (Dordogne),* brochure.

PRUNIS (Joseph). chanoine ré-gulier de Chancelade. né à Campa-gnac en Sarladais le 16 mai 1742 mort à Saint-Cyprien en 1816. — *Odes sur l'anniversaire de Crébillon. sur les dangers du luxe, sur la mort de Louis Racine.*

— *Lettres à M. de La Place.*

— *Observations sur les Etats du Périgord, et pièces justificatives.* 1788 (A la Bibliothèque Lapeyre).

— *Rapport fait au nom du comité d'instruction publique de la Société populaire de Périgueux.* Périgueux, Dupont, s. d. in-4.

Voir l'abbé Audierne, *Périgord illustré,* p. 174.

PTOLÉMÉE (Claude), né à Péluse, vivait vers l'an 138. — *Géographie.* 1re édition de Bologne, 1462, in-fo. — La meilleure est celle de Bertius, 1619, in-fo avec des tables de G. Mercator.

PUYGUILHEM (Amaury de), troubadour, né à Puyguilhem près Villars en Périgord, vivait au XIIIe siècle, a laissé plusieurs sirventes.

Voir le *Périgord illustré,* p. 82.

RABBE, BOISJOLIN et SAINTE-PREUVE. — *Biographie universelle des Contemporains, ou dictionnaire historique des hommes vivants de 1808 à nos jours.* 1834, 5 vol. in-8.

Ouvrage très-curieux sur les hommes de la révolution et de l'empire.

RABIRIUS. — *Junius Rabirius, apud Petragorios, Bergeraci causarum capitalium quæstor et præfectus regius. Hastarum et Auctorum origo, ratio ac solennia.* Lutetiæ, Car. Stephanus, 1554, pet. in-4.

Opuscule fort rare sur les ventes publiques aux enchères et leur origine.

RAMSAY (André-Michel de). 1686—1745. — *Histoire de la vie et des ouvrages de M. de Fénelon, archevêque de Cambrai,* in-12.

RANCONNET (Aymard de), seigneur d'Escoire et de Noyant, président des enquêtes au parlement de Paris, né en Périgord en 1498, mort en 1559 ou 1560. — Auteur du *Dictionnaire* de Charles Estienne, d'après Pithou.

— *Maximes du droit romain,* attribuées à Barnabé Brisson.

— *Trésor de la langue françoise tant ancienne que moderne,* augmenté par Jean Nicot. Paris, David Domen, 1606.

RASTIGNAC (Chapt de). — *Notice historique et généalogique sur la maison Chapt de Rastignac.* publiée par la famille. Paris, A. Wittersheim, 1858, in-12. Armes.

RAYMOND (Pierre). — *Iconographie des célébrités du Périgord.* Paris, Coste, 1863.

Recueil d'antiquités du comte de Caylus. Paris, Desaint et Saillant, 1752, 7 vol. in-4. Planches.

Très utile à consulter. Y voir : T. IV, planche 86 un cadenas antique de la collection Taillefer. — T. V, pl. 120, Deux ornements trouvés à Vésone. — T. VII, pl. 87. Plan de Périgueux et de ses environs.

Réglement des droits des greffiers dans les justices royales et seigneuriales du ressort du siège présidial et sénéchal de Périgueux. Périgueux, Julien Desforges, in-12.

*Réimpression de l'ancien Moniteur, seule histoire authentique et inaltérable de la Révolution française, depuis la réunion des États-généraux jusqu'au Consulat. Paris, 1858-1863, 31 vol. gr. in-8.

RÉJOU (Louis). — Ombre et rayon, poésies. Périgueux, Dupont, 1870, in-12.

— Nos Malheurs et leurs causes, justice! Périgueux, Dupont, 1876, br. in-8.

RENNES, docteur-médecin, à Bergerac. — Histoire du Protestantisme à Bergerac. Bergerac, Faisandier, 1868, br. in-8.

REY (Jean), né au Bugue en Périgord au XVIe siècle, mort vers 1645. — Essais sur la Chimie. 1629. — Nouvelle édition en 1782.

— Essais de Jean Rey sur la recherche de la cause pour laquelle l'estain et le plomb augm. de poids quand on le calcine; nouv. édit. avec notes par Gobet. Paris, 1777, in-8. Figures.

Volume très-rare, avec les lettres du P. Mersenne et réponses de J. Rey, et la manière de rendre l'air visible, etc., et expériences de physique sur la nature de l'air invisible par Moitrel d'Element, etc.

REYNAUD (Jean). — Réponse du Concile de Périgueux. Paris, 1858, br. in-8 de 27 pages.

REYRAC (François-Philippe de Laurens de), chanoine régulier de Chancelade, censeur royal. 1734-1782. — Hymne au Soleil. 1777. — Paris, Lacombe, 1778, in-12. — Suivi de plusieurs morceaux du même genre. Nouvelle édition. Londres (édition de Cazin), 1790, in-18. Portrait.

— Eloge de Reyrac, par L.-P. Bérenger, membre de l'Institut. Paris, ve Duchesne, 1783, in-8.

RIBAULD DE LAUGARDIÈRE. — Notes historiques sur le Nontronnais. :

— Légende de la vierge miraculeuse de Nontron.

— Notre-Dame des Clercs de Nontron. Nontron, Ranvaud, 1873, br. in-8.

— Recherches historiques sur la municipalité de Nontron. Périgueux, 1878, br. in-8.

RIBIÈRE (abbé). — Recueil de poésies patoises et françaises.

RICHARD, avocat, docteur en droit. — Recueil des usages locaux de l'arrondissement de Bergerac, in-12 de 168 pages.

RINGUET, vétérinaire à Belvez. — Du Mouton et de son avenir. Périgueux, Dupont, in-8.

ROALDÈS (Alphonse). — Patrie. Liberté. Périgueux, Feytand, 1870.

ROCHE (Léonard), chanoine régulier de Chancelade, mort le 23 janvier 1723. — Vie de Jean Garat, abbé de Chancelade. Paris, Ch. Cabry, 1691, in-4.

ROMIEU (Auguste), ancien préfet de la Dordogne. — Le Mousse, roman (sous le pseudonyme d'Augusta Kernoc). Paris, Roret, 1835, in-8.

— Fragments scientifiques. Paris, Paulin, 1845, 1 volume.

— Proverbes romantiques, in-8.

— De l'administration sous le régime républicain. Paris, Plon, 1 volume.

— L'Ere des Césars. Paris, Ledoyen, 1850, in-18 jésus.

ROMME, représentant du peuple délégué dans la Dordogne. — Calen-

drier républicain. Périgueux, Canler, an I, an II, an III, 3 vol. in-8.

— *Proclamation aux citoyens de la Dordogne.* Du 1er quartidi de prairial, an 1er de la République française. Périgueux, 1793, 2 p.

ROSSIGNOL (Jean-Pierre), de Sarlat, membre de l'Académie des Inscriptions. — *Vita Scholastica*, poésies latines. Lutetiæ, 1836, in-4, avec notes et éclaircissements.

— *Des Artistes homériques, ou histoire critique des artistes qui figurent dans l'Iliade et dans l'Odyssée.* Paris, Durand, in-8 de 82 p.

ROUMEJOUX (Anatole de), né à Rossignol, commune de Chalagnac en Périgord, le 27 novembre 1832. Inspecteur de la Société Française d'Archéologie, membre de l'Institut des Provinces, vice-président de la Société archéologique et historique du Périgord. — Dans le *Chroniqueur du Limousin et du Périgord* : 1854. *Notice sur Cyrano de Bergerac. — Notice sur Marmontel. — Lagrange-Chancel. —* 1855. *Notice sur la famille de Fénelon. — Notice sur le V. Alain de Solminihac. — Siége de Sarlat en 1587* (extrait en partie des *Pièces fugitives* du Marquis d'Aubais). — *Révolte des citoyens de Limoges en 580* (extrait de Grégoire de Tours et d'Aimoin). — *La Guerre de la Fronde en Périgord* (extrait des mémoires de Balthazar). — 1856. *Visite à Aubeterre*, 1856.

— Dans l'*Illustration du Midi* : 1864. *Note sur le château de Turenne. — Etude sur l'Exposition des Beaux-Arts à Périgueux en 1864. —* 1865. *Etude sur l'Exposition des Beaux-Arts à Cahors en 1865.*

— *Lettre au directeur de la Revue archéologique du Midi de la France, à l'occasion de l'inauguration du buste de Félix de Verneilh, le 29* novembre *1867.* Toulouse, 1866-1867. Vol. I, gr. in-4.

— Dans les *Annales de la Société d'agriculture de la Dordogne*, Périgueux, Dupont, in-8 : 1869. *Note sur un souterrain-refuge à Chalagnac.* Planche. — *Fouilles d'un tumulus à Chalagnac.* Planche. — 1871. *Notice sur le château de Grignols.* Plan.

— *Visite de l'Eglise Saint-Jacques à Reims.* Congrès Archéologique, 1861.

— *D'Albi à Lavaur* (Tarn). Congrès Archéologique, 1863, Rodez.

— *Description archéologique de l'église Saint-Urcisse de Cahors*, dans le *Courrier du Lot*, 1865.

— *Description archéologique de l'église de Duravel* (Lot). — *Note sur l'aqueduc gallo-romain de Cahors.* Congrès Archéologique, 1865, Cahors.

— *Visite aux maisons anciennes de Montpellier; séances générales tenues à Montpellier, décembre 1868.* Congrès archéologique, 1868.

— *Lettre à M. de Cougny, directeur de la Société Française d'Archéologie sur l'utilité des Musées;* 35e question du programme du Congrès archéologique, Châteauroux, 1874.

— *Découverte de peintures murales du XIVe siècle à la cathédrale de Cahors par M. Calmon, peintre (Rapport sur la).* Congrès Archéologique, Toulouse, 1875. — Tirage à part; Tours, Bouserez, br. in-8. 2 chromolithographies.

— *Notice sur le château de Comarque.* Bulletin monumental 1861.

— *Notes archéologiques sur quelques monuments de la Haute-Vienne.* Bulletin monumental, 1865.

— *L'Eglise et l'abbaye de Silvanés (Aveyron)*. Bulletin monumental, 1866.

— *Rapport à M. de Caumont sur une excursion archéologique en Quercy*. Bulletin monumental 1867 et 1873.

— *Périgueux en 1868*. Bulletin monumental, 1868.

— *Notes adressées à M. de Caumont sur un voyage à Montpellier, Nîmes, Arles, Saint-Gilles, Aigues-Mortes*. Bulletin monumental, 1871.

— Quelques notes dans le *Bulletin* de la Société des Etudes du Lot et dans le *Bulletin* de la Société Archéologique du Périgord.

ROUSSEAU. — *Plan proposé pour l'ornement du jardin de l'exposition*.

ROUSSEAU. — *L'Avenir de la République et le mandat impératif*. Bergerac, Faisandier, 1873, br. in-8.

ROUSSET (Pierre), prêtre de Sarlat, poète patois mort en 1689. — *Comédies* et une pièce de vers intitulée *Le Solitaire*, imprimées à Sarlat en 1676.

— *Œuvres de Pierre Rousset*, rééditées par M. J.-B. Lascoux. Sarlat, Dauriac, 1839, in-12.

— *Lou Jolous otropat ou los Omours de Floridor et d'Olympo, de Roxilon et d'Omelito et dé lo margui, coumedio, coumpouxado per lou siour Rousset, de Sorlat, l'an 1645*. Première édition, Sarlat, Colombet, 1676. — Deuxième édition, Sarlat, Robin, 1751.

Ces éditions sont fautives et incomplètes. — Voir à la p. 66 du *Recueil d'opuscules et fragments en vers patois, extraits d'ouvrages devenus rares*, par G. Brunet, Paris, Gayet et Lebrun, 1839, l'article relatif à Rousset (Bibliothèque Lapeyre).

ROUX (Eugène), rédacteur en chef de l'*Echo de Vesone*. — *Inau-guration d'un monument commémoratif érigé au Lycée de Périgueux en l'honneur des élèves morts pendant la guerre de 1870-1871*.

Voir le *Calendrier de la Dordogne* de 1876, Périgueux, Dupont.

— *République et Monarchie*. Périgueux, Dupont, 1873, in-8, 144 pages.

ROUX-FAZILLAC, conventionnel, né à Excideuil, le 17 juillet 1746, mort en 1834. — *Histoire de la Guerre d'Allemagne pendant les années 1756 et suiv. etc.* 1803, 2 vol. in-8.

— *Recherches historiques et critiques sur l'homme au masque de fer, d'où résultent des notions certaines sur ce prisonnier*. Paris, an IX, in-8.

— *Pensées, anecdotes et portraits*, non publié.

ROYÈRE (Jean-Marc de), né au château de Badefol en Périgord en 1728, mort en 1802. — *Propre des saints du diocèse de Tréguier* dont il était évêque. 1766-1773.

— *Discours d'ouverture de l'assemblée du clergé*. 1772.

ROYÈRE (marquis de). — *Essai sur les avantages que le ministère de l'intérieur offre à l'Alsace par sa circulaire du 20 mars 1820 où elle dit :* « La France doit être divisée en contrées qui font naître les chevaux et en contrées qui doivent les élever, par le marquis de Royère, chef du Haras royal et de l'École royale d'Equitation de Strasbourg. Strasbourg, 1821, in-4.

ROYIARD ou ROMIARD (Arnaud), né à Lisle sur Drône en Périgord vers la fin du XIII° siècle mort le 30 novembre 1334, frère mineur, archevêque de Salerne, évêque de Sarlat 1330. — Wading, dans les *Annales* de son ordre parle d'un ouvrage de théologie qu'il présenta à Robert, roi de Sicile.

RUDEL (Elie) du Périgord, troubadour, vivait au XII° siècle.

SAGETTE (abbé Jean), curé de la Madeleine de Bergerac, né à Villamblard le 21 octobre 1823. — *Le Rosaire de Mai.* 1849.

— *Essai sur l'art chrétien.* Périgueux, Boucharie.

— *Salutations à Marie.* Paris, Bray.

— *L'Eucharistie.* Paris, Bray, 4 volumes.

— *Sainte-Marie Madeleine.* Paris, Reishel.

— Plusieurs articles dans le *Chroniqueur du Périgord*, dans les *Annales archéologiques*, l'*Univers*, le *Monde*.

SAGETTE (abbé Jules-Jérome), frère du précédent, curé de Lanquais. — *La Voix du Bon Pasteur*, recueil de prédication qui a paru en brochure à Périgueux et à Paris pendant 8 ou 10 ans.

SAIL DE SCOLA, troubadour, né à Bergerac, a laissé deux sirventes.

SAINT-ALLAIS (Viton de). — *La France militaire sous les quatre dynasties, contenant la chronologie historique des Rois et Empereurs qui ont commandé leurs armées, celle des maires du palais, sénéchaux, connétables, ministres de la guerre, généraux en chef, colonels généraux, lieutenants généraux, généraux de brigade et de division, depuis l'institution de ces dignités jusqu'en 1812.* Paris, 1812, 2 vol. in-18.

Rare.

— *Nobiliaire universel de France.* Nouvelle édition, Paris, Bachelin-Deflorenne, de 18   à 1876, 20 vol. in-8.

En cas d'erreur ou d'omission, consulter la table générale.

SAINTE-AULAIRE (François), sieur de la Renaudie, né à Périgueux. — *La Fauconnerie de François de Saincte-Aulaire, sieur de La Renodie en Périgord, gentilhomme Lymosin, divisée en huict parties, avec un bref discours sur la louange de la chasse et exhortation aux chasseurs. Dédiée à Monseigneur de Luynes.* A Paris, chez Robert Fovet, rue St-Jacques, au temps et à l'occasion devant les Mathurins. M.D.C.XIX. in-4.

Voir le *Périgord illustré*, p. 185.

SAINT-AULAIRE. — *Histoire genealogique de la maison de Saint Aulaire du nom de Beaupoil en Limousin, venue de Bretagne, depuis 1340 jusqu'à present,* par Messire Antoine de Saint-Aulaire. Paris, Sevestre, 1652, in-f°.

SAINTE-AULAIRE (Louis-Clair, comte de), pair de France, académicien, né le 9 avril 1778 à Saint-Méard de Dronne, mort à Paris le 12 novembre 1854. — *Réponse au Mémoire de M. Berryer pour le général Donnadieu.* Paris, 1820, in-8.

— *Théâtre allemand,* traduction, 1 volume.

Dans les *Chefs-d'œuvre des Théâtres étrangers.* Paris, 1820, in-8.

— *Histoire de la Fronde.* Paris, Baudoin, 1827, in-8. — Nouvelle édition. Paris, 1843, 2 vol. gr. in-8.

SAINTE-AULAIRE (Louis Marquis de), fils du précédent. — *Vie de Saint Front, premier évêque de Périgueux.* Périgueux, Bayle, 1846, br. in-4. Gravures.

— *Considérations sur la Démocratie.* Paris, Garnier, 1850, br. in-8.

— *Notice sur la famille d'Aydie.* Périgueux, Boucharie, 1852, brochure.

— *Les Derniers Valois, les Guise et Henri IV.* Paris, 1854, in-12.

— *Henri de Verthamon.* Périgueux, Cassard, 1877, in-12.

SAINTE-AULAIRE (Marquise de), née d'Estourmel. — *La Chanson d'Antioche*, composée au XIIe siècle par Richard le Pélerin, renouvelée par Graindor de Douai au XIIIe siècle, publiée par M. Paulin Paris et traduite par Madame la Marquise de Sainte-Aulaire. Paris, Didier, 1862.

SAINTE-BEUVE (C. A.) de l'Académie française. — *Causeries du Lundi.* Paris, Garnier frères, de 1857 à 1862, 15 vol. in-8.

Articles sur des Périgourdins : Montaigne, t. IV, p. 60-76. — Étienne de La Boëtie, t. IX, p. 112-118. — Fénelon, t. II, p. 1-17; t. X, p. 16-44. — Le duc de Lauzun, t. IV, p. 218-233. — De Féletz, etc., t. I, p. 293-308. — Maine de Biran, t. XIII, p. 249-264.

SAINT-CHAMANS (Vicomte Auguste de), né en Périgord en 1777, député de la Marne en 1824. — *Examen des fautes du dernier gouvernement.* 29 avril 1815.

— *Raoul de Valmin ou six mois de 1816*, roman historique. 1816, in-12.

— *L'Anti-romantique ou examen de quelques ouvrages nouveaux.* 1816, in-8.

— *De la Loi des Élections.* 1819.

— *Du système d'impôt fondé sur les principes de l'économie politique.* 1870, in-8.

— *De la Popularité.* 1821.

— *Le Petit-fils de l'homme aux quarante écus*, 1823.

— *Nouvel essai sur la richesse des nations*, 1824.

— *Du Croquemitaine de M. de Montlosier, de M. de Pradt et de bien d'autres*, 1826.

— *Causes et résultats de la révolution de 1830*, 1832.

— *Observations sur les bases de la constitution de 1848*, 1848.

— *Traité d'Économie politique avec un aperçu sur les finances de la France.* 1852, 3 vol. in-8.

SAINTESPÈS-LESCOT (E.), président du tribunal civil à Périgueux, officier de l'instruction publique. — *Des Donations entre vifs.* 2 vol. in-8.

— *Sous les Alpes*, chants patriotiques, publiés dans l'*Echo de Vésone* pendant la guerre d'Italie. Périgueux, Dupont, 1860, br. gr. in-8.

— *Les Fleurs de Mai ou Hymnes à Marie*, poésies. Périgueux, Cassard, in-12.

SAINT-EXUPÉRY (abbé de), vicaire-général de Saint-Front de Périgueux. — *Discours prononcé le 30 janvier 1868 dans l'église de Montignac à la cérémonie de la translation du corps de M. Arthur de Veaux, capitaine aux zouaves pontificaux, tué à la bataille de Mentana.* Périgueux, Bounet, 1868, br. in-8.

SAINT-MÉDARD (J.-B.-M. de). — *Voyage champêtre à Excideuil et dans ses environs* (stances sur la ville d'Excideuil). Périgueux, Dupont, 1829, br. in-8.

SAINT-OURS (Luc de). — *Le Siége de Sarlat en 1587*, poésie. Sarlat, Michelet, 1874, brochure.

SAINT-OURS (Eugène de) — *Réflexions sur le budget de la commune de Sarlat.* Sarlat, Michelet, 1871.

— *Quelques mots sur les affaires de la commune de Sarlat.* Sarlat, Michelet, 1874, in-8.

— *Etude sur le Sarladais*, mémoire lu à la séance de la Société d'agriculture de la Dordogne, le 31 août 1874. Périgueux, Dupont, 1874, in-8.

SAINT-PULGENT (de), ancien préfet, mort à Montbrison le 7 juillet 1875. — *De l'Irrigation dans le département de la Dordogne*. Périgueux, Dupont, 1873, in-8.

— *Conférences faites dans les 47 cantons. Extinction de la mendicité*. Périgueux, Dupont et Cᵒ, 12 brochures in-8.

SAINT-SIMON (Louis de Rouvroy duc de). 1675—1755. — *Mémoires*. Edition complète publiée par M. Chéruel. Paris, Hachette, 20 vol. in-8. Portrait.

Parle de Périgourdins célèbres.

SALIGNAC (Barthélemy de), baron dudit lieu. — Au retour d'un long voyage dans le Levant et la Terre Sainte en 1506, il aurait fait imprimer à Lyon un ouvrage intitulé : *Itinerarii Hierosolomitami et Terræ Sanctæ in ubique locorum et rerum clarissima descriptio per Bartholomeum de Saliniaco, sedis apostolicæ pronotarium, equestris ordinis et utriusque juris professorem.*

C'est la plus complète description de la Terre Sainte qui ait été faite avant lui et à laquelle Christianus Adrecomius s'est abondamment servi dans son livre : *Théatrum Terræ Sanctæ* (Note fournie par M. le marquis d'Abzac de Ladouze).

SALIGNAC (Géraud de), troubadour, était du Périgord.

SARLAT (Eymery de), troubadour, était de Sarlat en Périgord.

SARLAT, SARLADAIS. — *Le Siége de Sarlat en 1587 par l'armée huguenote, conduite par le vicomte de Turenne*, imprimée deux fois à Bordeaux en 1588 et 1688. — Elle se trouve dans le t. III des *Pièces fugitives* du marquis d'Aubais, Paris, 1759, in-4.

— *Relation de deux siéges soutenus par la ville de Sarlat en 1587 et 1652* (publiée par J.-B. Lascoux). Paris, Everat, 1832, br. gr. in-8.

— *Procès-verbal officiel du siége mis devant la ville de Sarlat en décembre 1587*, tiré des archives de M. de Gérard. Sarlat, Michelet, 1873, br. in-8.

— *Discours de la deffaicte des trouppes du Vicomte de Turaine au païs de Périgord, ensemble, le siége mis devant Sarlat, le 14 de ce mois.... avec le nombre des morts.* Paris, veuve F. Plumion, 1588, in-8.

— *Le Siége de Sarlat, l'an 1587 auquel l'armée huguennotte conduite par le vicomte de Turenne a este tellement ruinée que depuis elle n'ose attaquer la moindre bicoque de Périgord.* Jouxte la copie imprimée à Bordeaux par Simon Millanges en 1588, à Bordeaux, de l'imprimerie de Mathieu Chappuis, rue Saint James, près l'Hôtel de ville, à l'exergue des Quatre Evangelistes, M.DC.LXXXVIII, in-12 de 102 p.

Cet opuscule a été réédité par M. J. B. Lascoux sous ce titre : *Un canard au XVIᵉ siècle.*

— *Procès entre l'évêque de Sarlat et la ville de Domme.*

En 1728, Mgr Alexandre Le Blanc, évêque de Sarlat, fit assigner les consuls de Domme à lui rendre foi et hommage, etc. Le 17 mai 1732 le Parlement de Bordeaux donna gain de cause à l'évêque, mais le 31 mars 1738, un arrêt du Conseil d'État annula celui du Parlement (Bibliothèque Lapeyre. Notes de M. Lapeyre). — A ce sujet voir : *Documents historiques sur la ville de Domme*, par M. Lascoux. Paris, Everat, 1836. 2 lithographies.

— *Breviarium Sarlatense.* Poitiers, Joan. Faulcon, 1776.

— *Antiphonaire......* Poitiers, Faucon et Barbier, 1777.

— *Livre d'église à l'usage des fidèles du diocèse de Sarlat.* Poitiers, Faucon et Barbier, 1777.

— *Processional du diocèse de Sarlat*. Poitiers, Faucon et Barbier, 1777.

— *Rituel romain pour l'usage du diocèse de Sarlat*. Bordeaux, de la Court, 1729.

— *Proprium minorum Sarlatensis diocæsi*. Sarlat, J. Coulombet, 1700.

— *Edict du roi portant création d'un bailliage ou séneschaussée et siège présidial à Sarlat, du mois de décembre 1641*. Paris, Pierre Le Mur, dans la grand salle du Palais M.D.C.XLII. (1642).

— *L'Enfant de cinq mois ou le Pardon du Mari*, comédie-vaudeville en un acte et en vers, tirée d'une histoire véritable traduite de l'espagnol par un amateur de Madrid, etc. Sarlat, Ant. Dauriac, 1826, br. in-12 de 28 pages.

Rare.

— *Recueils d'opuscules et de fragments en vers patois, extraits devenus rares*, par G. Brunet. Paris, Gayet et Lebrun, 1839.

Voir la page 66 sur Rousset de Sarlat.

— *Eloge de Henri-Jacques de Montesquiou, évêque et baron de Sarlat*, par M. l'abbé La Reynie de la Bruyère; dédié à très haut et puissant seigneur Messire Anne Pierre de Montesquiou-Fezensac, marquis de Montesquiou.... commandeur des ordres du roi, maréchal de camp et armées, premier écuyer de Monsieur, frère du roi, etc. S. l. n. d. br. in-8 de 80 pages.

— *Instruction pastorale de Monseigneur l'évêque de Sarlat au clergé séculier et régulier et à tous les fidèles de son diocèse*. M.DCC.LXV. 112 p. pet in-f°.

Relative à la suppression des Jésuites; condamnée à être brûlée par les mains du bourreau, par arrêt du Parlement de Bordeaux, du 19 février 1766. Rare.

— *Histoire du Saint-Suaire et du sacré bandeau de Jésus-Christ.... transportés de l'Orient dans l'abbaye de Cadouin de l'ordre de Citeaux, au diocèse de Sarlat*, mise en lumière par les soins des prieur et religieux réformés de ladite abbaye. Paris, J. Bessin, 1644, in-8. — Paris, J. Bessin, s. d. in-4.

— *Procès-verbal de Monseigneur l'Illustrissime évêque de Sarlat* (Jean de Lingendes), *pour la vérification authentique du très saint et précieux suaire de Notre Sauveur Jésus-Christ, transporté dans l'abbaye de Cadouin..., et des choses mémorables qui se sont passées au sujet d'icelui, ès siècles passés*. Paris, J. Bessin, s. d. in-4.

— *Abrégé de l'histoire du très saint et précieux suaire de Notre Sauveur Jésus-Christ, transporté dans l'abbaye de Cadouin, avec le procès-verbal fait et dressé pour la vérification d'icelui par Monseigneur l'illustrissime évêque de Sarlat*. Bordeaux, de la Court, 1646, in-4.

— *Question scolastique : à savoir mon* (sic), *si les religieux réformés de l'étroite observance dits Récollets.... doivent être tirés du couvent dudit ordre de la ville de Sarlat pour y mettre les religieux du même ordre appelés Observants de la grand'manche?* 15 juin 1614, in-4.

— *Relation curieuse, véritable et remarquable de la mort et des désordres commis par une bête féroce aux environs de Sarlat en Périgord*. Paris, d'Houry, s. d. in-4.

L'approbation est datée d'août 1766.

— *Mémoire pour la ville de Sarlat*. Paris, Callau, s. d. in-8.

— *Institution de la confrairie de la vraie croix establie dans l'Esglise de MM. les pénitens blancs de la ville de Sarlat.* Sarlat, veuve Robin, 1691, pet. in-18.

— *Processional de la royale compagnie des pénitens blancs*, etc. Sarlat, veuve Robin, 1785.

— *Manuel contenant les offices, etc., de la vénérable confrérie de la Bienheureuse Vierge Marie du Confalon des Pénitents blancs de Sarlat.* Sarlat, C. E. Thouvenin, 1810, in-12. Gravure sur bois.

— *Cérémonies et translation de la Sainte couronne d'épines qui doit avoir lieu à Sarlat, avec un précis historique sur la Sainte couronne.* Périgueux, Faure, 1808, pet. in-18.

— *Mémoire concernant l'abonnement des tailles de la ville de Sarlat.* S. l. n. d. (1784), in-4 de 23 p.

SARLAT (François), né à Domme à la fin du XVIIe siècle, membre des académies de Bordeaux et de Toulouse, mort en 1768. — Plusieurs manuscrits dont le plus intéressant est celui dans lequel il expose ses vues sur les moyens de faciliter et d'améliorer la navigation de la Dordogne sont conservés dans les archives de l'Académie de Bordeaux.

— A laissé une *Histoire de Domme*, manuscrite (Bibliothèque nationale, fonds Périgord, vol. XIV, p. 116, note Leydet).

SARLAT (Ludovic). — *Prier, aimer, chanter,* poésies. Paris, Dupont, 1846, in-8.

— *Un Palais de Justice au XIXe siècle.* Sarlat, Dauriac aîné, 1869.

SAUVAGE, ancien magistrat. — *Pensées de Morale,* poésies. Paris, Plon, 1877.

SAUVEROCHE (Léonce), ancien proviseur et recteur, né à Périgueux en 1803, mort à Paris en 1868. — *Discours sur les célé-*brités *du Périgord.* Périgueux, Dupont, 1833, in-18.

— *Discours à la distribution des prix du collége de Périgueux, 1838.* 1838, br. in-8.

SÉBALDE, évêque de Périgueux vers l'an 900, a écrit une *Vie de Saint Front.*

SEGUY (Raymond), pharmacien, né à Périgueux, mort à Périgueux le 5 février 1854 à 71 ans. — *Amores de un Francès en España.* Périgueux, Dupont, 1817, in-18.

Ecrit en espagnol. — Traduction française par M. Peyrot de Périgueux; gravures de Choquet. — Rare.

SÉGUY (Agnan), de Périgueux, docteur en médecine. — *Dissertation sur le rhumatisme articulaire,* à la faculté de médecine de Paris, le 9 juin 1824. Paris, Didot jeune, 1824, br. in-4.

⁺Semaine religieuse du diocèse de Périgueux, hebdomadaire. Périgueux, Cassard, 1866-1876, in-8 (Se continue).

On ne trouve que là certains renseignements.

SERRE (Pierre), professeur de grammaire générale à l'école centrale de la Dordogne. — *Discours prononcé à Périgueux le jour de la fête de la Paix 18 brumaire an X (1801).*

— *Nouvelle Théorie sur les facultés de l'âme.* Périgueux et Paris, Heinrichs, 1804, in-8.

SERRES (Jean de) *(Seranus),* protestant, mort en 1598. — *Mémoires de la troisième guerre civile et des derniers troubles de France sous Charles IX en IV livres,* 3 vol. in-8.

— *Recueil des choses memorables advenues en France sous Henri II, François II, Charles IX et Henri III,* ou Histoire des cinq rois parce qu'il a été continué sous le règne d'Henri IV jusqu'en 1597, in-8.

SEPTFOND (Léon). — *Essais littéraires.* Périgueux, Dupont, 1874.

SIDOINE APPOLLINAIRE *(Sidonius Apollinaris Caïus Solius)* né à Lyon vers 431, mort le 23 août 482. — Il reste de lui neuf livres d'Epitres et vingt-quatre pièces de poésie.

— *Œuvres complètes* publiées par J. Sauaron. Paris, 1609, in-8.

— *Œuvres complètes* publiées par le P. Sirmond. 1653.

Parle du Périgord.

SIREY (J.-Baptiste), jurisconsulte, né à Sarlat. 1762—1845. — *Du Tribunal révolutionnaire.* Paris, an III, 104 pages in-8.

Brochure véhémente contre ce tribunal.

— *Recueil général des lois et arrêts.* Paris, 1809-1876, in-4 (Se continue).

— *Code de procédure civile annoté.* Paris, 1818, in-4. — Nouv. édition, par Gilbert, Faustin et Cuson. Paris, Cosse et Lamotte, 1847, in-4. — Paris, Cosse, 1851, 2 vol. in-8.

— *Jurisprudence de la Cour de cassation.* Paris, Laporte, 4 vol. in-4.

— *Code de commerce annoté* par Sirey, Gilbert et autres. Paris, Cosse, 1852, in-8.

— *Supplément au Code Napoléon et de procédure civile.* Paris, Cosse et Marchal, 1866, gr. in-8.

SIREY (Joséphine de Lasteyrie du Saillant), épouse du précédent et nièce de Mirabeau. — *Louise et Cécile,* par M***. Paris, Niogret, Veret, 1812, 2 vol. in-12.

— *Marie de Courtenay,* par M***. Paris, Barba, Delaunay, 1818, in-12.

— *Conseils d'une Grand-Mère aux jeunes femmes.* 1re partie. Angers, Launay-Gagnot; Paris, Schwartz et Gagnot, 1838, in-12.

— *La Mère de Famille,* journal moral, religieux et littéraire, etc. Paris, Verdière, 1833 et 1834, in-8.

SOLMINIHAC (Alain de), évêque, baron, comte de Cahors de 1636 à 1659, né au château de Belet près Saint-Aquilin, en Périgord le 25 novembre 1593, mort en 1659. — *Panegyricus illustrissimi ac reverendissimi domini D. Alani de Solminihac, Epî, baronis ac comts Cadurcensis,* authore Francisco Dubois, doctore theologo, rectore de Pescadoires, diocesis Cadurcensis, anno M.DC.LXXIII (1673).

Traduction latine de la *Vie du V. Alain de Solminihac,* par A. Dominico Bisselio, imprimée à Kempden (Campidona ou Campodunum, Souabe, autrefois ville libre et impériale : Typis ducalis monasterii Campidonensis, per Rodolphum Dreherr, M.DC. LXXIII. — A la Bibliothèque du Grand-Séminaire de Cahors).

SOUILLAC (Jean-Jacques de), évêque de Lodève en 1732, fut d'abord vicaire-général de l'évêque de Périgueux, mort en 1750. — On lui attribue les : *Conférences ecclésiastiques du diocèse de Lodève.* Paris, 1749, 4 vol. in-12.

SORBIER, conseiller à la cour de cassation. — *Méditations morales et Etudes historiques.* Paris, Vaton frères, 1872, in-8.

— *Biographie de Jean de la Vacquerie, Premier Président au Parlement de Paris.* Caen, 1846, in-8.

— *Biographie de Guillaume de Lamoignon.* Caen, 1846, in-8.

— *Dix ans de Magistrature en Corse,* in-8.

— *Esquisse de l'histoire et des mœurs de la Corse*, in-8.

SOULIER (abbé). — *Histoire de la naissance, du progrès, de la décadence et de la fin du Calvinisme*. Paris, 1636.

STRABON, philosophe et historien, né vers l'an 14 de J. C. — *Géographie* en 17 livres. — La plus ancienne édition est de 1472, in-f°. — Les meilleures sont de Paris, 1620, in-f°, et Amsterdam, 1707, 2 vol. in-f°.

Parle du Périgord.

SULLY (Maximilien de Bethune, baron de Rosny). 1559—1641. — *Œconomies ou Mémoires de Sully*, 1778, 10 vol. in-12.

Y voir plusieurs faits touchant les guerres de religion en Périgord.

SULPICE-SÉVÈRE, né vers 353 à Prémillac, près d'Excideuil en Périgord. — *Abrégé de l'histoire sacrée depuis la création du monde jusqu'à l'an 400 de J. C.* Traduction nouvelle, texte en regard, etc. par l'abbé Paul. Lyon, Tournachon, 1805, in-12.

— *Abrégé de l'Histoire sacrée de Sulpice Sévère* avec la continuation en latin et une interprétation française littérale (Wadelincourt, Bouillon et Verdu, Minden). 1779, 2 vol. pet. in-12 de 129 et 268 p.

— *La Vie de Saint Martin.*

— *Lettres au prêtre Eusèbe, au diacre Aurèle, à Bassula, sa mère, deux à Claudia, sa sœur, une à Saint Paulin.*

Cette dernière est la seule véritable des cinq qui sont imprimées dans le *Spicilège* de dom d'Achery.

— *Sulpitii Severi Sacræ Historiæ a mundi exordio ad sua usque tempora deductæ, lib. II, nunc primum lucem editi, cum præfatione Mulchiæ (Francowits) Flaccii Illy-*

rici. Basileæ, Oporinus, 1556, pet. in-8 de 192 p.

Première édition rare et très recherchée à cause du traité qui concerne les liturgies latines.

— *Opera.* Lugdun. Batav. (Leyde), ex offic. Elzeviriana, 1635, pet. in-12.

Belle édition.

— *Opera quæ exstant*, etc. Lugd. Batav. 1643, pet. in-12. — Autre édition en 1636.

Édition plus complète que la précédente.

— *Sulpicii Severi, Opera omnia cum lectissimis commentariis accurante Georg. Hormio.* Amstelod. ad Elzévir, 1665, in-8.

Bonne édition.

— *Opera cum notis Joan. Clerici* etc. Lipsiæ, 1709, in-8.

Bonne édition plus complète que la précédente.

— *Opera emendata notisque observationibus et dissertat. illustrata studio Hieron. de Prato.* Veronæ typis seminarii, 1741-1754, 2 vol. in-4.

Très bonne édition et très rare.

— Plusieurs éditions modernes. Brut, Michel, 1819, in-18. — Paris, Delalain, 1830, in-18. — Paris, Panckouke, 1848, in-8.

SURGUIER (abbé L.-J.), professeur au grand séminaire de Sarlat. — *Sancti Sulpitii Severi Opera Nova editio cum notis cui accesserunt tria V. Hieronymi opera* Sarlati, apud Ant. Dauriac typ. et bibliop., 1825.

SYRUEILH (François de), d'une famille éteinte à la fin du XVIe siècle, établie à Siorac dans le Sarladais depuis le XVe siècle, chanoine de Saint-André de Bordeaux, archidiacre de Blaye. La dernière trace que l'on trouve de lui est un codicille du 4 février 1588. — *Journal des faits qui se sont passés en Guyenne et en Gascogne de 1568 à 1585.* Bordeaux, Gounouilhou, 1873, br. gr. in-4.

Publié par M. Clément Simon. — 60 exemplaires seulement ont été mis dans le commerce.

TALPIN (Jean), chanoine de Périgueux, fut le premier ou le second principal du collége de Périgueux, mort le 18 juillet 1574. — *Institution d'un prince chrétien.* Paris, 1567.

— *La Police chrestienne. Livre tres-vtile et necessaire à toutes manieres de gens, de quel estat ou vocation qu'ils soyent. De la doctrine duquel aussi les curez et predicateurs se pourront seruir quand ils voudront aduertir chacun estat de son particulier devoir.* Paris, N. Chesneau, 1568, pet. in-8.

TAMIZEY DE LARROQUE. — *Document inédit relatif à l'enlèvement d'Anne de Caumont*, in-8.

Extrait du *Cabinet historique*, tiré à 50 exempl.

— *Vie des Poètes bordelais et périgourdins.*

— *Notice sur le président Ranconnet.* 1871, br. gr. in-8.

Tiré à 50 exemplaires.

TARDE (Jean) ou plutôt Jean DUPONT, sieur de TARDE, chanoine théologal de Sarlat, historien et géographe, né à Laroque-Gageac en Sarladais au XVIe siècle, mort au XVIIe siècle (1636?). — *Les Astres de Borbon et apologie pour le Soleil, monstrant et vérifiant que les apparences qui se voyent dans la face du soleil sont des planètes et non des taches, comme quelques Italiens et Allemans observateurs d'icelles l'ayant imposé etc.* Paris, J. Gesselin, 1623, in-4. Figures sur bois.

Ouvrage singulier et d'une grande rareté.

— *Histoire cronologique de Sarlat, diocèse et pays Sarladois, etc.* manuscrit à la bibliothèque de Toulouse. Il en existe plusieurs copies: une ancienne chez M. Tarde à Sarlat; une dans le fonds Baluze; une autre fonds Lespine; et quelques autres récentes : une au fonds Lapeyre à la bibliothèque de Périgueux, etc.

— *Description du pays de Quercy*, avec un plan de Cahors.

— *Potomographie de Garonne*, aux armes de Tarde. Jean le Clerc, 1628.

— *Description du diocèse de Sarlat et haut Périgord, avec une vue de Sarlat*, Joannes Tarde delineavit. Jean le Clerc, 1624, carte de 0,55 cent. sur 0,45.

Très-rare.

— *Diocesis Sarlatensis Vernacule*, Joanne Tardo canonicus ecclesiæ Sarlati delineabat. Amstelodami, apud Guillelmum Blaeu, sans date.

— *Evêché de Sarlat*. Paris, Tavernier, 1624. — Amstelodami, Honerius; Guillelmi Blaeu, in-f°.

— *Sarlatensis diocesis geographica delineatio vera et exacta*, auctore Joanne Tarde, canonico Theologo ecclesiæ cathedralis Sarlati, R^mo D. P. Ludovico de Salignac epô Sarlati, Johanne Tardo vicarius generalis diocesim sic deposuit et dedicavit anno 1594.

Aux armes de MMSS. de Montesquiou et de Salignac, ce qui place cette édition au milieu du XVIIIe siècle. Dans un angle de la carte se trouve la description du diocèse ; dans un autre angle elle est marquée des initiales G. G.

TARDE (Jean), prestre, curé de Saint-Amans près Velver (Belvez), neveu du précédent. — *Le Crayon de l'art et de la science crayonné sur l'original de divers et grands autheurs.* A Tolose, A. Colomiez, 1616.

TELLIAC (Elie). — *L'Homme de la Lune*. Ribérac, C. Condon, 1872, in-8.

*Testomen d'au Rey Louis Sézé (traduction en patois de Périgueux). Périgueux, v^e Faure, imprimeur de la préfecture et des tribunaux, s. d. 2 feuillets.

THOMAS (Pierre), patriarche de Constantinople, né à Lebrel, paroisse de Salles de Belvez en Périgord en 1305, mort le 6 janvier 1366. — Sa vie a été publiée par Philippe de Mézières son ami, et a été insérée par les Bollandistes dans leur recueil. par Luc Wading : *Vita B. Petri Thomæ, carmelitæ, patriarchæ Constantinopolitani.* Lyon, 1637. — L'abbé Lebeuf a signalé une autre *Vie de Saint Thomas*, manuscrit de la Bibliothèque du Roi, dans les *Mémoires de l'Académie des Inscriptions et Belles-Lettres de Toulouse*, t. XVI, p. 222.

THOU (Jacques-Auguste de). *Thuanus.* 1533—1617. — *Histoire universelle* en latin, en 138 livres, de 1545 à 1607. La meilleure édition est celle de Londres, 1753, en 7 vol. in-f°, avec la continuation jusqu'en 1612, par Rigault.

Cette édition a servi à la traduction française de l'abbé Desfontaines en 46 vol. in-4. Paris, 1749. — Parle du Périgord.

TOUCHEBŒUF-BEAUMONT (vicomte de). — *Mille et unième calomnie de la Contemporaine.* Paris, Everat, 1834, in-8 de 108 p.

TOUNENS (de), roi d'Araucanie. né à Cubas, mort en 1878. — *Orelie-Antoine Ier roi d'Araucanie et de Patagonie, son avènement au trône et sa captivité au Chili*, relation écrite par lui-même. Paris, 1863, in-8. Portrait sur acier.

— A publié deux journaux : *Les Pendus* et *La Couronne d'acier*.

TRÉLIER (Etienne). — *Traduction de latin en français des coutumes et statuts de la ville de Bergerac*, commentés par Lamothe. Bergerac, Puynesge. 1790, in-8.

TURENNE (Henri de La Tour, vicomte de). né le 28 septembre 1555, mort en 1623. — *Mémoires de 1560 à 1585*, publiés par Paul de Franc. Paris, 1666, in-12, 1re partie : le reste est manuscrit.

— *Vie du Vicomte de Turenne*, par Marsollier. Paris, 1719, in-12. — Paris, 1726, in-12.

On y trouve plusieurs faits concernant les guerres de religion en Périgord.

Univers *pittoresque*, dictionnaire encyclopédique. — *France*, par Ph. Lebas. Paris, Firmin Didot, 1850, 14 vol. Gravures.

Grand nombre d'articles sur le Périgord.

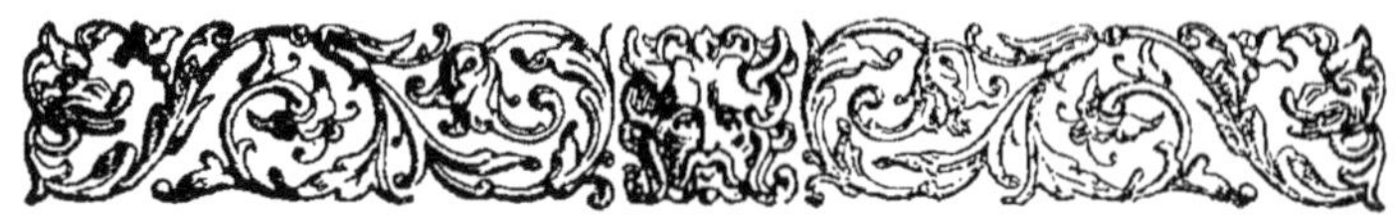

VALBRUNE (J.-B. de), docteur-médecin, ~~né à Saint-Astier~~. — *Notes historiques et critiques sur le pont de Saint-Astier.*

— *Emilie de Ribeyreix.*

VALBRUNE (Ivan de), né à Saint-Astier. — *Itinéraire de Périgueux à Coutras*, 1859.

— *Itinéraire de Périgueux à Brive*, 1875.

— *Relation des fêtes du Comice agricole de Saint-Astier en septembre 1875.*

— *Ephémérides de Saint-Astier*, publication périodique.

— *Ephémérides du Périgord.* Saint-Astier, 1877, publication périodique.

VALERY-MONTBARLET, avocat. — *La Vapeur.* Bergerac, Faisandier, 1869, in-8.

VALLETTE (François), notaire constitutionnel à Saint-Georges, près Périgueux. — *Traité de l'injustice des droits féodaux*, br. in-8 de 16 pages.

VASSAL (Amédée de), baron de Montviel. — *Abrégé chronologique, historique et biographique de l'Histoire universelle, du déluge à ce jour.* Tours, Lecesne, 1845, in-8.

VASSEUR (Charles), membre de la Société historique et archéologique du Périgord, de l'Institut des Provinces, etc. — *Le Souterrain de Carves.* Caen, Le Blanc-Hardel, 1872, br. in-8.

VÉDRENNE (abbé Prosper), curé de La Bachellerie. — *Vive le Roi!* Toulouse, Delboy père; Paris, Tolra, 1871, br. in-8.

— *Marie-Thérèse, comtesse de Chambord, etc.* Toulouse, Delboy père; Paris, Tolra, br. in-8 et sept éditions in-32.

— *Les Royalistes après la prorogation.* Toulouse, Delboy, 1873, br. in-8.

Ont paru sous le pseudonyme de A. My.

— *Blanco*. Paris, Vermot, 1858, in-12, avec quatre petites pièces de théâtre : *Constance Chlore.* — *Henri I roi de France.* — *Le Dauphin Charles* (Charles V). — *Une Farce à mon oncle.*

Elles ont été éditées à Bordeaux, chez Lafargue.

— *Vie de Charles X.* Paris, Lecoffre, 1878, 3 vol. in-8. Portraits.

— Dissertations pour la licence de théologie : *De beatæ Mariæ Virginis Immaculata conceptione.* — *Du Schisme d'Orient.* Ribérac, Delecroix, 1857.

VERNEILH-PUYRASEAU (Joseph, baron de), député de la Dordogne à sept législatures, préfet de la Corrèze et du Mont-Blanc, président à la cour royale de Limoges, etc., né à Nexon (Haute-Vienne) en 1756, mort à Limoges en 1839. — *Statistique du département du Mont Blanc.* Paris, imprimerie impériale, 1807, gr. in-4. Carte par de Belleyme.

Publié aux frais de l'Etat ; fut donné aux préfets de l'empire comme un modèle à suivre.

— *Projet de Code rural.* Paris, imprimerie royale, 1814, 4 vol. gr. in-4.

Publié aux frais de l'Etat.

— *Histoire d'Aquitaine.* Dédié au roi Louis XVIII. Paris, 1825, 3 vol. in-8. — Paris, librairie universelle, 1843, 3 vol. in-8. Gravures.

— *Mémoires sur la Fronde et sur la Révolution.* Paris, 1830, in-8.

— *Mes Souvenirs de 75 ans.* Limoges, Barbou, 1836, in-8.

— Une série de *Discours* prononcés dans les diverses assemblées dont il fut membre et publiés en brochures.

VERNEILH-PUYRASEAU (Joseph-Félix de), petit-fils du précé-dent, licencié en droit, membre de l'Institut des provinces, inspecteur divisionnaire de la Société française d'Archéologie , correspondant du ministre de l'instruction publique pour les travaux historiques. — *Feuilletons archéologiques* dans le journal l'*Univers.* 1840.

— *La Cathédrale de Cologne*, Annales archéologiques de Didron, 1848.

— *L'Architecture byzantine en France*, Paris, Claye et Didron, 1851, gr. in-4. Gravures.

— *Les Bastides de l'Aquitaine*, Annales archéologiques de Didron, 1853.

— *Les Influences byzantines*, Annales archéologiques de Didron, 1855.

— *Les Emaux d'Allemagne et les Emaux limousins*, Bulletin monumental, 1860.

— *Les Emaux français et les Emaux étrangers*, Bulletin monumental, 1860.

— *Le Style ogival en Angleterre et en Normandie*, Annales archéologiques de Didron, 1863.

— *Le Premier des Monuments gothiques.* Paris, 1864, in-4. Planches.

— *L'Art au Moyen-Age et les causes de sa décadence, réponse à M. Renan*, Annales archéologiques de Didron, 1862.

— Série d'articles sur l'*Architecture civile au Moyen-Age* de 1846 à 1848, Annales archéologiques de Didron.

— *Compte-rendu du grand ouvrage de M. le comte de Vogüé sur les églises de Terre Sainte*, Annales archéologiques de Didron.

— Dans le *Bulletin monumental*: 1847. *Note sur les églises à coupole du Périgord.* — 1848. *Notice sur le château de Châlus et la mort de Richard Cœur de Lion.* — 1850. *Compte-rendu d'une visite à la Sainte-Chapelle.* — *Lettre à M. de Caumont sur la Statistique monumentale du Calvados.* — 1855. *Mémoire sur les origines de l'art ogival et de l'art roman.* — 1856. *Dissertation sur les dates précises des cathédrales de Périgueux et d'Angoulême.* — 1858. *Mémoire sur les fortifications romaines, byzantines et génoises de Constantinople, avec planches et dessins.* — 1861. *Articles sur la cathédrale de Trèves.*

— Dans le *Chroniqueur du Périgord et du Limousin* : 1853. *Colonie vénitienne à Limoges.* — *Les Bastides du Périgord.* — *Lettre à M. de Siorac sur les monuments de Périgueux.* — *Note sur divers objets découverts dans la restauration de Saint-Front.* — 1854. *Peintures murales du château de Rochechouart.* — 1855. *Des abords de Saint-Front.*

— Dans le *Bulletin de la Société archéologique du Limousin* : Tome XI. *Notice biographique sur M. l'abbé Texier.* — T. XIII. *Notice sur l'oppidum gaulois de Courbefy.*

— Série de *Rapports* dans les comptes-rendus des Congrès d'Angoulême, de Limoges, de Bordeaux, de Périgueux, de Cherbourg et de Saumur.

— Enfin F. de Verneilh a laissé un ouvrage posthume, qui est imprimé, *L'Architecture byzantine en Orient et en Italie.* Il n'a pas encore été publié, les gravures n'étant pas achevées.

VERNEILH-PUYRASEAU (Jean-Baptiste-Joseph-Jules, baron de), licencié en droit, membre de l'Institut des provinces, ancien Inspecteur de la Société française d'Archéologie, vice-président de la Société archéologique du Périgord, correspondant du Ministre de l'instruction publique, membre de l'Académie des belles-lettres, sciences et arts de Bordeaux, frere du précédent, né à Nontron (Dordogne), le 6 février 1823 — *Promenade archéologique en Périgord,* Chroniqueur du Périgord, 1853.

— *Rapport au Congrès de Périgueux sur l'excursion à Brantôme et à Bourdeilles et sur les châteaux périgourdins de la Renaissance.* 1858. Gravures.

— *Lettre à M. de Caumont sur une excursion en Sarladais et en Quercy.* Bulletin monumental, 1865 Gravures.

— *Notes historiques et archéologiques sur le Nontronnais.* Périgueux, Dupont, 1866.

Inséré dans les *Annales d'agriculture de la Dordogne* et le *Bulletin monumental.*

— *Les Fabriques du parc à l'exposition universelle.* Bulletin monumental, 1867.

— *Le Vieux Périgueux,* en collaboration avec M. Gaucherel. 1867, album in-f° de 20 gravures à l'eau-forte avec texte.

— *La Manie des nouvelles préfectures.* Bulletin monumental et Paris, Didron, 1867.

— *Rapports au Congrès de Carcassonne sur la visite de la Cité.* — *Sur les monuments de Perpignan.* — *Sur l'excursion à Elne et à Collioure.* — *Sur les anciennes maisons de Perpignan.* — *Sur la visite à la cathédrale de Béziers.* 1868. Compte-rendu du Congrès.

— *Etude critique sur le Dictionnaire raisonné de l'architecture française du XIe au XVIe siècle, par M. Viollet-Leduc.* Bulletin monumental, 1869.

— *Les Peintures murales de M. Savinien Petit à la cathédrale de Bordeaux.* Courrier de la Gironde, 1869.

— *Excursion à la Sainte-Baume et à Saint-Maximin.* Bulletin monumental, 1871.

— *Excursion archéologique en Nontronnais.* Annales de la Société d'agriculture. 1873.

— *Une Page d'administration paroissiale en 1704.* Annales de la Société d'agriculture. 1874.

— *Hôtels de la Renaissance à Toulouse.* Compte-rendu du Congrès, 1875.

— *Eloge de M. Guillaume-Henri Brochon, ancien maire de Bordeaux,* discours de réception à l'Académie de Bordeaux. Bordeaux, Bellier. 1876.

Extrait des Actes de l'Académie.

— Divers articles de critique d'art dans la *Guyenne* de Bordeaux, et autres journaux, et quelques mémoires avec gravures dans le *Bulletin de la Société Archéologique du Périgord.*

— *Lettre sur la Provence.* Bulletin monumental, 1870.

— *L'Eglise de Corgnac et le château de Laxion.* Bulletin monumental, 1870.

— *Notice sur les anciennes forges du Périgord et du Limousin* (Extrait de la *Revue des Sociétés savantes*, 6ᵉ série, t. IV, 1876).

VEYSSET, de Périgueux ou du Périgord. — *Un épisode de la Commune et du gouvernement de M. Thiers.* Bruxelles, 1873, in-18.

Détails précis et intéressants sur la corruption tentée par le gouvernement de M. Thiers sur les chefs de la Commune, corruption qui, d'après l'auteur qui joua un rôle assez important pendant la Commune, serait restée parfois impayée.

VEYSSIÉRE (docteur J.-B.), membre de plusieurs sociétés d'agriculture. — *Des Maladies transmissibles des animaux à l'homme, etc.* Paris, 1853, br. in-8.

— *L'Echo agricole*, revue agricole. Périgueux, Dupont; le premier numéro est du 10 août 1859.

VIDAL (Louis), pasteur à Bergerac. — *Choix de mélodies hébraïques ; Le Précurseur,* tragédie en cinq actes, etc. Bergerac, Faisandier, 1868, br. in-8.

— *Essai sur les causes de la dépopulation des campagnes.* Bergerac, Faisandier, 1869.

— *Quels sont les héritiers légitimes de la Réformation?* Bergerac, Faisandier, 1874, in-8.

— *L'Espérance de revenir,* sermons sur la certitude que nous nous reconnaîtrons dans la vie à venir. Paris, Cherbuliez, in-8 de 24 p.

— *Sermons pour quelques solennités chrétiennes.* Paris, Cherbuliez, 1839, in-8.

— *Des Caisses d'épargne.* Paris, Renouard, 1844, in-8 de 83 p.

— *De la répartition des richesses ou de la justice distributive en économie sociale.* Paris, Capelle, 1846, in-8.

Ouvrage contenant l'examen des théories des économistes ou des socialistes.

— *La Loi de Dieu méditée en dix-sept discours.* Paris, Capelle, 1848, in-8.

— *Vivre en travaillant, etc.* Paris, Capelle, gr. in-18.

— *Les Questions du jour : Liberté, Egalité, Fraternité, et le Règne de Dieu,* sermons. Paris, Cherbuliez, 1849, in-8.

— *L'Instruction considérée dans ses rapports avec la religion.* 1845, in-8.

— *Le Culte de famille ou la Paix et l'Epée.* — *Amour de Dieu pour le monde.* — *Le Préjugé du siècle*, 1839 gr,. in-8.

— *Gratuité et conditionalité du salut.* 1843, in-8.

— *Le Salut par le Christ.* 1843, in-8.

— Beaucoup d'autres brochures.

VIEL-CASTEL (baron de). — *Le Manuscrit de Lady Maud.* Périgueux, Lavertujon, 1852.

— *L'Indépendant*, journal politique.

VILLEPELET (Ferdinand), archiviste du département de la Dordogne, né à Salbris (Loir-et-Cher), le 1er janvier 1839. — *Essai philologique.* Périgueux, Dupont, 1868, in-8.

— *Du Luxe des Vêtements au XVIe siècle.* Périgueux, Dupont, 1869, in-8.

— Divers articles dans le *Bulletin de la Société historique et archéologique du Périgord* : *Le Périgord au Musée des Archives Nationales.* — *Le Périgord aux archives des Basses-Pyrénées.*

— A réédité le *Voyage de M. Courtois en Périgord.* Sauveterre, J. Chollet, 1878, in-12. Gravure.

— A relevé dans le *Catalogue des actes de Philippe-Auguste* les documents suivants :

N° 19. 1181 du 5 avril au 31 octobre (Château neuf sur Loire apud castrum novum super Ligerim. a. 1181). — Philippe-Auguste prend sous sa protection l'église de Sarlat en Périgord.

N° 821, 1204, mai, devant Rouen (ante Rothomagum a. 1204 mense maio). Helie, comte de Périgord fait hommage à Philippe-Auguste du comté de Périgord.

N° 722, 1204, mai, devant Rouen (in castris ante Rothomagum a. 1204 m. maio). Philippe-Auguste s'engage à ne pas laisser sortir de ses mains le comté de Périgord.

N° 823. 1204, mai, devant Rouen (ante Rothomagum a. 1204 m. maio). La commune de Périgueux reconnait qu'elle doit faire serment de fidélité à Philippe-Auguste.

N° 823. 1204, mai, devant Rouen (ante Rothomagum a. 1204 m. maio). Philippe-Auguste s'engage à ne pas laisser sortir de ses mains la ville de Périgueux dont les habitants lui doivent faire serment de fidélité.

N° 1409. 1212, novembre. Nemours (apud Nemosium, a. 1212, m. novemb.). Philippe-Auguste reçoit l'hommage du comte Archambaud de Périgord et de Bertrand de Born; il s'engage à ne détacher de la couronne ni le comté de Périgord, ni la forteresse d'Hautefort.

— *Inventaire sommaire des archives de la Dordogne.* T. I en cours de publication.

VINCENT, de Lalinde. — *Dressage du chien d'arrêt.* Bergerac, Faisandier, 1874, in-8.

VIOLLET-LEDUC, architecte. — *Dictionnaire raisonné de l'Architecture française du XIe au XVIe siècle.* Paris, 10 vol. gr. in-8. Gravures.

Y rechercher les articles qui intéressent le Périgord; entr'autres, la description, le plan, etc. de la Tour Barbecane à Périgueux.

VIVANS (Geoffroy de), né à Castelnaud en Sarladais le 18 novembre 1543, mort en 1591 au siége de Villandraut. — *Mémoires de Vivans.* — Manuscrit par son fils Jean de Vivans; appartenant à M. de Laverrie de Vivans.

VIVIEN (Antoine), jésuite, né à Périgueux en 1546, mort à Toulouse en 1603. — *L'Excellence et bonheur de l'Estat de Virginité et continence, etc.*, traduction de l'italien de J. Dominique Candela. A Douay, Balthazard Belleu, 1622. in-12.

VIZERIE (Léonce), docteur-médecin. — *Lettre d'un laïque à M. le pasteur Corbière.* Bergerac, Faisandier, 1874, br. in-8.

WLGRIN DE TAILLEFER (comte), maréchal de camp, savant antiquaire, né à Villamblard le 23 avril 1761, mort à Périgueux le 2 février 1833. — *L'Architecture soumise au principe de la nature et des arts.* Périgueux, Canler, 1804, in-4. Planches.

— *Notice historique sur les antiquités et les monuments de la cité de Vesone.* Périgueux, F. Dupont, 1806, in-8.

— *Antiquités de Vesone, cité gauloise remplacée par la ville actuelle de Périgueux.* Périgueux, Dupont, 1821, 2 vol. in-f°. Planches.

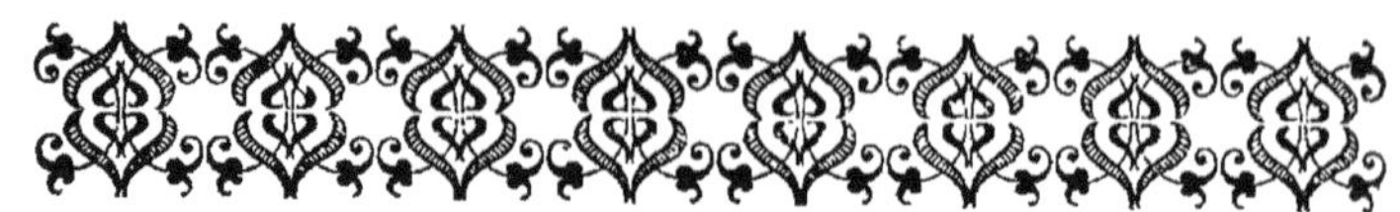

YEMENIZ (N.), bibliophile lyonnais. — Extrait du *Catalogue des autographes précieux composant le cabinet de M. N. Yemeniz*, etc. Vente du 12 mai 1868. Paris, J. Charavay ainé, 1868, in-8 :

— Emigrés. *Etat général des pièces et mémoires relatifs aux émigrés*, etc. Paris, 30 janvier 1793, 18 p. in-f⁰.

Original. Document très important par le nombre de noms qui s'y trouvent.

— *Notes et généalogies mss. modernes concernant plusieurs familles, celle de Périgord entre autres*, etc. 20 p. in-4.

— Arnaud Deydie. *Factum pour Charles Antoine Arnaud Deydie, chevalier, marquis de Ribérac, contre Joseph Henri Deydie, comte de Ribérac*, pièce imprimée du XVIII⁰ siècle, 7 p. in-f⁰.

— Bardon de Segonzac. *Preuves de la noblesse de François Louis Bardon de Segonzac, présenté pour être page du roi dans sa grande écurie*, pièce signée de Charles d'Hozier, avec le blason colorié de la famille ; Paris, 25 mai 1688, 4 p. in-f⁰.

A cette famille sont alliées celles de la Dausse, Fayard, Belcier, Vigier, Charbonnières et Fénelon.

— Boysseulh. *Pièce* signée par Raymond-Joachim, comte de Boysseulh, capitaine au régiment de Piémont, contenant ses états de service ; Orléans, 11 mars 1790, 1 p. in-f⁰.

Cette pièce porte les signatures du duc de Sully, et du marquis de Ray.

— Champagnac. *Preuves de la noblesse de Pierre François de Champagnac, écuyer, et de Marie Françoise de Champagnac, sa sœur*, pièce mss. du XVIII⁰ siècle, 5 pag. in-f⁰.

A cette famille sont alliées celles de Tessières, Malet, Pourtent, Langlade, Fourichon, Lambert, etc.

— Damas. *Clauses du testament*

de Claudine Antoinette de Damas, du 22 prairial an XI, 10 p. 1⁄2 in-4.

Les héritiers sont Françoise Etienette, veuve de Clermont-Montoison, et Alphonse Louis de Mandelot.

— Dureclus. *Aveu et dénombrement fourni au bureau du domaine du roi en la généralité de Guyenne, par Elie Dureclus, chevalier, seigneur de Gageac, de la terre et seigneurie de Gageac, en Périgord, pièce sur vélin du 5 mai 1766, 26 p. in-4.*

— Fayolle de Mellet. *Instruction sommaire pour Antoine Joseph de Fayolle de Mellet, chevalier, seigneur de Neuvic, contre Jean Dabzac, chevalier, marquis de La Douze, Jean Dabzac, seigneur de Montancé, Jean Charles de David, comte de Lastours, etc., pièce imprimée du XVIII* siècle, 14 p. in-4.

— Foucauld. *Généalogie mss et notes sur cette famille,* environ 50 p. in-4.

A cette famille sont alliées celles de Bonneval, Pot de Rhodes, Pierre-Buffière, Talleyrand, Villelume, Dampierre, etc.

— Lambertie. — *Pièce* signée par Marie d'Aydie, veuve de Jean François de Lambertie, au nom et comme donataire de défunte dame Marie de Nesmond, veuve de Jean de Rochechouart, marquis de Mortemart; 10 octobre 1686, 12 p. in-f°.

— Laporte de Puyferrat. *Deux factums pour Elisabeth de Laporte de Puiferrat, veuve d'Honoré de Calvimon et Jacques Henri de Durfort, comte de Civrac, contre Marie Thérèse de Calvimon et Henriette Garnier, veuve de Gabriel de Calvimon, etc.,* 2 pièces imprimées au XVIII* siècle, 23 p. in-f°.

— Lasteyrie du Saillant. *Mémoires à consulter pour dame Constantine Fortunée Ghislain de Berghes, épouse du citoyen Annet-Victorin*

de Lasteyrie du Saillant, 2 pièces mss. du 30 floréal an XII, 8 p. in-4.

Relatifs à la succession de Louis-Georges de Bessuéjouls de Roquelaure.

— Lostanges. *Neuf lettres autographes signées de la comtesse de Lostanges à M. Guilleau,* 1828, 11 p. in-8.

— Loyac. *Pièce* sur vélin du 31 décembre 1583 par laquelle Martial de Fénis, procureur du roi en l'élection du Bas-Limousin reconnaît avoir reçu de M. Antoine de Loyac, la somme de deux écus, in-8 oblong.

— Lubersac. *Plan figuratif des lieux dont est question au procès entre M. le marquis de Chapt, M. de Saint-Pierre et le chevalier de Lubersac,* 12 janvier 1771, in-f° oblong.

— Pardaillan. *Pièce* mss. du 30 décembre 1663, concernant Louise Octavie de Pardaillan de Gondrin, 3 pag. in-4.

— Picot. *Quittance* signée sur vélin, par Antoinette Picot, femme de François de Fayolle, chevalier, 26 janvier 1689, in-f° oblong.

— Pitard. *Factum pour Marie Duval, veuve de Joseph Pitard, avocat et Joachim Dubourg écuyer, contre Marguerite Baillet veuve de feu Ardouin de Fournel, écuyer, seigneur de Tayac,* pièce imprimée du XVIII* siècle, 7 p. in-f°.

— Ribérac. *Premier, second et troisième mémoires pour Charles-Armand Odet d'Aydie, marquis de Ribérac et Antoine René de Ranconnet, comte de Noyan, contre dame Marie de Lambertie, veuve de Robert de Lenjobert, seigneur de Martignac,* trois pièces imprimées du XVIII* siècle, 65 p. in-f°.

— Roffignac. *Deux lettres auto-*

graphes signées du comte de Roffi-gnac, 27 février? 2 p. in-f°.

Intéressantes.

— Saint-Mayme. *Lettre autographe signée du comte de Saint-Mayme*, datée de Coullours en Champagne, 2 août 1727, 3 p. in-4.

— Taléran de Grignols. *Preuves de la noblesse de Gabriel de Taleran de Grignols et de François de Taléran, son frère, comte de Beauville, présentés pour être pages du roi dans sa grande écurie*, pièce origi-nale signée par Charles d'Hozier, avec le blason colorié de la famille; Paris, 6 avril 1688, 7 p. 1|2 in-f°.

A cette famille sont alliées celles de Jaubert de Saint-Gelais, Corbon, Montluc, La Touche, Salignac La Tour de Turenne, Tranchelion, Bréban, Beynac et Chalais.

— Vayrac. *Factum pour Jacques de Veyrac, écuyer, contre Annet de Lestrade de Floirac, chevalier*, pièce imprimée du XVIII° siècle, 16 p. in-f°.

La famille de Lestrade de Floirac est la même que la famille de Lestrade de Contie, à Coulaures (Dordogne).

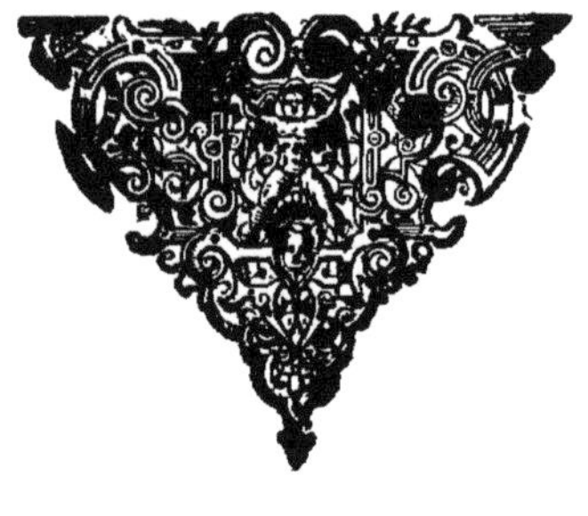

SUPPLÉMENT

AUTON (Jean d'), seigneur de Bernardières en Périgord, vivait au XVe siècle. — *Histoire de Louys XII roy de France, père du peuple, et des choses mémorables advenïies en son règne, 1499, 1500. 1501*, nouuellement mises en lumière par Th. Godefroy. Paris, 1620, in-4.

— Autre édition d'après les manuscrits de la Bibliothèque royale, avec notice et notes par le bibliophile Jacob. Paris, Silvestre, 1835, 4 vol. in-8.

Tiré à petit nombre.

ARNAUD DANIEL, troubadour, né à Ribérac au XIIe siècle, auteur du roman de *Lancelot du Lac*; de *Renaud*. Il reste aussi de lui dix-sept pièces de vers.

Voir le *Discours sur les Célébrités du Périgord* par M. Sauveroche.

BELLEYME (de). — *Ordonnances sur requêtes et sur référés*. Paris, 1844, 2 vol. in-8.

BERTRANDY, inspecteur général des archives nationales. — *Etude sur les Chroniques de Froissart. — Guerre de Guienne (1345-1346)*. Bordeaux, A. de Lanefranque, 1870, in-8.

BOREAU (V.). — *La Renaudie, ou la Conjuration d'Amboise, chronique de 1560*. Paris, 1836, 2 vol. in-8.

BORIE (Arnault de La). — *Histoire des Indes*, traduite du latin de J. P. Maffei, par F. A de La Borie. Lyon, Pillehotte, 1603, 2 vol. in-8.

— *Antiquités du Périgord*, 1577.

Très-rare ou plutôt introuvable. Voir la *Bibliothèque historique de la France* du P. Lelong, édition Fontette, Paris, 1768, 5 vol. in-folio.

BOSREDON (Philippe de), ancien conseiller d'Etat, membre du conseil général, vice-président de la Société historique et archéologique du Périgord. — *Sur les biens des anciennes maladreries*. Paris, 1854, in-8.

— *Sigillographie du Périgord.* Périgueux, Dupont, 1880, gr. in-4. Planches gravées.

— Plusieurs articles dans le *Bulletin* de la Société historique et archéologique du Périgord.

BOUILLON (A.), architecte à Périgueux, fils de Pierre Bouillon. — *Paris moderne, ou choix de maisons, etc.*, dessinées par Bouillon, architecte, gravées par Normand fils. Paris, Bance fils, 1834-1835, in-4, a paru en 32 livraisons.

— *De la construction des maisons d'école primaire, etc.* Paris, Hachette, 1854, in-8 de 96 p. 12 planches.

— *Principes de dessin linéaire, etc.* Paris, Hachette, 1839, in-4 de 32 p. 24 planches.

— *Principes de Perspective linéaire, etc.* Paris, Hachette, 1841, in-4 oblong de 6 p. 24 planches.

BOURDEILLES (Pierre de), abbé de Brantôme. — *Manuscrit de Branthôme*, in-12 (Archives départementales, 751. G).

BOYER (Arnaud), jésuite et provincial d'Aquitaine, né à Périgueux au XVIe siècle, a écrit cinq livres d'*Elégies : Sur le Christ, la Sainte Vierge, les Martyrs, les larmes de Jérémie et le Théâtre de Persée.* Ses Œuvres ont été imprimées à Toulouse en 1618.

BRANDON (Philibert de), évêque de Périgueux (suite). — *Rituale Petrachoricense a Romani formam expressum authoritate, illustrissimi et reverendissimi in Christo patris D. D. Philibert de Brandon Petrachoricensis episcopi.* Petrachoræ, apud Petrum Dalvy, typographum et bibliopolam regis et huius diœcesis. M.DC.LI (1651) pet. in-4. Armes.

Rare.

BUGEAUD DE LA PICONNERIE (Thomas-Robert), d'une famille originaire du Périgord, maréchal de France, duc d'Isly, né à Limoges le 15 octobre 1784, mort du choléra à Paris le 10 juin 1849. — *Essai de quelques manœuvres d'infanterie, etc.* Lyon, 1814, in-12. Planches.

— *Mémoire sur l'impôt du sel et à nos collègues les députés de la France et à MM. les Ministres.* Paris, Guiraudet, 1831, in-4 de 8 pages.

— *Aperçus sur quelques détails de la guerre*, avec planches explicatives. Nouvelle édition imprimée par ordre de S. A. R. le duc d'Orléans. Paris, Duverger, in-12 de 120 pages.

— *De l'organisation unitaire de l'armée, avec l'infanterie partie détachée et partie cantonnée.* Paris, Everat, 1835, in-8 de 35 p.

— *Mémoire sur notre établissement dans la province d'Oran, par suite de la paix, juillet 1831.* Paris, Gaultier-Laguionie, 1838, in-8 de 64 p. avec plan.

— *De l'établissement de légions de colons militaires dans les possessions françaises au nord de l'Afrique, etc.* Paris, F. Didot, 1838, in-8 de 60 p.

— *De l'établissement des troupes à cheval dans les grandes fermes.* Paris, Brière, 1841, in-8 de 28 p.

— *L'Algérie. Des moyens de conserver et d'utiliser cette conquête.* Paris, Dentu, 1842, in-8 de 128 p.

— Plusieurs *Discours politiques :* 15 et 22 septembre 1831. — 10, 20 et 30 mars 1832. — 24 mars et 2 avril 1834.

— Plusieurs *Rapports militaires.* Voir les tables du *Moniteur.*

— Voir dans les *Débats* du 12 septembre 1839 : *Le Général Bugeaud à Excideuil.*

— Id. du 15 juin 1835 : *Réflexions sur l'état de la guerre en Biscaye et en Navarre.*

— Plusieurs articles dans le *Spectateur militaire* et dans l'*Akbar.*

— *Adresse au roi Louis XVIII* dans le *Moniteur* du 31 août 1814.

— *Relation de la bataille d'Isly*, dans la *Revue des Deux-Mondes*, premier trimestre 1849.

— Correspondance dans plusieurs journaux à l'occasion de sa mission auprès de Madame la duchesse de Berry.

CHAMPAGNAC (Jean de) Addition. — L'ouvrage cité à l'article *Champagnac* n'est que la seconde édition de la *Physique françoise*, imprimée à Bordeaux en 1595.

— Il est aussi l'auteur d'un *Traité sur l'immortalité de l'âme*, imprimé en 1595.

CHARRIÈRE (Auguste), suite. — *Combat des Trente-Neuf*, chronique du Périgord.

CHEVALIER (Joseph), sieur de Cablanc, etc. — *Histoire sommaire de Périgueux*, 3 vol.

Le troisième seulement a été conservé ; il comprend la période qui s'étend de 1601 à 1692. Elle est mentionnée dans la *Bibliothèque historique de la France* du P. L: Long avec cette note : « Ces trois volumes sont entre les mains de Nicolas Chevalier, seigneur de Cablanc, fils de l'auteur ».

N. B. Une autre Histoire du Périgord ou de Périgueux dont l'auteur serait Jean de Jay de Beaufort, sieur d'Ataux, composée en 1633, se trouverait à la Bibliothèque nationale, d'après Saint-Allais dans son Récit historique sur les Comtes de Périgord.

CŒUILHE (Etienne-Front), magistrat et moraliste, président à l'élection de Périgueux, né à Péri-

gueux le 3 février 1697, mort le 7 avril 1749. — *Pensées diverses.* Paris, Mérigot, 1751, pet. in-12, avec dédicace à M. de Tourny, intendant de Guyenne.

Très-rare.

CŒUILHE (Jean-Baptiste), fils du précédent, bibliographe, fondateur de la bibliothèque de Périgueux, né à Périgueux le 11 septembre 1727, mort à Cavillac, commune de Trélissac, l'an X de la République. — On lui attribue : *La Liberté des Mers*, poëme. Paris, 1782, in-8 (*Bulletin du Bouquiniste* 1 mars 1875, nº 969. — Note de M. Dujarric-Descombes).

DELPIT (Jules). — *Le Prince ridicule*, mazarinade inédite composée en 1650, publiée et annotée par J. Delpit. Bordeaux, 1873, in-8.

— *Notice sur J. L. Dessales*, ancien archiviste de la Dordogne. Périgueux, 1879, in-8.

— *Réponse d'un Campagnard à un Parisien, ou réfutation du livre de M. Louis Veuillot : Le Droit du Seigneur.* Paris, 1857, in-8.

FOURGEAUD-LAGRÈZE, de Ribérac. — *Les Violons de Dalayrac.* 1856, br. in-8.

FRANCHEVILLE (Daniel de), né à Vannes dans le courant du XVIIe siècle, mort en 1702, évêque de Périgueux de 1693 à 1702. — *Discours et Méditations composés pour l'usage des retraites de son diocèse.* Paris, 1699, 2 vol. in-12.

— *Oraison funèbre de Mgr Daniel de Francheville*, par le P. Iean Dubois, de la compagnie de Jésus, docteur en théologie. Périgueux, Pierre Dalvy, imprimeur du roy, du diocèse et du collége, pet. in-4 de 39 p.

PÉRIGUEUX, PÉRIGORD. — *Protestation du marquis de Foucauld-Lardimalie, député de la noblesse du Périgord, sur le décret de l'Assemblée nationale rendu le 19 juin et rédigé le dimanche matin 20 juin (22 juin 1790).* S. l. n. d. pièce in-8.

— *Lettre à M. le baron de K.* (par le vicomte de la Cropte de Bourzac). S. l. 1791, in-8.

— *Montignac, le 23 brumaire, l'an III de la République française... Les membres de la Société populaire de Montignac sur Vézère à la Société populaire de Bergerac.* S. l. n. d. pièce in-4.

— *Epître à l'auteur de Némésis.* Périgueux, Lavertujon, 1832, br. in-8.

— *Traité élémentaire d'arithmétique à l'usage du collége de Sarlat.* Sarlat, Dauriac, 1833, pet. in-8.

— *Dialogue entre Napoléon et Louis XVIII*, par M. P. L. Périgueux, Dupont, 1833, br. in-8.

En vers alexandrins.

— *Traduction des 1re, 4me et 8me Satires de Juvénal en vers français suivie de plusieurs dialogues sur divers sujets*, par M. P. L. Périgueux, Dupont, 1833, in-8.

— *Nouvelle découverte pour reconnaître la première qualité des bœufs, veaux, vaches et cochons*, par Jean Doumen. Périgueux, Dupont, 1833, br. in-8.

— *Factum pour les habitans de la religion prétendue réformée de la ville de Salaignac en Périgord contre le syndic du diocèse de Cahors* (signé Loride-Degalesnières, av.). S. l. n. d. pièce in-4.

— *Factum pour le consistoire et les habitants de la ville d'Issigeac faisant profession de la religion*

prétendue réformée.... contre le sieur Evêque de Sarlat..... S. l. n. d. pièce in-4.

— *Factum pour le syndic du diocèse de Sarlat, demandeur, contre les prétendus réformés de Lanquais et de Badefou, défendeurs.* S. l. n. d. pièce in-4.

— *Factum pour le syndic du diocèse de Périgueux, demandeur, contre les ministres de Pomport, de Mombazailhac, Lamonzie, de Gardonne et de Cours, défendeurs.* S. l. n. d. pièce in-4.

Le nom de Périgueux a été rayé à la main et remplacé par celui de Sarlat.

— *Arrêt de la Cour de parlement de Bordeaux portant condamnation à mort de plusieurs habitants de la ville d'Aymet faisant profession de la religion prétendue réformée, pour avoir fait une procession avec un âne habillé en prêtre et profané divers mystères du Saint Sacrifice de la Messe et du Saint Sacrement de l'autel.* 7 septembre 1660.

— *Requête servant de factum pour plusieurs habitants de la ville d'Aymet faisant profession de la religion prétendue réformée au roi et à nosseigneurs de son conseil* (signé Lorride avocat). S. l. 1661, pièce in-f°.

— *Lettre du roi à Mgr le Premier Président (de Verdun) touchant la véritable réduction des villes de Nérac et Bergerac en l'obéissance de S. M.* (11 juillet 1621). Paris, D. Langlois, 1621, pièce in-8.

— *La Seconde lettre......* (même lettre que la précédente. — 11 juillet 1621). Paris, ibid.

— *Mandement de Mgr l'évêque de Périgueux (de Lostanges) pour le saint temps de carême.* 6 février 1828. Périgueux, Danède, 7 pages.

— *Ordonnance de Mgr l'évêque de Périgueux* (de Lostanges) *pour l'érection du chapitre de la collégiale.* 2 février 1822. Périgueux, Danède, 7 pages.

·— *Statuts du Chapître de l'Eglise collégiale de Périgueux.* Périgueux, Danède, 10 pages.

— *Lettre pastorale de Mgr l'évêque de Périgueux* (de Lostanges) *à l'occasion de son installation.* 8 novembre 1821. Paris, Le Clère, 8 p.

— *Généalogie des Lespine de Leyfourcerie et de Linseul, recherchée et mise au jour par Pierre Lespine des Colombiers, l'an 1777.* Sans nom d'imprimeur.

— *Aperçu sur l'évacuation des militaires blessés et sur son utilité aux armées* présenté et soutenu, etc., par Bertrand Buisson, de Saintorne (Saint-Orse) (Dordogne), chevalier de la Légion d'honneur et de l'ordre de la Réunion, chirurgien aide-major au corps royal des chasseurs à pied de France. Strasbourg, Levrault, 1815, in-4.

— *Dissertation sur les hémorrhagies artérielles par causes externes,* présentée etc., par Jean Laville, de Montpont (Dordogne). Strasbourg, Levrault, 1815, in-4.

— *Observations des députés de la Dordogne au sujet du projet de repartement annexé à celui de la loi des finances de 1821.* 1821, br. in-4.

— *Réplique à l'auteur de la réponse aux observations sur le cadastre et les évaluations de revenu dans le département de la Dordogne* par l'auteur des *Observations.* Paris, Egron, 1821, in-8.

— *Edict dv Roy svr la redvction de la province de Perigord en son obeïssance, auec l'arrest de la Court de Parlement de Bourdeaus sur iceluy.* A Perigvevx, par Gilles Degoys.

POUYADOU (Ferdinand). — *Le Temps jadis*, poésies. Périgueux, Rastouil, 1864, pet. in-12.

Ne se trouve pas en librairie.

PROTESTANTS. — *La France protestante, ou Vies des Protestants français*, par MM. Haag, 10 vol. in-8.

Ouvrage très-important pour l'histoire du protestantisme; on y trouve un grand nombre de noms périgourdins.

— *Défiance de la religion réformée sur les passages de l'Ecriture sainte.* Bergerac, Anthoine Vernoy, 1615, pet. in-12.

RABIER *(Rabirius)* de Bergerac. — *De octo partium orationis constructione libellus de Erasmi Rot. cum Junii Rabirii commentariis.* Lugdunum, Ant. Vincentius, 1551, in-8.

En latin et en français. Très-rare.

Le Cabinet historique, revue mensuelle, contenant avec un texte et des pièces inédites, etc., le catalogue général des manuscrits que renferment les bibliothèques publiques de Paris et des départements, etc., sous la direction de **M** Louis Paris. Paris, 20 vol. in-8 (Le 1ᵉʳ volume est de 1855).

DÉPOUILLEMENT DES PIÈCES CONTENUES
DANS LES DIVERS MANUSCRITS CATALOGUÉS DANS LE CABINET
HISTORIQUE ET QUI CONCERNENT LE PÉRIGORD

TOME II

P. 130. — *Dépouillement des papiers de dom Vic et de dom Vaissette, dite : Collection du Languedoc* (Bibliothèque Nationale). — Tome LXXI de la collection nᵒ 2848 du C. Hist. Sénéchaux de Quercy depuis 1210 jusqu'aux diverses séparations faites ou leur union d'Agenois, de Périgord et conduits jusqu'en 1728, etc.

TOME III

P. 133 à 144. — *Dépouillement sommaire du Fonds Leydet et Prunis à la Bibliothèque nationale.*

A. — HISTOIRES, CHRONIQUES, CARTULAIRES ET PIÈCES ORIGINALES.

Recueil intitulé : Liber Chronicarum ecclesiæ S. Juniani, écrit de la main de M. Nadaud, curé de Teyjat, suivi de l'histoire du chapitre de Saint-Junien (Fontette, 5137 ; Mss. Prunis, nᵒ 1A).

Extraits de vieux papiers du consulat de Périgueux, écrits en péri-gourdin, touchant les horribles et détestables maux commis et perpétrés par Archambaud Taleyrand, comte de Périgord (id. 2A), copie.

Registre original des assemblées de jurade et délibérations faites à la maison de ville de Périgueux, en 1677 et 1678 (id. 3A).

Histoire du Périgord, par M. de la Grange-Chancel (auteur des *Philippiques*), écrite et apostillée de sa main avec une épître dédicatoire adressée à M. de Premeaux, évêque de Périgueux. 1ʳᵉ partie s'étendant depuis la conquête des Romains jusqu'en 865 (id. 4A).

Extraits de la deuxième partie de la même histoire, depuis le IXᵉ siècle jusqu'à la confiscation du comté de Périgord en 1399 (id. 5A).

Ces extraits ont été faits par M. Leydet lui-même.

Histoire du Périgord, depuis la conquête des Romains jusqu'à l'an 1264, par Joseph Chevalier, seigneur de Cablanc de Saint-Maime (id. 6A).

Citée dans la Bibliothèque historique de la France, t. III, p. 511, nᵉ 37572.

Histoire de la partie du Périgord connue sous le nom de Sarladois par Jean Tarde, chanoine de Sarlat. auteur d'une carte du Sarladois. 1624, de laquelle il est fait mention dans la Bibliothèque historique de la France, t. I, p. 76. n° 1744 (id. 7A).

Il y a deux exemplaires de cette histoire, dont le deuxième qui est de 176 pages a été augmenté et continué jusqu'en 1724 ; 2 volumes.

Recueil original de M. le chevalier de Fayolle, contenant des pensées sur les belles-lettres, la morale, etc. (id. 8A).

Relation en prose et en vers du voyage de Mme la marquise de*** à son retour de Caseneuve à Théobon, le 22 janvier 1681 (id. 9 A).

Extraits des Essais du sieur de Malleville sur le pays de Quercy (id. 10A).

Relation de la mort de M. de Montmorency à Toulouse en 1632 (id. 11A).

Copie du Cartulaire de Chancelade, première partie (id. 12A).

Procès-verbaux des assemblées synodales du diocèse de Périgueux, ès années 1640 et 1641, etc., et des assemblées extraordinaires des vicaires généraux du même diocèse en 1646, le siége épiscopal étant vacant (id. 13A).

Recueil de plusieurs titres originaux tels que : Les priviléges de la ville de Bergerac de l'an 1322. — Les demandes que Raymond de Turenne fit au pape, 1400. — Lettres patentes du roi Charles IX de l'an 1572. — Certificat du Maréchal de Montluc, de l'an 1575, pour constater l'incendie et le pillage de plusieurs églises et monastères de la Bigorre lors du passage de M. le comte de Montgommery. — Passeport accordé par M. le comte de Tende, amiral de France et lieutenant général de Guyenne, l'an 1579 à Mme de Sallegourde. — Lettre originale de M. de la Filhoulie à M. de Beynac (vide infrà. — id. 14A).

Mémoires et instructions aux députés de la province de Bordeaux envoyés à l'assemblée générale du clergé de France en 1594. — Arrêt du Grand Conseil servant de règlement au siége présidial de Périgueux, etc. (suite du n° 14A).

Copies de plusieurs anciens titres tels que le procès-verbal d'un commissaire du roi Saint Louis, envoyé à Périgueux en 1246. — Partage de la vicomté de Turenne, fait par la médiation de la reine Blanche, mère de Saint Louis en 1251. — Lettres du roi Charles VII, par lesquelles il ordonne une levée de deniers pour faire le siége de la forteresse de Thenon en Périgord, l'an 1439. — Relation de l'entrée et prise de possession de la charge de sénéchal et gouverneur de Périgord, par Philibert de Pompadour, en 1678 — Réception de M. le maréchal de Richelieu à son entrée à Bordeaux en 1758, etc. (id. 15A).

B. — MÉMOIRES MILITAIRES.
RELATIONS DE SIÉGES ET PRISES DE VILLES.

Recueil intitulé : Histoire du premier duc et maréchal de la Force, Jacques Nompar de Caumont; — Troubles de Guyenne; — Siége de Montauban et la paix de Sainte-Foy (Mss. Prunis, 1B).

Recueil coté : Ceci sert pour l'histoire du premier maréchal de la Force; Jacques Nompar de Caumont. — Guerre de Lorraine (id. 2B).

Recueil sur Jacques Nompar de Caumont, duc de la Force, pair et maréchal de France, commençant par la relation de ce qui se passa à la Saint Barthélemy et se termine après les troubles de 1614 (id. 3B).

Recueil sur le même J. Nompar de Caumont, duc de La Force (id. 4B).

Mémoires sur la vie de Geofroi de Vivans, seigneur de Doyssac en Sarladois, capitaine de 5o hommes d'armes des ordonnances du roi, son conseiller en ses conseils d'Etat et privé, gouverneur du Périgord et du Limousin, tirés des originaux conservés dans les archives de Doyssac, avec la copie des lettres des rois, princes, seigneurs et autres écrites à M. de Vivans, et autres pièces relatives à l'histoire de la Guyenne durant les troubles du XVIe siècle, tirées des archives de M. Leydet en 1769 (id. 5B).

Mémoires du président de Chastillon, intitulés *Mémoires de notre temps :* ils s'étendent de 1585 à 1649 (id. 6B).
Ne sont pas publiés.

Extraits des Mémoires de Gaspard, comte de Chavagnac, maréchal des camps et armées du Roy, général de l'artillerie, contenant ce qui s'est passé de plus mémorable dans la province de Guyenne, durant les troubles de la Fronde (id. 7B).

Extraits de divers actes originaux et en forme, concernant la guerre de la Fronde en Périgord, en 1651, 1652 et 1653, communiqués par M. d'Ambois, seigneur de Boriebrut, ancien maire de Périgueux (id. 8B).

Journal de la campagne de Mahon, par l'escadre de M. le marquis de la Galissonnière, lieutenant général des armées navales (id. 9B).

Relation de la prise de la ville de Périgueux par les Huguenots en 1575, et de sa reprise en 1581 (id. 10B).
Les mémoires de M. Dartensec de 1614 à 1688 se trouvent dans le Recueil d'extraits faits au château de Biron.

C. — LETTRES ÉCRITES PAR LES ROIS, REINES, MINISTRES, GÉNÉRAUX, ETC. AUX SEIGNEURS DE CAUMONT LA FORCE, COPIÉES PAR M. PRUNIS SUR LES ORIGINAUX CONSERVÉS AUTRE- FOIS DANS LES ARCHIVES DU CHATEAU DE LA FORCE.

Lettre de Henri IV adressée au capitaine de Caumont en 1557 (ib. C. 1).

Trois lettres écrites par Catherine de Médicis, en 156r, 1561 et 15... Les deux premières contresignées Laubespine, la troisième Fizes (ib. 2).

Trois lettres de Charles IX de 1560, 1561, 1567 (ib. 3).

Une lettre de Henri III de 1574 (ib. 4).

Une lettre de Henri d'Albret, roi de Navarre, de 1553 (ib. 5).

Deux lettres d'Antoine, roi de Navarre, père de Henri IV, une de 1557, la deuxième de 1559 (ib. 6).

Seize lettres de Jehanne d'Albret, reine de Navarre, de 1563 à 1571, plusieurs sans date (ib. 7).
Les lettres de Jehanne d'Albret se rencontrent rarement dans les collections historiques; celles-ci sont inédites.

Une lettre du Cardinal d'Albret (ib. 8).

Trois lettres de Henri, roi de Navarre, depuis Henri IV en 1569 et 1571 (ib. 9).

Soixante et une lettres de la main de Henri IV à Jacques Nompar de Caumont, de l'an 1596 jusqu'en 1609 (ib. 10).

Soixante-cinq autres lettres du même au même, de 1586 à 1609. Les unes contresignées Neuville, les autres Forget, Potier, Revol de Vicose et de Loménie (ib. 11).

Recueil de soixante-dix-neuf lettres écrites par la reine Marie de Médicis au sr de la Force, de 1604 à 1630. Les unes contresignées Phelippeaux, les autres de Loménie (ib. 12).

Trois lettres de Marguerite de Navarre à Mademoiselle de Caumont la Force (ib. 13).

Lettre de Marie de Navarre à M. de Caumont (ib. 14).

Cinq lettres écrites à M. de La Force, par Catherine, duchesse de Bar, sœur d'Henri IV. La première est de 1603 (ib. 15).

Trois lettres d'Henri I de Bourbon, prince de Condé, 1630-1635 (id. 16).

Lettre de M. de Burie, lieutenant général en Guyenne, en l'absence du roy de Navarre, de 1560 (ib. 17).

Quinze lettres de M. de Rosny, duc de Sully, à M. de la Force, capitaine des gardes de 1605 à 1621 (ib. 18).

Lettre de Sully, adressée aux pasteurs et anciens des églises réformées de Poitou en 1606 (ib. 19).

Deux lettres de Louis XIII, l'une de 1613, la deuxième de 1635 (ib. 20).

Quatre-vingts lettres de Louis XIII, contresignées Lomenie de 1610 à 1619, écrites à M. de la Force (ib. 21).

Quatre-cent-quatre-vingt-sept lettres, écrites par Louis XIII à M. de la Force, depuis 16... jusqu'en 1638, contresignées les unes Servien, les autres Bouthillier; quelques-unes en chiffres (ib. 22).

Deux lettres de Mons. Concino, de l'an 1610 (ib. 23).

Recueil de cent-quarante-sept lettres écrites à M. de La Force par M. le cardinal de Richelieu de 1617 à 1639 (ib. 24).

Deux-cent-quatre-vingt-huit lettres écrites par M. de Loménie à M. de la Force, de 1595 à 1620 (ib. 25).

Une lettre de M. de Schomberg, 1610 (ib. 26).

Onze lettres de Louis XIV, contresig. Le Tellier et Phelippeaux, de 1650 à 1671 (ib. 27).

Six lettres du grand Condé à M. le marquis de Castelnau de 1652 à 1660 (ib. 28).

Deux lettres de la princesse de Bourbon-Condé à M. le marquis et à M. le duc de la Force, sans date (ib. 29).

Trois lettres de Charlotte de Bourbon à Mlle de Caumont (ib. 30).

D. — ARCHIVES DE PAU ET DE NÉRAC.

Recueil contenant les copies ou extraits de titres qui étoient conservés autrefois dans les archives des rois de Navarre au château de Pau en Béarn, et qui concernent les ci-devant provinces de Béarn, de Guyenne, de Gascogne, de Périgord, Limousin, et les seigneuries d'Albret, de Foix, d'Armagnac, Lomagne, etc. (Mss. Prunis 1).

Ces extraits qui ont été faits sur les originaux par l'abbé Leydet, chanoine régulier de l'abbaye de Chancelade, contiennent un grand nombre de faits curieux et de pièces inédites sur l'histoire de France etc. en 8 cahiers in-f° avec index.

Extrait des archives du château de Nérac, contenant des copies ou extraits de plusieurs titres originaux concernant le Périgord et le Limousin, faits par M. Leydet (id. 2D).

E. — TRÉSOR DES CHARTES, CHAMBRE DES COMPTES ET BIBLIOTHÈQUES DE PARIS, REGISTRES DU PARLEMENT DE BORDEAUX.

Extraits du Trésor des Chartes, par M. Prunis (Mss. Prunis 1E).

Extraits des registres et titres de la chambre des comptes de Paris, par le même, avec une table (ib. 2E).

Extraits des livres imprimés et manuscrits des bibliothèques ci-devant royales de Saint-Germain des Prés, concernant l'histoire du Périgord et d'une partie de la Guyenne (ib. 3).

Extraits des recueils sur la Guyenne et la Gascogne faits par M. de Bréquigny à la Tour de Londres (ib. 4).

Extraits des registres secrets et autres du Parlement de Bordeaux depuis l'établissement de cette coujusqu'à nos jours, contenant un grand nombre de faits curieux et intéressants sur la Ligue et la Fronde (id. 5).

F. — ARCHIVES DES ÉVÊCHÉS, CHAPITRES, ABBAYES ET COUVENTS DU PÉRIGORD.

Extrait des archives des évêchés de Périgueux et de Sarlat, et des chapitres, abbayes, prieurés et couvent de Sarlat, Montpasier, La Rochebeaucourt, Saint-Astier, St-Amand de Coly, Cadoin, Chancelade, Sainte-Claire, Saint-Cyprien, Fontaines, Fontgaufier, Saint-Pardoux la Rivière, les Minimes de Plaignac, Terrasson, Vauclaire, etc. (Mss. Prunis, F).

Les extraits faits au Bugue et aux Cordeliers de Montignac sont parmi ceux du château de Sainte-Alvère, à l'article des villes et châteaux.

G. — REGISTRES ET TITRES DE LA MAISON DE VILLE DE PÉRIGUEUX.

Extraits des registres des élections et délibérations de la ville de Périgueux, contenant les annales consulaires, les événements militaires et les principaux faits qui sont arrivés à Périgueux et en plusieurs lieux de Périgord, depuis le commencement du XIVᵉ siècle jusqu'à la fin du XVIIᵉ, avec les copies et extraits des titres originaux qui étoient autrefois conservés dans les archives de la maison de ville et dont les plus anciens remontoient au règne de Philippe-Auguste, et des copies de lettres de priviléges et immunités accordées par les rois de France aux bourgeois de Périgueux (Mss. Prunis, G).

Le tout transcrit sur les originaux par MM. Leydet et Prunis. On y a ajouté quelques tables, un factum, un mémoire important pour la ville de Périgueux imprimé en 1755, et un inventaire des titres de la chambre du conseil de Périgueux dressé en 1589.

H. — ARCHIVES DES VILLES, BOURGS, CHATEAUX DU PÉRIGORD.

Extraits des registres de la maison et ville de Bergerac contenant des détails curieux sur la province de Périgord, dans le temps des guerres des Anglois aux XIVᵉ et XVᵉ siècle écrits dans l'idiôme périgourdin. — Un grand nombre de faits relatifs aux troubles de la Ligue et à la révolte des paysans connus sous le nom de Croquants et un recueil considérable de lettres écrites par les rois Henri IV, Louis XIII et par MM. de Turenne, de Duras, de la Tour, de Biron, de la Force, de Roquelaure, Daubeterre, de Bourdeille, etc., et par plusieurs ministres protestants. — Un mémoire historique sur Bergerac, etc. (Mss. Prunis, 1).

Mémoire sur les priviléges de la ville de Sarlat (id. 2H).

Mémoire pour servir à l'histoire de la ville de Domme (id. 3H).

Coutumes de plusieurs villes et bourgs, telles que celles de Morlas, en Bearn, accordées en 1200, de Verng en Périgord, en 1285, de Moliéres, en 1286; de l'Isle en 1309 (id. 4H).

Celles de Beauregard sont dans le recueil de Bergerac et celles de Saussignac dans le recueil de ce nom.

Extraits faits dans les archives des villes ou châteaux de Beynac, de Biron, de Berbiguières, de Cardou, de Doyssac, de la Force, de Hautefort, de la Roque, de Sainte-Alvére, de Saussignac, de Sablou, de Sermet, etc. (id. 5H)

Le recueil sur la ville de Belvés est avec Fongaufier, et ceux qui ont été faits dans les archives de Losse, de Martèl, de Pazayac, de Peyraux et de la Serre, sont avec Saint-Amand de Coly.

I. — GÉNÉALOGIES DE LA NOBLESSE DU PÉRIGORD.

Catalogue d'une partie des vrais et faux nobles de Périgord, commencé sous M. Pellot, intendant de Guyenne en 1665 (Prunis, généal. 1).

Histoire généalogique de la maison de Bourdeille, composée sur les titres originaux et tirée du cabinet de M. Clairembault (Périg. 16, fol. 42 à 217). Suivie de : Etat et mémoire de la grandeur illustre et ancienne issue des ascendants et descendants de la maison de Bourdeille, l'une des plus illustres maisons d'Aquitaine, et qui ont tenu rang de premier baron du pays de Périgord et des grandes alliances de cette maison (id. I2).

Histoire généalogique de la maison d'Abzac de la Douze et de ses alliances, composée dans le XVIᵉ siècle, par M. Lacoste (Mss. Prunis, généal. I3).

Don fait par Charles duc d'Orléans, à Archambaud d'Abzac, écuyer, de 300 livres de pension, et de la terre d'Auberoche dont ce dernier lui fait hommage, en 1411 (Périg. 16, fol. 268 à ..).

Généalogie des seigneurs de Beauregard du nom d'Aubusson (Périg. 16, fᵒ 289).

Généalogie de la maison Bardon de Segonzae (Périg. 16, fᵒ 302).

Extraits de titres sur la maison de Bideran, 1471-1736 (Périg. 16, fᵒ 303).

Aperçu de la généalogie de la maison de Charlus de la Borde, à Bassignac (Pér. 16, fᵒ 309 à 313).

Extrait des archives de Cadouin sur le nom de Cugnat (Périg. 16, fᵒ 312 à 319).

Extraits de plusieurs anciens titres sur la maison de Gontaut, le premier date de 1202 (Périg. 16, fᵒ 319 à 322).

Extraits du Cartulaire de Chancelade, concernant la maison de la Cropte (Périg. 16, fᵒ 322 à 327).

Notes sur la maison de Lubersac (Périg. 16, fᵒ 327).

Recueil des titres de la maison de Solminiac de Bellet (Périg. 16, fᵒ 337 à 340).

Mémoire à joindre aux titres de la maison de Talleyrand (Périg. 16, fᵒ 340 à 359).

Ce cahier renferme la copie de deux actes précieux pour la Chartreuse de Vauclaire, dont l'un de 1328, l'autre de 1335.

J. — EXTRAITS D'OUVRAGES IMPRIMÉS SUR L'HISTOIRE DU PÉRIGORD.

Recueil contenant un grand nombre d'extraits pour servir à l'histoire du Périgord, tirés de divers ouvrages imprimés, tels que la collection de Baluze, Martenne, Rymer, les Ordonnances du Louvre, les rôles gascons, les ouvrages d'Adrien de Valois, Belleforest, Brussel, Baillet, Dominicy, D. Vaissette, de Lurbe, Dupuy, les Mémoires de Castelnau, Lenet, etc. (Mss. Prunis, 1).

K. — RECUEIL SUR LES TROUBADOURS.

Recueil sur la vie et les poésies des Troubadours du Périgord, Limousin et extraits des Mss. de la Bibliothèque nationale, du Vatican, de Saint-Laurent, de Florence, de Modène, Barberine, d'Urfé, de Chigi, de Saibante à Vérone, du chanoine Ricardi, du marquis de Caumont, etc., 3 vol. (K1 et suppl. fr., 3364).

Copies d'actes tirés des registres des chartes du trésor du roi (K2, et suppl. fr., 3365).

Mélanges historiques et littéraires contenant plusieurs mémoires et dissertations sur la vie et les ouvrages de plusieurs savants et hommes célèbres du Périgord et des provinces voisines (K2).

Extraits de divers livres imprimés sur l'histoire générale et les belles-lettres, par M. Leydet (K2).

L. — MATHÉMATIQUES.

Traités de géométrie, trigonométrie, algèbre, physique, chimie, astronomie, histoire naturelle, par M. Leydet.

TOME III

Fonds Doat à la Bibliothèque Nationale.

Voir à la page 27 les premiers numéros du catalogue qui ont trait à l'histoire générale des ordres monastiques et de la guerre des Albigeois, mais où l'on trouve des renseignements sur le Périgord (A chercher).

TOME IV

Fonds Doat.

Dépouillement du vol. CXVIII, page 194, nᵒˢ 33, 34, 35. ; — page 197, les nᵒˢ 48, 49, 50, 51 ; — page 198, le nᵒ 56.

Ces articles où le Périgord est seulement nommé concernent spécialement le Quercy.

Les extraits qui suivent sont tirés d'un extrait fait pour le Quercy et où se trouvent les pièces suivantes sur le Périgord (On ne les trouve pas dans le Cabinet historique) :

Vol. XVI du Fonds Doat, fᵒ 243. — 23 décembre 1350. Accord entre les religieux du couvent des frères prêcheurs de Cahors d'une part et plusieurs évêques ou cardinaux parmi lesquels Talayrand, évêque d'Albano (Albanensis) cardinal, etc. au sujet de 100 livres de rente qui leur avaient été léguées.

Vol. CXIX, fol. 223. — 1364. Lettres de l'official de Cahors par lesquelles il prie l'official de Sarlat d'absoudre Gisbert de Dome, chevalier, de l'excommunication qu'il avoit lâchée contre lui à l'instance des consuls.

Vol. CXXII, fᵒ 82. — 1 décembre 1362. Lettre de Talayrand évêque d'Albano par laquelle il déclare devoir à Raymond et Hugues Pelegrini, frères, la somme de 4240 florins d'or qu'ils lui avaient prêtée, laquelle il leur donne pouvoir de prendre sur les bénéfices qu'il avait eus en Angleterre.

Id. fᵒ 113. — 10 mai 1406. Lettres du gardien du couvent des Frères Mineurs de Montinhac, par lesquelles il promet à Guillaume de Sancto-claro, chanoine de Cahors et d'Alby de célébrer tous les ans deux anniversaires pour l'âme de Hugues Pelegrini, son père, en reconnaissance du don de 30 livres que ledit Guillaume avait fait audit couvent.

Vol. CXXIII, fᵒ 367. — 31 décembre 1597. Brevet du roi Henri IV par lequel il permet à Antoinette de Beaumont, prieure de l'hôpital de Beaulieu de l'ordre de Saint Jean de Jérusalem de résigner ledit prieuré en faveur d'Antoinette de Vassal ou de quelqu'autre personne qu'elle jugeroit capable.

Id. p. 374. — 30 juin 1618. Brevet du roi Louis XIII, par lequel il donne à Antoinette de Vassal le prieuré des Fieux, dépendant de l'hôpital de Beaulieu, vacant par le décès de Galiote de Genouilhac.

Id. p. 376. — Septembre 1618. Lettre du roi Louis XIII au Pape pour faire admettre la résignation de ladite Antoinette de Beaumont en faveur d'Antoinette de Vassal, sous la réserve de 1000 livres annuelles.

Id. fᵒ 378. — Même date. Brevet du même roi par lequel il approuve et ratifie la même résignation.

Id. fᵒ 389. — 3 avril 1634. Résignation faite par Antoinette de Saint Ignace de Vassal, prieure dudit hôpital de Beaulieu, du consentement des religieuses en faveur de Galiote de Vaillac.

TOME VI

P. 101. CLXXᵉ vol. fol. 99 à 101. — En langage gascon. Accord fait entre Elie Rudel et Gaston de... par l'entremise des sʳˢ de Blancabart et de Caumont, par lequel ledit Gaston reconnoit tenir à foy et hommage dudit Elie Rudel le chasteau de Biron; du 10ᵉ die exitus maii 1239.

Le nº 32 du fº 101 au fº 104 est la traduction en français de la pièce précédente.

TOME IV

P. 145. *Fonds Gaignières, à la Bibliothèque Nationale.* — Dépouillement du tome CII² du Fonds Gaignières qui concerne spécialement le Périgord et le Languedoc.

Nº 2 du catal. Nouvelles du temps. Pendant les troubles un parti surprit le bourg de Conzac, y logea et prit au commis à la recette 3000 écus. Ils perdirent quinze ou dix-huit hommes et sept ou huit faits prisonniers : ils firent des ravages autour des Biards et enlevèrent à mademoiselle Catherine de Narbonne deux juments. M. Descars ayant une lettre de sauvegarde, on n'osa toucher à sa maison ny à ses terres.

Nº 3. Mémoire pour Esther de Larmandie, mère et tutrice de ses enfants, et de feu Jean Roux, escuyer, seigneur de Campanhac demandant désaveu de M. le duc de Mayenne du pillage de la maison et homicide dudit sieur de Campagnac, fait par le capitaine Belcaire... et par l'archidiacre de Pillebézy, contre les réglements faits pendant les troubles, fol. 7.

Nº 13. Publication et exécution de l'Edit du roy portant création et établissement d'un présidial à Bragerac en 1552. Signifié aux habitants de Sarlat et à l'abbé de Saint-Amand, dont le procureur a fait réponse que ledit sieur abbé étoit absent, étant en cour au service du roy, fol. 51.

Nº 14. Impôt et taxe de 10,988 liv. sur le clergé du diocèse de Sarlat pour sa part et contribution au don gratuit demandé par le roy au clergé de France, équivalant à 4 décimes, pour les besoins pressants de l'Etat, par lettres-patentes données à Fontainebleau le 23 janvier 1549, fol. 55.

Nº 10. Lettre de M. de Marzac à M. du Peschier son cousin, à qui il envoye un dénombrement des rentes de Marzac et de Bastit, afin que l'on vérifie son mémoire sur les lieux, 26 mars 1597, fol. 91.

TOME V

P. 84. *Dépouillement du Recueil Conrart à la Bibliothèque de l'Arsenal.* 22 vol. pet. in-4 et 18 vol. in-fº (Le Dépouillement commence par les 18 vol. in-fº).

T. II, nº 22. Actes de l'assemblée générale des Eglises réformées de France, tenue à Saincte-Foy, le seiziesme jour de décembre 1601 et jours suivants par permission de Sa Majesté, suivant le brevet qui en a esté représenté en ladite assemblée, dont la teneur en suit; fol. 709 : *aujourd'huy 7ᵉ jour de juillet.*

Nº 23. Réglement pour les depputez des Eglises réformées de France par Sa Majesté, arresté en l'assemblée générale de Saincte-Foy le 15 octobre 1601. Fol. 726. *Les depputez des Eglises.*

P. 134. — T. V, nº 4. Ordre du roy Louis XIII pour faire le procès au sieur de Chalays et autres. *Nantes le 10ᵉ jour d'aoust 1626.*—P. 11.

TOME VI

T. X du *Recueil Conrart*, nº 9. Extrait des actes du Synode provincial des églises réformées de Xainctonge, Angoumois et Aunis, assemblé par permission du Roy à Jarnac-Charante, le 30 de may et jours suivants en l'année 1663. — P. 45.

Le sieur Berthoule pasteur de l'église de Duras, appelant d'un jugement du dernier synode de la Basse-Guyenne, tenu à Bergerac....

Nº 11. Lettre de M. le Prince à M. de la Calprenède; de Bruxelles le 17 février 1637. — P. 51.

Je receus dès il y a trois ans les deux tomes de Cléopâtre que vous m'envoyastes....

N° 15. Lettre signée Barraquant à Made de Senecey, contenant la relation de l'assassinat de Mⁱⁱᵉ de Neufvic en Périgord. — P. 79.

J'ay pris la liberté de vous écrire de Périgueux en date du 25 avril....

Page 193. — T. XI, n° 159. Lettre de Louis XIV touchant le mariage de Mⁱⁱᵉ de Montpensier avec le comte de Lauzun; du ... janvier 1671. — P. 949.

Comme ce qui s'est passé depuis cinq ou six jours....

TOME VIII

Recueil Conrart. Mélanges de vers et de prose, in-f°.

Page 9. — N° 36. Lettre de M. Pellisson à M. de Peyrarède; du 10 mars 1635. — P. 259-265.

Monsieur, je feray plus que je ne vous ay promis....

TOME IX

P. 147. — *Recueil Conrart*, t. IV, n° 19. Dépêche baillée au sʳ de Bourdeilles pour commander en Périgord; — Mémoire servant d'instruction, du 9 novembre 1592.

TOME X

P. 93. — *Recueil Conrart*, n° 45. Information d'office faite par M. Samuel de la Marnie, conseiller du roy, etc. au faict des noms de messire de Nompar de Caumont, Mareschal de France, etc., juillet 1637. — P. 569-576.

N° 47. Réception de M. le Mareschal de la Force en la dignité de Duc et Pair de France. — P. 583-590.

TOME XIII

Page 103. — *Recueil Conrart* (suite). N° 197. De Mⁱⁱᵉ de Neufvic estant malade à Paris à Mⁱⁱᵉ d'Atichy qui estoit à Tours avec la Reyne. — P. 885-888.

Paris est plus désert que l'Ecosse sauvage,
Par la rue on ne voit seigneur, laquais ni page....

De la même demoiselle de Neufvic, voir n° 198, p. 889; n° 199, p. 890; n° 203, p. 901-904 du réc.

TOME VI

P. 74. *Auvergne et Poitou. Inventaire des titres et pièces du Trésor des Chartes.*

N° 5391 du C. H. p. 79. Liasse contenant les roolles de l'an 1316 : N° 16. La Sénéchaussée de Périgort et Caoursin. — N° 20. Roolle de plusieurs baillies et sénéchaussées non expresses. Bernard, sire de La Tour, faict hommage du chastel de Besse.

P. 255. — N° 51. Don par Pierre Peitanin (ou Peitavin) des bailliages de Cordoue et de Cansac, et de Châteauneuf et lesquels il avoit acquis de Elie de Talerant, comte de Périgord en l'an 1304 (Thoulouze, 9ᵉ sac n° 56).

P. 257. — N° 61. 355 procurations d'archevêques, évêques, abbés, prieurs, chapitres, communautés des villes, bourgs, châteaux, à aucun d'entre eux y dénommés, pour se trouver à Tours ou autre lieu en l'assignation à eux donnée par le roy pour adviser au fait des Templiers. Et sont des moys de may et juin 1308, scellées et signées (Templiers n° 1).

N° 62. Liasse contenant plusieurs procurations de quelques seigneurs, aux mêmes fins que les précédentes, de même date et scellées : entre autres de Elie de Tallerand, comte de Périgord, etc. (Templiers, id.).

TOME VII

P. 158. N° 6. Lieutenance générale à Jean comte de Poictou, ès pays de Poictou et Xainctonge, Angoumois, Périgord, Berry, Auvergne, Limousin, Gascogne, baillée par le roi Jean son père. Juin 1356; et n°ˢ suivants.

TOME V

P. 275. *Noblesse. — Dépouillement du vol. CXV du fonds Decamps. — Registres du Trésor des Chartes.*

Nº 5. Nobilitatio concessa Guillielmo dicto de Bar, burgensi de Sarlaco. Janvier 1324 (Reg. 62 fol. 182).

Nº 17. Nobilitatio Stephani de Plaissiaco, major villæ et civitatis Petragorensis. Fév. 1340 (Reg. 73, acte 232).

?Nº 36. Nobilitatio Johannis Hamelin. Février 1360 (Reg. 97, acte 111).

?Nº 45. Nobilitatio pro Fremino Flamengi. Fév. 1387 (Reg. 132, acte 70).

TOME VII

P. 145 et 178. *Guyenne.* — Documents pour servir à l'histoire de cette province. Extraits de fonds divers; presque tout à consulter pour le Périgord, spécialement le nº *6.462.* Mémoires de Vignolles. Affaires de Guyenne (imprimé) Paris, 1759, in-4.

6.463. Plusieurs mémoires touchant la révolte des croquants en Guyenne (Dup. 473).

6.466. Histoire de la Guerre de Guyenne, par Baltazar, 1651 à 1653. Recueil de pièces fugitives. Paris, 1759, in-4, Chaubert et Hérissant, t. III, p. 9.

6.467. Histoire de la Guerre de Guyenne, commencée à la fin de 1651 et continuée jusqu'à l'année 1653. Cologne, Corneille Egmont. — ib. in-4. Font. T. 354. P. 1.

P. 236. *Armoires de Baluze à la Bibliothèque nationale.*

1re armoire, nº 41. Portefeuille contenant les titres de Montpellier, Narbonne, Valmagne, d'Acqs, Marmande, Tartas, Libourne, la Réole, Saintes, Saint-Jean d'Angély, Villeneuve d'Agenois, Port Sainte-Marie, Saint-Emilion, Agen, *Périgueux, Sarlat,* Condom, Limoges.

TOME VIII

P. 35. — 1re armoire, nº 5. Charte de donation de 200 livres faite par le roi Charles V, à Guy, sieur de Roffignac, écuyer (latin), anno 1369. — T. XV, p. 15, vº

P. 39. — T. XVI, p. 303. 1re armoire, nº 7. Donation faite par Jean II à Arnault de Cervole du château de Châteauneuf sur Charente, en considération de ses exploits contre les Anglois (latin) anno 1353.

Nº 16. Lettres de grâce accordées à Arnaud de Cervole et ses compagnons, coupables de rebellion, pillage, etc., en considération de ses anciens services, etc., par Jean II, an. 1360. — Lettres de réconciliation entre le même Arnaud de Cervole et le comte de Flandres anno 1360. — P. 349.

Nº 27 Donation d'une terre de trois mille livres de rente en faveur de Talleran de Périgord (Charles V latin) an. 1370. — P. 401.

?P. 55. — Nº 19. Ordinatio terrarum Petragoricensis, Lemovicensis, et Cadurcensis ab Eduardo rege Angliæ. — Notes diverses et extraicts d'actes concernant le Limousin, etc. — P. 91 du t. XVII.

Nº 21. Lettres patentes d'Edouard roi d'Angleterre, en faveur de Marguerite de Turenne, dame de Bergerac (1250). — Lettre de la commune de Bergerac. — Lettre d'excuse de Marguerite de Turenne. — Autre lettre d'hommage, etc., 1260. — P. 95, id.

Nº 22. Lettres et actes divers concernant la domination d'Edouard d'Angleterre en Aquitaine (1250 à 1290) latin. — P. 97, id.

P. 85. — Tome XVIII, n° 101. Deux chartes du comte de Périgord transportant plusieurs domaines au roi de France, an. 1296-1309. — P. 332.

N° 102. Supplique de l'évêque de Périgueux et des abbés de son diocèse, pour demander au roi de France qu'il envoie un sénéchal pour gouverner la province. — P. 334.

N° 104...... Trois chartes concernant Bozon, s^r de Bourdeilles, anno 1257. — P. 347.

1re armoire, t. XX, n° 8. Translation des reliques de Saint Fronton, faite par l'évêque de Périgueux an. 1464. — P. 34.

1re armoire, t. XXII, n° 6. Contrat de vente du château et terre de Carluce, faite à Guillaume Rogier, vicomte de Turenne, par Bernard, comte de Ventadour et Montpensier. 1351. — P. 62.

1re armoire, t. XXIII, n° 44. Transaction dans un procès entre Marguerite de Montault et la famille de Beaufort. 1448. — P. 251.

N° 45. Testament de Marg. de Montault, femme de Jean de Lymeuilh an. 1348, etc. — P. 255.

Les Beaufort étaient seigneurs de Limeuil (voir dans les armoires de Baluze tout ce qui a trait à cette famille et dont les numéros 44 et 45 ne sont qu'un extrait).

N° 54. Notes archéologiques concernant la famille de Harpedanne et de Mussidan. — P. 285.

1re armoire, t. XXIV, n° 20. Compositio, sive pax dudum facta inter dominos abbatem, monasti Sarlatensis, et consules communitatis de Sarlat, præsente Philippo pulchro. 1299. — P. 279.

P. 158. — T. XLIV, n° 16. Fragmentum de episcopis Petragoricensibus.

TOME X

P. 170. — *Armoires de Baluze*, t.

LIX, n° 22. Généalogie de la maison de Bourdeilles : d'or à deux pattes de griffon de gueules armées et onglées d'azur. P. 105.

N° 38. Généalogie de la maison de Lauzun.

N° 39. Généalogie de la maison de Caumont. P. 131 à 134.

N° 52. Généalogie de la maison Bouchard d'Aubeterre.

P. 181. — Vol. LXI des *Armoires de Baluze*. — *Layettes du Trésor des Chartes*. Sept chartes sur l'Angoumois et le Périgord. — P. 97-13 .

TOME XI

P. 16. — Tome LXIII. *Armoires de Baluze*. Histoire provençale de Bertrand de Born, sa généalogie ; quelques unes de ses poésies. — P. 175.

P. 18. — T. LXV, n° 11. Chartes concernant un accord entre le comte de Périgord et les habitants de Périgueux et du Puy Saint Front en 1247. — P. 77.

2. t. XV, 7. Arrêt du Parlement de Toulouse contre l'évêque de Sarlat qui avait prêché contre le pape, 1475.

P. 21. — N° 54. Chartes concernant la Marche, le Limousin et le Périgord. — P. 351.

TOME XII

P. 149. — *Armoires de Baluze*, t. XCII. 10648. Vie de Bernard de la Guyonnie, évêque de Lodève, écrite en latin (XIIIe siècle). — P. 101.

10649. Catalogue des œuvres de Bernard de La Guyonnie. P. 45.

TOME VIII

P. 158. *Fonds Dupuy à la Bibliothèque nationale*.

6.773. Terres unies au domaine

par l'advénement à la couronne de France de Henri IV. Vol. 52.

6.946. p. 247. Guyenne, Armagnac, Foix, Bazadois, Limosin, Périgord, Bearn. Vol. 219.

6.247. Guyenne et Languedoc. Vol. 220.

TOME IX

P. 119. — N° 7.147. Inventaire des titres du roi concernant le comté de Périgord et la vicomté de Limoges qui étoient ci-devant au château de Nérac et à présent au château de Pau. Vol. 366-367.

7.148. Inventaire des titres de la Maison d'Albret, Nérac,.... Périgord, Limosin, Bragerac, Montagnac, Puinormand. Vol. 368-369-370.

TOME XIII

P. 2. — *Fonds Dupuy. Inventaire de la Bibliothèque Mazarine.*

T. I, n° 20. Acte de foy et hommage de Hélie Rudel au roy pour Braierac, Gensac, Castillon, etc., et honorem turris, 1224.

N° 38. Arrest pour la fortification du chasteau de Biron, 1308. Voir aussi le n° 50.

T. II, n° 2. Erection de la duché-pairie de Biron, 1597.

TOME VI

P. 123. — *Preuves de noblesse de diverses familles pour les hommes de cour, etc. de 1755 à 1780.* (Archives nationales. Recueil coté MM. 810).

T. I, n° 18. *Béarn* (de Galard de). Ecartelé au 1er et 4e d'or à trois corneilles de sable, membrées et becquées de gueules, qui est de Galard, et au 2e et 3e d'or à deux vaches de gueules accornées, accolées et clarinées d'azur, qui est de Béarn. P. 213.

19. *Beaumont* (de). De gueules à une fasce d'argent chargée de 3 fleurs de lys d'azur; devise : Impavidunt ferient ruinæ. P. 221.

31. *Boisse*, seigneur de la Farge de la Bachelerie, de Murat, d'Eygaux, de la Faye, en Limousin et Poitou, appelé marquis et comte de Boisse. Fascé d'argent et de gueules de 6 pièces; les fasces d'argent chargées chacune de 3 mouchetures d'hermines de sable. P. 297.

66. *Chauveron* (de), seigneurs de Laurière, de Dussac, etc. D'argent à un pal bandé d'or et de sable (24 mai 1777). P. 557.

84. Abrégé de la généalogie de la maison de *Damas*. D'or à une croix ancrée de gueules (du 4 septembre 1774). P. 657.

105. *Foucauld de Lardimalie*, en Périgord. D'or à un lion de gueules. — Certif. Baujon, 9 avril 1765. Fol. 57.

117. *Gontaut* Saint-Geniez en Périgord, seigneurs de Badefol, de Saint-Geniez, de la Chapelle Albareils, de Campagnac de Ruffen, de la Serre, de Bellet, etc. L'écu en bannière, escartelé d'or et de gueules. Fol. 143.

158. *La Roche-Aymon*, en Bourbonnais et en Périgord. De sable semé d'étoiles d'or au lion de même, armé et compassé de gueules, 6 juin 1769. Fol. 417.

?184. *Malet-Graville*. De gueules à 3 fermeaux d'or posés 2 et 1 ; du 17 mai 1777. Fol. 571. — D'où vient la famille de Malet en Périgord.

192. *Mellet* en Périgord. D'azur à trois ruches d'argent qui est de Mellet; écartelé d'azur au lion d'or couronné de gueules qui est de Fayolle. Fol. 625.

TOME X

P. 57. — *Preuves de noblesse* (Archives nationales, coté MM. 812).

243. *Roffignac* en Limousin. D'azur au lion de gueules (20 décembre 17...). Baujon, fol. 239.

252. *Saint-Chamand*, Périgord et Limousin. De sinople à 3 fasces d'argent, 29 août 1761. Baujon, fol. 293.

253. *Saint-Exupéri*, seigneur du Fraisse, de la Montpellerie, de la Salvazie, etc., en Périgord et en Limousin, appelés comtes de Saint-Exupéri. D'azur à une épée d'argent posée en pal, la garde et la poignée d'or, qui semblent être les armes des Du Fraisse. escartelé d'or au lion de gueules qui est de Saint-Exupéri de Miremont, 17 mars 1761. Baujon, fol. 307.

TOME XII

P. 32 et suiv. *Angoumois.*

Nº 9.989 du C. H. Lettre de Raymond, évêque de Périgueux à Pierre Titimond, touchant Saint-Amand de Boisse, 1146. — Fonds Gaign. t. 245, fol. 27, vº.

9.990. Lettre de Pierre Titimond, abbé de Saint-Amand de Boisse, à Guillaume, évêque de Périgueux, vers 1160. — Fonds Gaign. t. 245.

10046. Hommage fait au comte d'Angoulême par Gaston de Gontaut pour son château de Badafol, 1232. — Arch. nat. 721, fº 19.

10047. Aveu fait au comte d'Angoulême par Aymery de Mareuil en 1235. — Arch. nat. v. 720, fº 4.

10051. Hommage fait au comte d'Angoulême par Hélie de Mareuil pour des biens siués aux Granges, etc. 1248. — Arch. nat. vol. 721, fol. 1.

10064. Hommage au comte d'Angoulême par Pierre de La Tour seigneur en partie de la Tour Blanche, 1260. — Arch. nat. vol. 721, fº 5.

10067. Aveu fait à Hugues de Lusignan, comte de la Marche et d'Angoulême par Guy, seigneur de La Tour Blanche, 1263. — Arch. nat. vol. 721, fº 6.

10069. Hommage fait à Guy de Lusignan par G. Gaubert de Mareuil, 1263. — Id. fº 31.

10070. Aveu fait à Hugues comte d'Angoulême par Hélie de Mareuil pour son manoir de Haute-Corne et dépendances, 1263. — Arch. nat. vol. 721, fº 14.

10071. Vidimus d'un aveu fait par Guy de La Tour-Blanche pour des biens à Verteillac, etc. 1263. — Arch. nat. v. 721, fº 11.

10081. Aveu fait à la comtesse d'Angoulême par Pierre Le Rouge pour des terres à La Chapelle, Grézignac, etc. 1272. — Arch. nat. v. 720 fº 5.

TOME XVI

P. 31. *Procès sous Henri IV et Louis XIII.*

1292. Lettres-patentes de Henri IV au Parlement de Paris pour faire le procès du Maréchal de Biron, 17 février 1602 (Fonds Béthune, vol. coté 8956, fº 74).

1293. Procès criminel fait à Messire Charles de Gontaut, duc de Biron, Maréchal de France (Fonds Brienne, 188).

1394. Procès criminel du Maréchal de Biron avec son testament, 1. vol. in-fº. 8454. ?

1395. Procès criminel du Maréchal de Biron, 1602 (Bouh. 88).

1396. Recueil de ce qui s'est passé en la prononciation de l'arrest de deffunt M. le Mareschal de Biron et exécution d'iceluy, 1602 (Fonds Colbert, vol. coté 16, fº 405).

1397. Discours en forme de lettre missive sur l'exécution à mort du Maréchal de Biron, 1602 (Fonds Colbert, v. 500, p. 14, 15 et 16).

1398. Relation de la mort de M.

le Maréchal de Biron, 26 juillet 1602 (Fonds Colbert, v. 252, n. f. p. 5o5).

1399. Procès criminel fait contre Charles de Gontaut-Biron, duc, pair et maréchal de France. Arrest de mort, contre ledit maréchal et l'exécution, 1602 (Fonds Dupuy, v. 3o8).

Page 68 et suiv. — N° 1680. Commission donnée par le roy pour faire le procès criminel du sieur de Chalais, maître de la garde robe du roy, accusé du crime de leze-majesté, 10 aoust 1626 (Fonds Brienne, v. 200, f° 2o3). Arrest de mort contre le sieur de Chalais le 13 aoust 1626, etc. (Id. fol. 213).

1681. Relation de ce qui s'est passé au procès du s^r de Chalais fait à Nantes, 1626 (Fonds Dupuy, v. 48o).

1683. Relation de l'affaire du comte de Chalais, décapité à Nantes. (Mém. d'Artigny, in-12, t. VI, p. 2o3).

1686. Actes et lettres sur le procès du comte de Chalais. Relation de son exécution le 18 août 1626 (Fonds Dupuy, v. 93).

TOME XVII

P. 41. *Bibliothèque universelle de l'abbé N. Drouyn.*

Sommaire récit sur la vie de Michel, seigneur de Montaigne, extrait de ses propres écrits, 4 feuilles.

Page 154 du Catalogue. *Papiers de la Maison de Bouillon. Dépouillement du carton M, 3o1.*

18. Bulle de Léon X pourvoyant Gilles de La Tour de la cure de Saint-Eustache (diocèse de Sarlat) 5 des ides d'octobre 1519, parchemin, 1 pièce.

19. Bulle de Léon X pourvoyant Gilles de La Tour du prieuré de Saint-Serilhat en Limousin, 1519, parchemin, 2 pièces.

26. Sentence du Sénéchal de Guyenne contre Jean d'Abzat et David de Faubournet, 1446, papier, 1 pièce.

TOME XVIII

P. 11. *Carton M 3o2, des Papiers de la Maison de Bouillon.*

59. Donation de la baronie de Limeuil à Gilles de La Tour par Antoine de La Tour, vicomte de Turenne, baron dudit Limeuil, 18 avril 1527.

P. 281. *Dépouillement du carton M, 3o9.*

16. Procès-verbal et enquête des preuves de noblesse faites pour recevoir chevalier de Saint-Jean de Jérusalem, Antoine de La Tour, chevalier, fils de Gilles de La Tour et de Marguerite de La Cropte, 1557, 1 cahier pap. et 1 pièce parchemin.

22. Testament de Pierre de Beaufort, vicomte de Turenne, seigneur de Limeuil, instituant pour héritière universelle Anne de Beaufort, sa fille aînée, 3 juillet 1644, parch. 1 pièce.

3o. Antoine de La Tour, vicomte de Turenne, seigneur d'Oliergues, donne à son fils Gilles de La Tour la baronie de Limeuil au diocèse de Périgueux, 18 avril 1527, papier, 1 cahier.

31. Attestation que François, fils d'Antoine de La Tour et d'Antoinette de Pons est né le 8 juillet 1497 à Limeuil et a été baptisé à l'église Saint-Pierre de Limeuil, 23 mars 1551, papier 1 pièce.

TOME XIX

Page 193 du catalogue. — 18. Curatelle de François de La Tour, vicomte de Turenne, fils d'Antoine de la Tour , baron d'Oliergues , Limeuil, etc. 1510.

19. Emancipation faite par Antoine I, vicomte de Turenne, de François II de La Tour et donation à lui faite, 27 mars 1510, parchemin.

20. François II, vicomte de Turenne, seigneur de Limeuil, reconnoît devoir 687 livres 17 sols 11 deniers tournois à des marchands de Lyon pour des draps, 8 novembre 1514.

TOME XX

P. 12. *Dépouillement du carton M, 326.*

1. Comment de Gontaut fut mis en la possession de Bedafol (Badefol sur la Dordogne).

2. Neuf pièces sur parchemin relatives à la procédure entre le vicomte de Turenne et de Gontaut, 1473 à 1474, suivie d'une enquête sur l'affaire Bedafol.

3. Advertissement pour Me Agnet de La Tour, chevalier, vicomte de Turenne contre Richard de Barnabé, soy disant de Gontaut, défendeur. S. D.

5. Dix-sept pièces sur parchemin portant cette désignation : Procédure Badefol, 1345 à 1479.

6. Cédule pour noble et puissant seigr Mese Agne de La Tour, chevalier, vicomte de Turenne, demandeur. S. D. (Procédure Badefol).

9. Inventaire de production pour le vicomte de Turenne contre Marguerite de Salignac, fin du XVe siècle (vers 1474).

10. Extrait des registres du Parlement de Bordeaux pour le vicomte de Turenne, contre Patrix, Foucar et le soy disant Gontaut de Saint-Geniez, 20 mai 1474, parchemin.

11. Procédure pour Badefol, 30 pièces, 1345-1479, plus sept pièces de 1474 à 1510.

TOME XVIII

P. 234. *Documents pour servir à l'histoire du protestantisme, aux Archives nationales, classés sous la double lettre T.T., section domaniale. — Dordogne.*

Nº 2.842. Histoire de la prise de Périgueux par les Huguenots l'an 1575 par le sieur de Langoiran, lequel garda six ans moins onze jours et fut reprise par le sieur Deffieux en l'an 1581 le jour de Sainte-Anne. Périg. Leydet et Prunis, 5, fol. 316.

2.843. Périgord. Etats des biens et suppression des consistoires, 1600-1689. — 235-287.

2.844. Le Breuilh, diocèse de Périgueux, canton de Vergt, arrondissement de Périgueux. 1688. — 315.

2.845. Salagnac, diocèse de Cahors, canton d'Excideuil, arrondissement de Périgueux. Consistoire, 1580-1683. — 242.

2.846. Aymet, diocèse de Périgueux, poursuites contre le ministre, 1671-1678. — 259.

2.847. Clarens, diocèse de Périgueux. — 313.

2.854. Bergerac. Synodes, 1596-1677. Lettres du duc de La Force et autres pièces, 1700-1702. — 330.

2.855. Nomination par le consistoire de Bourniquel, de deux députés à Paris pour prier Sa Majesté de s'opposer au projet du Parlement de Toulouse qui était sur le point disoit-on d'ordonner la démolition du temple de Bourniquel, 1685. — 124-287, nº 40.

2.856. Issigeac, diocèse de Périgueux, Consistoires et Synodes, 1570-1666. — 238.

2.857. Lanquais, diocèse de Sarlat, canton de La Linde, arrondissement de Bergerac, 1596-1668. — 323.

2.858. Limeuil, diocèse de Sarlat, canton de La Linde, arrondissement de Bergerac, 1663-1668. — 256.

2.859. Ponchapt, diocèse de Périgueux, commune de Vélines, arrondissement de Bergerac, baptêmes, etc. 1619-1667. — 285.

2.860. Extrait des registres de baptêmes des enfants de l'église réformée de Ponchapt, pour montrer la continuation sans interruption de ladite église depuis l'année 1620 jusque en l'année dernière 1667 pour lesdits ministres, antiens et habitants de ladite R. P. R. dudit Ponchapt, contre le sieur sindiq du diocèse de Périgueux, demandeur sur requeste. — Partage au sujet de l'exercice de la R. P. R. audit lieu de Ponchapt du 9 avril 1668. — 122, 285, n° 5.

2.861. Pomport, diocèse de Sarlat, 1688; entre autres pièces de cette liasse nous distinguons le n° 10 qui suit :

2.862. Partage intervenu entre MM. les commissaires au sujet des contestations d'entre le syndic au clergé du diocèse de Sarlat et les habitants de la R. P. R. des lieux de Pomport et de la Calinie au sujet de l'exercice de leur religion, 1688. — 258 liasse 122.

2.863. Razac, diocèse de Sarlat, canton de Sigoulés, 1688. — 258.

2.864. Saint-Jean de Gardonne, canton de Sigoulés, arrondissement de Bergerac, synodes, colloques, 1667-1677. — 254.

2.865. Saint-Antoine, canton de Vélines, arrondissement de Bergerac, diocèse de Périgueux. 1668. — 315.

2.866. Saussignac, diocèse de Sarlat, consistoire, 1577-1683. — 239.

2.867. Villefranche en Périgord, arrondissement de Bergerac. 1668. — 288.

2.868. Chalais, diocèse de Périgueux, canton de Jumilhac le grand, arrondissement de Nontron, 1664. — 321.

2.899. Mussidan en Périgord, chef-lieu de canton, arrondissement de Ribérac, affaires diverses. — 264.

2.870. La Roche-Chalais, canton de Sainte-Aulaye, arrondissement de Ribérac, colloques, 1626-1664. — 261.

2.871. Sainte-Aulaye, chef-lieu de canton, arrondissement de Ribérac, 1668. — 315.

2.872. Histoire chronologique de l'Eglise de Sarlat, diocèse et pays Sarladois, montrant le nom, vie et suite des prélats qui s'y sont succédés, sous quelle religion et forme d'état on y a vécu, qui et quels ont été les princes et seigneurs qui y ont commandé avec la fondation des Eglises et villes, siéges, prises et d'icelle et autres divers accidents que le pays a souffert jusqu'à présent. — Supp. f° 1310.
Curieux surtout pour l'histoire des guerres de religion.

2.873. Sarlat, ville et diocèse : biens des consistoires. — 235, 242.

2.874. Le Siége de Sarlat en l'an 1587, fait partie du précédent article, paraît imprimé à Bordeaux par Simon Millanges en 1588, et réimprimé en 1688. — Supp. f° 1310.

2.875. Le Bugue, diocèse de Périgueux, chef-lieu de canton, arrondissement de Sarlat. — 287.

2.876. Castelnau de Millandes, canton de Domme, arrondissement de Sarlat, diocèse de Sarlat, 1625-1655. — 317.

2.877. Siorac, diocèse de Sarlat, canton de Belvéz, arrondissement de Sarlat, 1688. — 284.

2.878. Mémoire de la despense que le curé de Saint-Amand dit avoir faite pour la nourriture des soldats qui ont gardé l'abbaye et le fort de Saint-Amand, dont M. l'abbé doit le rembourser du tiers (à l'archev.) 22 décembre 1585. — Fonds Gaign. 2739² fol. 136.

« On craignait quelque surprise de la part de M. de Chavagnac qui estoit tout auprés avec sa compagnie.... »

2.879. Mémoire pour Esther de Larmandie, mère et tutrice de ses enfants et de feu Jean Roux, escuyer, seigneur de Campanhac, demandant désaveu de M. le duc de Mayenne du pillage de sa maison et homicide dudit sr de Campanhac fait par le capitaine Belcaïre et par l'archidiacre de Pellebezy, contre les réglements faits pendant les troubles (F. Gaign. 102² fo 7).

2.880. Mémoire concernant les contestations d'entre le syndic du clergé du diocèse de Sarlat et le sr de Belcastel, sr de Siourac par rapport à l'exercice personnel qu'il prétend avoir dans son château. — Extrait du partage d'avis entre les commissaires, 1668. — 284 n° 10.

TOME XIX

Page 206. *Fonds Saint-Esprit.* — *Recueil de documents pour servir à l'histoire de l'ordre du Saint-Esprit*, 118 vol. in-fo.

T. X, n° 4. Charles de Gontaut, duc de Biron, pair, mareschal et amiral de France, chevalier des ordres du roy mareschal général de ses camps et armées, gouverneur de Bourgogne et de Bresse, mort le 31 juillet 1602, portrait gravé, aux armes, s. n. de graveur, fol. 3.

5. Quittances, extraits et pièces diverses concernant la maison de Biron. — Fol. 4.

6. Deux quittances ou reçus d'Armand de Biron du 6 janvier 1547 et du mois d'août 1554, fol. 4; signé A. de Biron.

7. Extraits de lettres relatives à M. de Biron, des années 1548, 1549 et 1553 (Armand de Biron); un reçu du même de 1549 avec la reproduction du scel. — Fo 6, vo.

8. Deux quittances de Jehan de Gontaut, chevalier, seigneur de Biron, comme lieutenant de la compagnie de 40 puis de 100 lances, des 26 avril 1550 et janvier 1555, signées et scellées, original sur parchemin. — Notice sur la mort de M. de Biron, extrait d'une lettre de M. de Lisle a M. l'évêque d'Acqs du 25 août 1558. — Fo 7.

10. La Conspiration, prison, jugement et mort du duc de M. de Biron *(sic)*. — Fo 10 à 40. Imprimé in-8.

Voir le vol. coté 9129 où sont plusieurs pièces sur le procès du maréchal de Biron.

15. Quittance donnée par Jehan de Gontaut de Saint-Genyés vicomte de Touzel et guidon de la compagnie de 30 lances des ordonnances du roy à M. Benoist-Milois, original sur parchemin, signé de Saint-Genyés, 22 may 1572. — Fo 60.

16. Extraits, quittances et pièces relatives à différents membres de la maison de Biron. — Fo 61 et suiv. avec sceaux.

21. Oraison funèbre de feu haut et puissant seigneur, Messire François de Biron de Salaignac, seigneur et baron dudit lieu, gentilhomme de la chambre, décédé à l'âge de 24 ans et 7 mois, prononcée le 6 février 1624, jour de son enterrement, par un Père de la Cie de Jésus, 1624. Fo 76 ; imprimé, Cahors, J. Dalvy, 1624, in-8 de 46 pages.

22. Copie et extraits de lettres relatives aux Biron. — Fo 99.

24. Transaction entre Jean Gontaut de Biron et Armand de Gontaut de Biron, 25 février 1615. Copie, collation. par les notaires du Châtelet, Goupil-Gallet. — Fo 101.

25. Mémoire des services rendus au roy par M. le Maréchal de Biron, duc de Biron, pour satisfaire à l'article 24 des statuts des Ordres du Roy. — Fos 104-105.

26. Extrait des titres produits par haut et puissant seigneur M⁰ Charles-Armand-Dominique de Gontaut duc de Biron, pair et Maréchal de France, gouverneur de Landau, etc. 6 janvier 1737. Copie et collation. — F⁰ˢ 104 bis et 142.

27, Transaction entre Madame la Mareschalle de Biron et M. son fils, 11 octobre 1603. — F⁰ 120.

28. Contrat de mariage de Messᶜ Jean de Gontaut de Biron et de demoiselle Marthe-Françoise de Noailles, 1617. — F⁰ 124.

29. Lettres de Conseiller d'Etat pour le sʳ de Biron, du 19 janvier 1655. — F⁰ 130.

30. Provision de Sénéchal et gouverneur du pays de Périgord en faveur de M. de Biron, par la défection de M. de Bourdeilles, 28 novembre 1651. — F⁰ 132.

31. Erection de la baronie de Biron et autres en duché-pairie, février 1723. — F⁰ 136.

Table des familles du Périgord dont les généalogies sont contenues dans l'*Histoire généalogique et héraldique des Pairs de France, etc.*, par le chevalier de Courcelles. Paris, A. Bertrand, 1822, 12 vol. in-4°.

Tome I. De Ségur. — De la Valette.

Tome II. De Beaupoil de Saint-Aulaire. — De Damas. — De Gontaud-Biron, et ses diverses branches. — De Hautefort et ses branches. — Du Pouget de Nadaillac.

Tome III. De Castillon. — De Montaut.

Tome IV. De Laurière. — De Turenne.

Tome V. De Barrière. — De Comarque. — De Lur-Saluces. — De Montferrand.

Tome VI. De Bergerac. — De Sanzillon.

Tome VIII. De La Rochefoucauld.

Tome IX. D'Abzac. — De Chabans. — De Foucauld. — De Vassinhac.

Tome X. De Constantin. — De Gironde. — De Lestrade de La Coupt.

Tome XI. De Boysseuilh. — De Grimouard vʳ généal. de Taillefer. — De Lestrade, additions. — Comtes de Penthiévre et du Périgord. — De Roussille. — De Taillefer.

Tome XII. De Montalembert. Additions : de Chastenet, d'Abzac de Ladouze, de Montalembert.

Voir aux tomes VI, VII et VIII, les notices sur les Pairs, et au tome XII la table générale de tous les noms contenus dans les généalogies; il est indispensable de la consulter.

PREMIER LIVRE CONNU IMPRIMÉ A PÉRIGUEUX

Resolutionem dubiorum circà celebrationem Missarum per Patrem
Joh. de Lapide, doctorem. Petragore, Joh. Caraut, 1498, pet. in-8°,
gothique.

ERRATA

ALCIATOR. — *Ajouter* né à Périgueux.
ALBRET. — *Au lieu de* titeris *lire* tituli.
BEAUPUY. — *Ajouter* mort en 1796.
BEAUVEAU. — *Au lieu de* suprè *lire* suprà.
BELZUNCE. — *Au lieu de* le 4 décembre 1691 *lire* le 21 décembre 1670.
BIRON. — Certificat, *ajouter* achété à la vente Mourcin pour M.
    Léfebvre, libraire à Bordeaux.
CAYET (Palma). — *Au lieu de* 1578 *lire* 1598.
LA BORIE. — *Au lieu de* Moréri de 1750 *lire* Moréri de 1759.
FAURE-LAPOUYADE. — Voir colonne 125, LAPOUYADE (J.-F.).
LA GRANGE-CHANCEL. — Article Athénaïs, *au lieu de* 1790 *lire*
    1700.
LATOUR (Tenant de). — *Au lieu de* Mad. de Rancé... *lire* Mᵉ de Ranc..
LE LABOUREUR. — *Ajouter :* Parle du Périgord.
MALTE-BRUN. —   Id.
MÉYERAI. —   Id.
PAPIRE MASSON. —   Id.
PÉRIGORD. — Colonne 169, *au lieu de* J. Garant, *lire* J. Caraut.
PTOLÉMÉE. — *Ajouter* Parle du Périgord.
SARLAT. — Col. 215, *au lieu de* Vᵉ Sobin *lire* Vᵉ Robin.

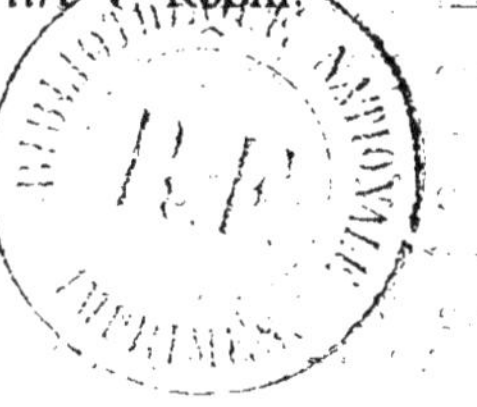

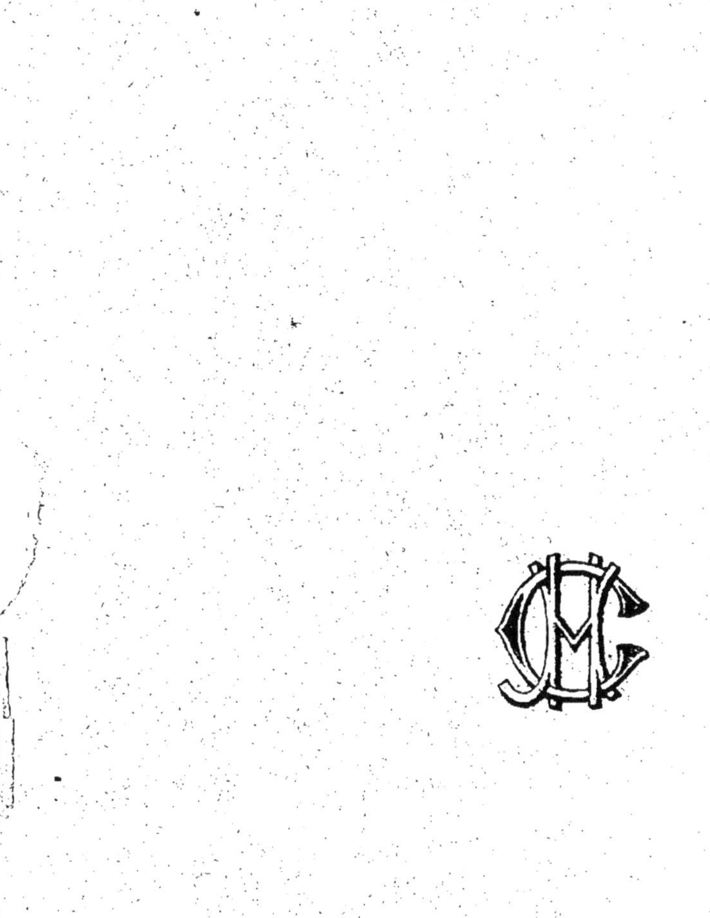

www.ingramcontent.com/pod-product-compliance
Ingram Content Group UK Ltd.
Pitfield, Milton Keynes, MK11 3LW, UK
UKHW020837120726
13693UKWH00002B/697